Simulation in Nursing Education
From Conceptualization to Evaluation

护理模拟教育
——从概念到评价
（第3版）

原　　著　〔美〕Pamela R. Jeffries

主　　译　尚少梅　金晓燕

组织翻译　吴阶平医学基金会模拟医学部护理学专家委员会

副 主 译　侯罗娅　董　旭

译　　者（按姓名汉语拼音排序）

陈泓伯（北京大学公共卫生学院）　　　　李湘萍（北京大学护理学院）

程　琳（大连医科大学附属第一医院）　　刘聪颖（北京大学第三医院）

董　旭（北京大学护理学院）　　　　　　尚少梅（北京大学护理学院）

方雅璇（南方医科大学护理学院）　　　　仝贝贝（北京大学护理学院）

管　静（北京大学护理学院）　　　　　　王章娟（挪度中国有限公司）

侯罗娅（北京大学护理学院）　　　　　　徐蔚然（北京大学护理学院）

金三丽（北京大学护理学院）　　　　　　杨冰香（武汉大学健康学院）

金尚佳（澳大利亚国立大学）　　　　　　杨聪颖（北京大学护理学院）

金晓燕（北京大学护理学院）　　　　　　曾　雯（北京大学护理学院）

李　婷（南方医科大学护理学院）

北京大学医学出版社

图书在版编目（CIP）数据

护理模拟教育：从概念到评价：原书第 3 版 /（美）帕梅拉·杰弗里斯（Pamela R. Jeffries）原著；尚少梅，金晓燕主译 . —北京：北京大学医学出版社，2022.1

书名原文：Simulation in Nursing Education：From Conceptualization to Evaluation，3rd edition

ISBN 978-7-5659-2522-1

Ⅰ.①护… Ⅱ.①帕… ②尚… ③金… Ⅲ.①护理学－教学模型 Ⅳ.① R47

中国版本图书馆 CIP 数据核字（2021）第 225617 号

北京市版权局著作权合同登记号：图字：01-2021-5165

Simulation in Nursing Education：From Conceptualization to Evaluation，3rd edition
Pamela R. Jeffries
ISBN：978-1-97516-570-3
© 2021 National League for Nursing

This is a simplified Chinese translation published by arrangement with Wolters Kluwer Health Inc.，USA. Wolters Kluwer Health did not participate in the translation of this title and therefore it does not take any responsibility for the inaccuracy or errors of this translation.
Simplified Chinese translation Copyright © 2022 by Peking University Medical Press. All Rights Reserved.

护理模拟教育——从概念到评价（第 3 版）

主　　译：尚少梅　金晓燕
出版发行：北京大学医学出版社
地　　址：（100191）北京市海淀区学院路 38 号　北京大学医学部院内
电　　话：发行部 010-82802230；图书邮购 010-82802495
网　　址：http://www.pumpress.com.cn
E-mail：booksale@bjmu.edu.cn
印　　刷：北京瑞达方舟印务有限公司
经　　销：新华书店
责任编辑：赵　欣　责任校对：靳新强　责任印制：李　啸
开　　本：787 mm×1092 mm　1/16　印张：12.5　字数：280 千字
版　　次：2022 年 1 月第 1 版　2022 年 1 月第 1 次印刷
书　　号：ISBN 978-7-5659-2522-1
定　　价：80.00 元
版权所有，违者必究
（凡属质量问题请与本社发行部联系退换）

本书献给所有正在探索革新护理教育方法的当前和未来的护理教育者，也献给所有护理专业学生。

主编简介

Pamela R. Jeffries，PhD，RN，FAAN，FSSH，ANEF，乔治华盛顿大学护理学院院长，教授，因其在护理教育和模拟方面的研究和工作而享誉世界。Jeffries博士在创新教学策略、体验式学习技术、创新教学法和使用科技传播教学内容方面做出了极大的学术贡献，她的成就得到许多国家和国际组织包括美国护理联盟、美国护理学院协会（American Association of Colleges of Nursing，AACN）、国际护理荣誉学会（Sigma Theta Tau International，STTI）和国际护理临床模拟教学协会（International Nursing Association of Clinical Simulation and Learning，INACSL）的认可，获得诸多著名的教学和研究奖项及荣誉。

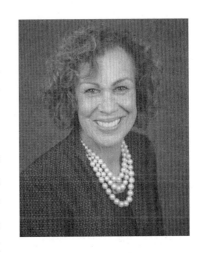

编者简介

Jennifer T. Alderman，PhD，RN，CNL，CNE，CHSE，北卡罗来纳大学教堂山分校护理学院本科学部的助理教授和系主任。10 余年来，Alderman 博士一直是跨专业教育和实践以及护士质量和安全教育的拥护者。Alderman 博士多次在美国和国际上就跨专业教育和实践、护士质量和安全教育以及模拟教学进行学术交流。她在 2019 年完成的学位论文，验证了跨专业教育对患者预后的影响。Alderman 博士被选为北卡罗来纳大学教堂山分校护理学院 Anne Belcher 跨专业教育教师学者，任期为 2020—2022 年。她还是临床护理领导者（Clinical Nurse Leader，CNL）、认证护士导师（Certified Nurse Educator，CNE）和医学模拟导师（Certified Healthcare Simulation Educator，CHSE）、国际护理荣誉学会（STTI）当地分会（Alpha Alpha）的委员会成员。目前活跃于护士质量和安全教育（quality and safety education for nurses，QSEN）学术工作组，也是国际护理临床模拟与教学协会会员参与委员会的成员。

Mindi Anderson，PhD，APRN，CPNP-PC，CNE，CHSE-A，FAAN，ANEF，是中佛罗里达大学护理学院副教授，同时还担任医学模拟项目主任，从事护理教育工作近 20 年。作为一名模拟学家和研究者，Anderson 博士在美国和国际上介绍模拟教学法和研究，发表了 25 篇模拟相关的论文。Anderson 博士目前担任 *Simulation & Gaming* 副主编，以及 *Simulation in Healthcare* 编委会成员，并在多个美国护理联盟（NLN）委员会任职，包括担任 NLN TEQ 的同行评审专家。

Eric B. Bauman，PhD，RN，FSSH，EMT-P，是一位屡获殊荣的教育设计者、研究者和公认的创新领袖，致力于促进医学专业教育新兴技术的整合和评价。Bauman 博士是备受追捧的合作者和演讲者，也是 Clinical Playground LLC 的创始人和管理成员，该公司专注于学术和行业合作的咨询服务，在利用模拟、信息技术、基于游戏的学习和虚拟环境支持教育模式转变中获得许多成功的经验。

Sabrina Beroz，DNP，RN，CHSE-A，是乔治华盛顿大学护理学院项目与倡议副主任，领导乔治华盛顿大学的护理模拟项目。乔治华盛顿大学护理学院项目与倡议包含一系列教师发展课程和模拟咨询服务。在加入乔治华盛顿大学之前，Beroz 博士是蒙哥马利大学护理学院教授。Beroz 博士被任命为拥有 300 万美元资助基金的马里兰州临床模拟资源联盟（Maryland Clinical Simulation Resource Consortium，MCSRC）的领导者，主持一个全州范围内的项目，以提高学术和实践机构模拟的质量和数量。Beroz 博士带领团队为 MCSRC 建立了关于模拟教学最佳实践的课程模型。2015 年，她加入了美国护理联盟（NLN）模拟教育者领导力学会，还在国际护理临床模拟教学协会任职，担任会员副主席和 NLN TEQ Blog 的编者。Beroz 博士在国际医学模拟协会（Society for Simulation in Healthcare，SSH）获得了高级医学模拟导师（CHSE-A）的荣誉，并在美国和国际上展示她在模拟方面的工作，出版关于多患者模拟应用、课程开发和模拟实践评估等的出版物。

Cynthia Sherraden Bradley，PhD，RN，CNE，CHSE，获得堪萨斯大学的护理学士学位、中密苏里大学的护理硕士学位和印第安纳大学的博士学位。Bradley 博士是明尼苏达大学护理学院的助理教授和模拟导师，曾担任模拟项目的顾问，致力于复盘的培训和护理教育中循证教学与学习方法的师资培养，并在美国和国际护理会议上发表演讲。

Carol F. Braungart，DNP，ACNP-BC，FNP-BC，目前是乔治华盛顿大学护理学院家庭护理开业护士项目主任，助理教授。Braungart 博士在高级实践护理方面拥有超过 20 年的专业经验，并在传统的线下和远程学习平台上授课，在学术上致力于为高级实践护士模拟开展研究和创造最佳实践。Braungart 博士是国际护理荣誉学会、美国开业护士协会和美国开业护士教师机构（National Organization of Nurse Practitioner Faculties，NONPF）的成员和主席，也是纽约开业护士协会的成员，并在儿科、内科和急诊科执业超过 20 年。任职于乔治华盛顿大学的同时，Braungart 博士还兼任实践智能和数据分析方面的顾问，为纽约州北部的医疗专业人员提供服务。

Desiree A. Díaz，PhD，RN-BC，CNE，CHSE-A，ANEF，是全球 22 名首批获得高级医学模拟导师之一，也是护理教育科学院院士，曾任国际护理临床模拟与教学协会的模拟导师。她的研究将尖端的模拟技术与更深层次的人类共情情感相结合，以改善对服务不足的患者群体的护理。Díaz 博士指出，这是将护理美学与医学需求相结合创建良好环境。Díaz 博士认为，护理教育不仅要教授技能和对患者情况做出正确反应，还要揭示这些行为背后的人的内心想法和批判性思维。在中佛罗里达大学期间，Díaz 博士继续开展医疗服务改善方面的研究，使用模拟提高团队沟通，如企图轻生、急性心脏危象和危机事件干预中的沟通。

Kristina Thomas Dreifuerst，PhD，RN，CNE，FAAN，ANEF，是威斯康星州密尔沃基市马凯特大学的博士项目导师和副教授，获得爱荷华州迪科拉路德学院的护理学士学位、威斯康星大学麦迪逊分校的护理硕士学位和印第安纳大学的博士学位。Dreifuerst 博士的临床思维发展研究和"有意义学习的复盘方法"对美国和国际护理教育产生重要的、变革性的影响。Dreifuerst 博士的工作获得许多国家和国际奖项，并获得美国护理科学院院士和护理教育科学院院士等荣誉。

Carol F. Durham，EdD，RN，FAAN，FSSH，ANEF，是北卡罗来纳大学教堂山分校护理学院教授兼跨专业教育与实践主任，教育-创新-模拟学习环境主任，护士质量和安全教育项目区域中心主任。Durham 博士在跨专业教育和实践方面做出了重要贡献，她通过模拟教学的方法将质量和安全融入到教学中，在指导教师将质量和安全融入课程和教学方面发挥领导作用。作为罗伯特·伍德·约翰逊基金会 QSEN 项目的成员，Durham 博士开发了反映教学前沿的模拟教育经验。Durham 博士与模拟医学全球网络合作，推进模拟的战略性整合，使团队基于情境展开合作，从而改善患者的治疗效果。她还出版了许多专著并在国际上发表演讲，分享她的专业知识以促进医学教育的发展。其因对医学教育和模拟的贡献而获得诸多奖项，包括 2017 年 SSH 的总统奖和 2018 年 INACSL 的"模拟精神"卓越领导奖。Durham 博士是美国护理科学院、美国护理联盟、护理教育科学院和国际医学模拟协会的成员，INACSL 的前任主席。

Crystel L. Farina，PhD（c），RN，CNE，CHSE，是乔治华盛顿大学护理学院（George Washington University School of Nursing，GWSON）的模拟和体验式学习主任，为护理专业的研究生和本科生提供模拟教学。此外，她正在研究和创建新的模拟和复盘模式，替代传统临床实践，让护士更好地应对当今日益复杂的医疗环境。在加入 GWSON 之前，Farina 女士是马里兰州怀米尔斯的切萨皮克学院（Chesapeake College）医学专业的模拟导师，她在医学与运动专业中心（Health Professions and Athletic Center）创办了切萨皮克医学模拟研究所（Chesapeake Institute for Medical Simulation，CIMS），为护理、急救医学（EMS）、外科和影像专业人员提供模拟学习活动。Farina 女士与 Compass 区域临终关怀中心合作开发专业发展项目，与加拿大航空电子设备公司医学品牌（CAE Healthcare）合作主持大西洋中部区域高仿真模拟人网络，并与马里兰州电影办公室合作拍摄 *Investigative Discoveries*，从而增加 CIMS 的收入。她曾在国际和地区会议上发表关于复盘、失败的救援和模拟核心概念的演讲。Farina 女士在马里兰州临床模拟资源联盟（Maryland Clinical Simulation Resource Consortium，MCSRC）任教，是 MCSRC 指导委员会的成员，也是 SIMPL Simulation 有限责任公司的首席财务官。

Susan Gross Forneris，PhD，RN，CNE，CHSE-A，FAAN，自 2007 年开始在临床模拟领域工作；作为 20 名来自全美的护理教育者之一，2010 年成为 NLN 首届模拟领导者小组的成员，致力于开发和实施模拟倡议。Forneris 博士的工作集中在模拟开发和复盘，将批判性思维研究与模拟教育的开发和实施相结合。她曾任明尼苏达州圣保罗市圣凯瑟琳大学的护理学教授，担任 NLN 老年护理精进计划（ACE.S）的模拟专家。此外，她还是 NLN 阿尔茨海默病护理精进计划模拟情境系列开发的主要作者，并主导以护理评估和护理基础为重点的模拟案例设计。Forneris 博士积极参与模拟研究，最近与明尼苏达州护理教育与研究联盟完成了一项关于模拟和复盘的多中心研究，发表了多篇关于反思性教学策略的开发和使用以及模拟使用的专著。Forneris 博士获得明尼苏达大学护理博士学位，辅修教育心理学。

Gregory E. Gilbert，EdD，MSPH，PStat®，是 ICON 公司的高级统计分析师。该公司是一家合同研究机构，也是 SigmaStats 股份有限公司的母公司。Gilbert 博士获得了贝勒大学（Baylor University）的心理学学士学位、南卡罗来纳大学的生物统计学和流行病学公共卫生科学硕士学位，专攻生物统计学和流行病学，也取得了阿尔戈西大学（Argosy University）的教育学博士学位，在教育、模拟、基于游戏的学习、临床科学和心理测量学领域发表过许多著作，是多个荣誉协会的成员，还是多家期刊的编辑和审稿人。空闲的时候，Gilbert 博士会陪伴结婚近 30 年的妻子，看儿子打棒球，或者和巴吉度猎犬玩耍。

Katie Anne Haerling（Adamson），PhD，RN，CHSE，是华盛顿大学塔科马分校护理和医学领导力学院的副教授，她最近开展的研究包括虚拟和基于模拟人的模拟活动的成本效用比较分析，以及在社区和人口健康护理课程中使用虚拟对学生和教师的体验进行评估。Katie 博士的研究任务是为培养下一代医疗专业人员确定最有效和最高效的方法，并为实现更好的医学教育提供证据支持。她认为，改善医疗服务提供者的教育将有助于改善医疗服务，从而创造更健康的国家和世界。Katie 博士获得了 2014—2017 年度罗伯特·伍德·约翰逊基金会的护士教师奖学金。

Pamela R. Jeffries，PhD，RN，FAAN，FSSH，ANEF，乔治华盛顿大学护理学院院长，教授，因其在护理教育和模拟方面的研究和工作而享誉国际。Jeffries 博士在创新教学策略、体验式学习技术、创新教学法和使用科技传播教学内容方面做出极大的学术贡献，她的成就得到许多国家和国际组织，包括美国护理联盟、美国护理学院协会、国际护理荣誉学会和国际护理临床模拟教学协会的认可，获得诸多著名的教学和研究奖项及荣誉。

Brandon Kyle Johnson，PhD，RN，CHSE，获得得克萨斯理工大学医学中心（Texas Tech University Health Sciences Center，TTUHSC）的护理学学士学位（BSN）、卢伯克基督教大学（Lubbock Christian University）的护理学硕士学位（MSN）和印第安纳大学（Indiana University）的博士学位；随后，他在威德纳大学护理教育研究领导力中心接受了护理教育研究学者的培训。Johnson 博士是 TTUHSC 护理学院的助理教授和临床／模拟主任，并担任模拟项目的顾问，他的研究侧重于观察性体验式学习以及模拟和复盘的学习成果。

Suzan（Suzie）Kardong-Edgren，PhD，RN，CHSE，FAAN，FSSH，ANEF，是国际知名的演说家、顾问和教育研究者，发表了 100 多篇论文。Edgren 博士现在是得克萨斯州卫生资源和得克萨斯州沃思堡的哈里斯卫理公会沃思堡医院的护士科学家，还是马萨诸塞州波士顿医学模拟中心的高级研究员，正在帮助波士顿麻省总医院卫生专业研究所设计模拟博士学位培养项目。Edgren 博士是美国国家护理委员会（National

Council of State Boards of Nursing，NCSBN）全国性模拟研究的顾问，并协助编写模拟最佳实践指南。她也是国际医学模拟协会委员，曾担任 *Clinical Simulation in Nursing* 的主编长达 10 年，目前是两个新的交互式在线审查指南的主编，这些指南适用于申请 SSH 认证的项目。

Mary Beth Mancini， PhD、RN、NE-BC、FAHA、FAAN、FSSH、ANEF，是得克萨斯大学阿灵顿护理与健康创新学院的名誉教授。在 2019 年退休之前，Mancini 博士曾担任教育创新资深副院长，并任贝勒医疗系统医学研究教授职位。Mancini 博士因其在高质量、高容量、加速在线教育（远程教育）方面的开创性工作而享誉国际。Mancini 博士目前是美国国家科学院卫生职业教育全球创新工作组的成员。她曾担任国际医学模拟协会主席，也是加拿大模拟工作组皇家内外科医师学院和世界卫生组织培训、模拟和患者安全倡议的成员。Mancini 博士的研究领域包括教育创新、跨专业合作实践以及通过使用模拟发展高效医疗团队。她获得了超过 650 万美元的科研基金，并发表了 100 多篇论文。

Janice C. Palaganas， PhD、APRN、FNAP、FAAN、FSSH、ANEF，是麻省总医院卫生专业研究所的跨专业研究副教授，医学模拟中心教育创新与发展部主任，哈佛大学医学院麻醉和重症疼痛管理系助理教授。Palaganas 博士曾做过急诊护士、创伤开业护士、急危重症服务总监，以及医学院、护理学院、联合健康学院、管理学院和急诊医学学院的教师，这些背景使得她对团队合作具有极大热情。作为一名行为科学家、前临床医生和管理人员，Palaganas 博士热衷于使用医学模拟作为跨专业教育（IPE）的平台，并担任美国国家科学院（医学研究所）关于衡量 IPE 对实践影响报告的成员，致力于在跨专业教育环境中培养教育工作者。Palaganas 博士是国际医学模拟协会（SSH）认证委员会的主席，并与 Mancini 博士共同主导 SSH 认证和认证计划的开发。她是两本模拟教科书 *Defining Excellence in Simulation Programs* 和 *Mastering Simulation*（2nd edition）的主编，撰写了多个章节和开创性文章，并进行了模拟领域变革性研究，包括使用模拟进行高利害评价的全国性研究和基于模拟的 IPE 的 SimBIE 框架。她是"DJ Simulationistas……' sup？"和"SimFails"的联合播客。Palaganas 博士曾受邀在 30 个国家担任主讲嘉宾和客座教授。在她的领导下，分别培养了 MGH 卫生专业研究所的首个跨专业教育博士和医学模拟博士。

Penny Ralston-Berg 女士是一位屡获殊荣的教学设计师、合作者和导师，因其对教学设计领域的贡献和服务而享誉全国。她目前是宾夕法尼亚州立大学世界校区的资深教学设计师以及质量保证教学设计协会（Quality Matters Instructional Designers Association）主席。

Mary Anne Rizzolo， EdD、RN、FAAN、FSSH、ANEF，致力于探索新技术，识

别新技术为护士提供信息和教育的机制，实施具有合理成本效益的应用模式，并传播新技术的教育和实践价值。她率先开发了软件模拟系统，赢得了国家和国际奖项，并创建了世界上第一个为护士提供继续教育、期刊文章和学术交流的网站。她曾在许多委员会和顾问委员会任职，并在英国和国际上发表许多演讲。Rizzolo 博士在 SSH 理事会任职，自其成立之日起就在 SSH 认证委员会中担任主席一职，主持筹建了 SSH 科学院委员会，目前是认证委员会的副主席。她最近被选为模拟医学全球网络的理事会成员。Rizzolo 博士在美国护理联盟任职期间，是多个具有里程碑意义项目的联络员，包括 Pamela Jeffries 领导的原始模拟研究项目、模拟创新和资源中心开发项目、老年护理精进计划案例设计项目、虚拟仿真项目、探索使用模拟进行高利害评价的项目等。她是模拟教育者领导力发展计划的创始人，为多个模拟项目提供咨询。

Beth Rodgers，PhD，RN，FAAN，是弗吉尼亚联邦大学护理学院的名誉教授，曾担任过多所大学，包括新墨西哥大学和威斯康星大学密尔沃基分校的领导职务，她在护理知识、概念和理论发展方面的工作享誉国际，并发表了大量著作，其中包括两本广泛使用的教科书。她经常提供关于课程、博士课程和教师发展的理论和学术思考方面的咨询。除了在理论发展方面的专业知识外，她在定性和混合方法研究方面也很有知名度，还在多个编辑部和资助审查委员会任职，并因其教学、研究和领导力获得众多奖项。

Pamela Slaven-Lee，DNP，FNP-C，FAANP，CHSE，是乔治华盛顿大学护理学院的临床副教授和负责学术事务的资深副院长。Slaven-Lee 博士是一位出色的护士教育工作者、高等教育管理者和国际护理荣誉学会资深护理教师领导力学会的学者，具有丰富的临床教学经验和开业护士模拟教学经验。她对美国军人家属的研究以及在美国质量认证委员会（National Committee for Quality Assurance，NCQA）临床实践委员会的工作直接影响着医疗质量和人群健康的循证实践标准的制定。她还是美国英烈纪念军方服务组织的筹建委员会成员。

主译前言

实施健康中国战略，强调"为人民群众提供全方位全周期的健康服务"。护理工作是卫生健康事业的重要组成部分，在满足人民群众日益增长的健康服务需求方面具有不可替代的作用。护理人才培养是健康中国建设的重要内容，也是满足全人群全周期健康服务的客观要求。目前我国已经形成涵盖专科—本科—研究生的多层次护理教育体系，培养体系逐步完善，培养结果和质量得到社会认可。全人群、连续的健康服务需求使护理事业发展面临新的挑战，包括护理服务领域外延、服务内容拓展、服务人群全覆盖，这也对护理人才培养提出更高要求。面对护理人才培养需求，护理教育者必须了解最新护理教育理念，把握最新护理教育趋势，探索有效的教育方法。

近年来，模拟教育作为全新的教学方法，以其安全性、可重复性、真实性、标准化等优势，为医学教育模式和方法带来新的转变，并成为医学教育发展的趋势。医学模拟教育强调以学生为中心的互动式学习过程，重视思维训练和实践能力，通过模拟真实临床环境弥合理论与实践之间的裂隙，使学生得到系统的临床综合素质和能力培养。随着现代技术的进步，模拟教育的优势更加凸显，将模拟教育的理念、方法和实践融入护理课程是必然趋势。在护理模拟教育实施过程中还会存在各种挑战，而《护理模拟教育——从概念到评价》正是一部为我们打开新思路、获取新知识、助力前行的专著。

《护理模拟教育——从概念到评价》一书旨在介绍护理模拟教育概念、设计、开发、实施和评价等方面的理念和方法，为我们开展模拟教育提供科学清晰的标准化指引。此书集合众多相关护理组织、高等教育协会、模拟教育组织、认证机构和学术机构等的前沿理念和成果，汇集模拟教育理论和实践两个层面的大量研究证据，强调构建护理模拟教育的最佳实践。本书可以帮助我们了解全球护理模拟教育现状和最新教育理念，成为提升模拟教学水平、推动护理教学模式改革的实践指南。

北京大学医学出版社对本书的翻译出版工作给予了大力支持，在此深表感谢！本书的顺利出版得益于团队成员的严谨认真和宝贵付出，在此表示由衷的感谢。为保证本书内容忠于原著，团队成员反复斟酌、修改。但由于水平有限，错误与不当之处在所难免，恳请读者批评指正。

尚少梅

2021 年 11 月

于北京

原著序

在高等教育中，向主动学习的教室和空间过渡继续保持着相当大的势头。在过去的 10 年中，模拟技术与方法不断发展，突破了体验式学习的界限。随着复杂、快节奏的医疗环境的发展，对高质量的有效的患者护理的需求，以及护理专业学生越来越缺乏临床实习场所，模拟已经成为一种可以复制实践情境的有效教学策略。护理教育已经从 1911 年第一个病人模拟器"Chase 女士"发展到使用高仿真模拟人、人工智能和虚拟现实。在设计学习空间和课程时，有必要进行周密的规划，以便进行主动学习和协作。如今，我们的学习者更加多样化，年龄更大，更有可能需要平衡工作、家庭与大学学业之间的关系，与以前有寄宿体验的年长学生之间有巨大的需求差异。护士教育者们正在认识到创建和实施教学方法的重要性，以取代被动的、传统的课堂学习环境。

模拟体验已经超越了简单的教学和实践精神运动技能。模拟是一种基于证据的情境学习-教学策略，有助于体验式学习，培养批判性思维和临床推理能力。鉴于模拟的广泛使用，使用模拟来评估和评价学生的学习变得更加普遍，强调学习结果的重要性，这正是模拟的目的。随着教师和学习者从内容繁重的课程转向强调体验式学习的课程，护士教育者们要掌握必需的知识和技能，以使模拟充分发挥其潜力，这一点是非常重要的。

在《护理模拟教育——从概念到评价（第 3 版）》中，Jeffries 博士始终强调在模拟教学中的最佳实践。护理组织、高等教育委员会、认证机构、学术机构和护理学校正在寻求有关模拟设计和开发、教学实践、实施过程和相关学习成果等问题的答案。本版探讨教育工作者和研究人员如何联手开展更严谨的研究，在教育和实践的各个层面测试模拟的效果。目前，护士教育工作者正在全国进行多试点的模拟研究，以增进对护理模拟教育有用性的理解。教育工作者们需要确保他们了解模拟的可能性、模拟在加强学生教育中的作用，以及为开发和测试在护理教育中使用模拟的新模式而进行的教育研究工作的进展。

越来越多的护士和护士教育工作者被要求领导和参与一些团队，这些团队负责设计医疗保健和教育方面的创新解决方案。这是为什么呢？因为我们了解利用创新和技术追求卓越所面临的挑战和机遇。在不断变化的技术领域中形成的联系扩大了信息和关系的范围和价值，以前所未有的规模创造了学习、工作和合作的机会。在一个高科技、互联的工作环境中提供照护是护理实践的未来。创新技术教学是护理教育的未来。

Susan Gross Forneris，PhD，RN，CNE，CHSE-A，FAAN
NLN 卓越教育创新中心主任
美国护理联盟
华盛顿特区

参考文献

National League for Nursing. (2015a). *Vision Series: A vision for teaching with simulation*. Retrieved from http://www.nln.org/docs/default-source/about/nln-vision-series-(position-statements)/vision-statement-a-vision-for-teaching-with-simulation.pdf?sfvrsn=2

National League for Nursing. (2015b). *Vision Series: The changing faculty role: preparing students for the technological world of healthcare*. Retrieved from http://www.nln.org/docs/default-source/about/nln-vision-series-(position-statements)/a-vision-for-the-changing-faculty-role-preparing-students-for-the-technological-world-of-health-care.pdf?sfvrsn=0

原著前言

回顾第 1 版（2007 年）、第 2 版（2012 年）和当前版本的《护理模拟教育——从概念到评价》，我们显然已经走过了漫长的道路！在这 13 年的时间里，演进、发展和增加的证据库真是太令人惊讶了。作者继续致力于与临床模拟的发展有关的丰富知识、改变和更新。这一教学工具的许多方面都发生了变化，但一些可持续的概念和指南在所有研究和本书的各个更新版本中仍保持一致。最早的研究结果来自美国护理联盟和挪度医疗在 2003—2006 年期间开展的研究，该研究结果在今天仍然被引用并具有影响力，这是护理教育工作者研究和探索临床模拟现象的开端。本书的第 1 版是由那些主导该研究的人编写的，即项目组和选定的学校领导中的项目协调员。

第 1 版中临床模拟的一些原始组成部分如今仍继续保留，而其他的则随着时间的推移而演变，5 年后出版的第 2 版记录了这一变化。一些最初的作者参与了第 2 版的编写，还增加了一些其他作者，主要是基于他们的专业知识和使用临床模拟的不断变化的教育需求。当前的第 3 版再次展示了在使用临床模拟方面的发展，本版比前两版引入了更多的概念和主题。在这些主题中，富有专业知识的章节作者向护士教育者、研究生 / 博士生和临床护士提供了相关的、最新的和及时的信息，他们使用临床模拟来促进安全的临床护理，包括定向（orientation）、专业发展以及其他方面。

自从本书第 2 版出版以来，临床模拟科学发生了很大的变化。如您所见，第 1 章介绍了临床模拟教学的科学现状。第 2 章展示了自 2012 年以来的重大变化，重点是 NLN Jeffries 模拟理论，该理论是从本书早期版本中讨论的模拟框架演变而来的。当今的卫生保健环境已经改变，并将继续变化。如今的卫生保健形势极其复杂，要求卫生专业人员掌握比 5 ～ 10 年前更全面的技能和专业知识。在不断变化的医疗环境下，护理教育工作者有责任培养那些能够提供安全、优质护理的毕业生。

2020 年是世界卫生组织（WHO）确定的护士年。这意味着 2020 年，特别是鉴于全球 COVID-19 大流行，对我们的职业、角色和责任有很大的关注，不仅是对患者的责任，而且对我们的家庭、学生、彼此和自己的责任。今年强调了护士的重要角色，有关护士的关键信息正在全球传播，描述了我们的工作内容以及我们的角色对社区和社会的重要性。为满足社区内复杂的照护需求，培养能提供照护劳动力的下一代护士显得尤为重要和关键。卫生专业教育者需要使用以学生为中心的方法，创造体验式学习环境，并通过临床模拟证明的安全环境让学习者参与现实世界的实践。然而，模拟以前是一种很少使用的学习方式，现在它很常见，引发了关于最佳实践、基于证据的策略和结果测量的问题。在第 3 版中将讨论这些重要的问题。

现在不同类型的课程都在采用临床模拟，例如本科生、硕士研究生和博士课程，以及在临床医疗环境中。无论是间接的患者临床教育、毕业生培训，还是其他用途，这种方法用于教学都将获得最佳的预期结果。本版的《护理模拟教育——从概念到评价》是为了更好地让护理教育工作者做好准备，以发展、实施和评估护理中的临床模拟。无论护理教育工作者建议或修订课程改革，还是医疗机构的教职员工为了专业发展、成长或定向目的创建模拟，支持教育工作者采纳这种教学方法都是很重要的，而护理教育工作者需要考虑以下几点：

> 了解目前与使用模拟教学法相关的证据基础。

> 确定临床模拟领域出现的最佳实践。

> 提倡以学生和参与者为中心的方法，而不是以教师为中心的方法（如以前的临床模式）。

> 当模拟被整合到课程、入职培训或专业发展计划中时，在使用模拟教学法方面提供师资培训机会。

> 确保沉浸在模拟环境中之前，参与者获得了对模拟教学法、期望、复盘以及如何开始这种体验式学习机会的培训。

> 促进合作关系、伙伴关系和联盟，以提高效率、共享资源、多中心研究，并相互学习。

> 创建评价计划或流程，以测量与模拟教学法相关的、学习者或参与者要求的胜任力或学习成果。

本版的新章节包括：

> 第 5 章，讨论了模拟前介绍。当今的教育者们发现模拟前介绍是模拟的重要组成部分，因此，新的一章将重点放在这一策略上。

> 第 9 章，重点是为护理研究生课程的客观结构化临床考试（OSCEs）创建一个模拟案例。在过去的几年中，在我们的研究生 / 护士执业项目中，临床模拟的使用越来越多。现在比以往任何时候都更重要的是更多的信息、最佳实践，以及如何让教师为在这个领域创建和进行模拟做好准备。

> 第 11 章，涵盖了虚拟模拟和游戏，以促进学习和学生参与。近年来，虚拟模拟和游戏的使用不断升级，以新的方式促进了学生参与。

第 3 版中的其他章节已经更新，提供了对当今科学和实践状况的极其有价值的观点。对于那些刚刚开始使用临床模拟教学的教育者们而言，无论是在学术机构还是卫生保健机构，这本书总体上是一个基础的、提供核心必要内容的资源。它可以作为护理 / 卫生专业教育中开发、实施和评估临床模拟的指南和资源。

临床模拟比以往任何时候都更加彻底地改变了临床教育，因为学生、参与者和教育工作者看到了让学生沉浸在这种教学法中的价值。让我们拥抱这一变化，并在向这种体验模式过渡的过程中挑战教育者，寻找采用这种教学方法的机会和可能性。第 3 版将帮助教育工作者开始以一种重要的、相关的、迫切需要的方式采用这种教学法以彻底改革临床教育。

原著致谢

首先，我要感谢第 3 版的所有作者。很荣幸与每一位作者一起工作，他们都是各自领域的专家和护理教育的领导者。在这一版中，我们保留了来自第 1 版和第 2 版的几位作者，然后根据相关专业知识添加了新的作者。此外，我还要感谢每一章的审校者，他们也是模拟、教育学和教学方面的专家。审校者的时间很紧，他们对指定的章节提供了深思熟虑的、建设性的审校意见。

我也感谢美国护理联盟（NLN）和 NLN 出版团队、Amy McGuire 和 Barbara Patterson，邀请我主编这急需的第 3 版。我要感谢 Meredith Brittain，她是 Wolters Kluwer 公司的高级发展编辑，感谢她在编辑和制作方面的专业知识、组织技巧，以及她为及时将这本书制作出来所提供的所有帮助。感谢挪度医疗多年前支持护理教育中临床模拟的发展。没有他们的支持、领导、贡献和远见，这本书和其他版本永远不会成为现实。我还要感谢 Marie Brown——我的高级顾问和乔治华盛顿大学护理学院的同事，感谢她的组织、编辑贡献和综合建议。Marie 是一颗闪亮的明星，由于她在学校层面以及支持我们的护理专业方面提供的所有支持和帮助，我愿意投票推选她成为一名荣誉护士。

我要感谢我们的家人、同事、护士教育者、领导和临床医生，感谢他们在整个项目过程中对我们的支持和鼓励。此外，我要感谢乔治华盛顿大学的教师们，他们利用模拟为本科生和研究生提供了沉浸式、体验式学习机会。我们的学生接受临床模拟的概念，以更好地为临床做准备，掌握了成为高级、有胜任力的护理毕业生所必需的知识和技能。我要感谢并鼓励所有在课程、学术论文和学位论文中研究临床模拟应用的硕士研究生和博士研究生为护理教育科学的现状做出贡献。不断增加的证据将推动科学向前发展，以确保最佳实践、高质量的学生学习以及成功地过渡到实践。在我们不断努力改进和转变我们的临床护士教育时，您的研究、奉献和贡献是至关重要的。

最后，本书第 3 版的最后修改是在一个前所未有的时期完成的，当时不仅是在美国，而且是在全球范围内，所有人都在抗击 COVID-19 大流行。在这种情况下，健康保健提供者，包括所有奋战在挽救和保护患者前线的护士，都是无声的英雄。危机前和危机期间模拟的价值不可低估，在处理前所未有的卫生保健事件时，模拟可以作为一种挽救生命的方式，使护士能够得到培训，做好准备，并挽救生命，因为它们灌输了对必要的宝贵评估和护理的理解和实践。同样在这个卫生保健和经济危机时期，护理教育者被要求扮演许多以前从未扮演过的角色，特别是将所有课程和临床教育转移到虚拟平台，以提供教学连续性，并弥合非直接临床与临床之间的鸿沟。护理工作遍及各个领域，试图为整个护理过程做好准备，护理我们的患者，并帮助领导对抗这场全球大流行疾病的斗争。

　　第 3 版献给前线的护理工作者，所有为我们的执业护士提供教育的护理教育工作者，以及所有在这场前所未有的危机前冲锋的护理领导者。对于一名护士来说，这是一个非凡的时刻——我为我们的职业、我们的贡献以及我们每天提供的坚定不移的奉献感到无比自豪。

Pamela R. Jeffries，PhD，RN，FAAN，FSSH，ANEF

李湘萍　金三丽　译；曾　雯　董　旭　侯罗娅　审校

目 录

第1章 学科发展现状

Suzan（Suzie）Kardong-Edgren, PhD, RN, CHSE, FAAN, FSSH, ANEF

曾 雯 译；董 旭 侯罗娅 审校

随着科学技术的进步，新证据层出不穷，使得模拟教学成为 21 世纪健康保健提供者的教学方法论中的重要支柱。2016 年，在 *Clinical Simulation in Nursing*、*Advances in Simulation*、*BMJ Simulation and Technology Enhanced Learning* 和 *Simulation in Healthcare* 四大模拟教学期刊中同时发表了关于模拟医学研究的报告指南（Cheng et al., 2016），旨在引导研究人员在撰写研究计划和学术报告时将指南作为参考标准。目前，有两个主要的在线数据库提供模拟评估工具，包括用于模拟研究的工具库（*Repository of Instruments Used in Simulation Research*，https://www.inacsl.org/resources/repository-of-instruments）和医疗保健模拟评估网站（*Evaluating Healthcare Simulation*，sim-eval.org）。尽管目前的研究样本量较小、缺乏资金支持、亟需多中心研究（Mariani & Doolen, 2016），但是对模拟教学相关研究的质量进行评价，结果显示其文献质量较好，甚至不乏高质量文献（Cant et al., 2018；Mariani et al., 2018）。国际护理临床模拟教学协会（International Nursing Association of Clinical Simulation and Learning, INACSL）定期收集、整理最新研究文献，以更新 INACSL 最佳实践标准。目前 INACSL 最佳实践标准可在线免费下载（https://www.inacsl.org/inacsl-standards-of-best-practice-simulation）。INACSL 标准委员会正在制定模拟教学师资建设的新标准，该标准于 2021 年发布。

尽管学科发展态势良好，但模拟教育在实施过程中仍面临各种问题。首先，在认证教育课程或护理硕士教育课程中，师资力量不足，缺乏合格的、有经验的教师参与模拟教学内容构建。截至 2019 年，33 个国家仅有 2000 名获得认证的医学模拟教育工作者（https://www.ssih.org/Credentialing/Certification）。很多教育者自学成才，并未意识到可以借鉴和使用美国国家护理委员会（National Council of State Boards of Nursing, NCSBN）提供的模拟教学指南和辅助设备（Alexander et al., 2015）。因此，INACSL 正在制定新的师资发展标准，这将有助于提升教育者借鉴和使用资源的意识。

此外，随着模拟教学应用的不断增加，会对医院和学术机构的教师和工作人员的工作负荷产生持续影响。而且医院和学术机构的相关管理部门对模拟内容的构建、实施和复盘缺乏相应的理解和认知。因此，2016 年，Eisert 和 Geers 进行了开创性的研究，强调模拟教学中实际的工作投入。2018 年，Petsas Blodgett 等提供了一个用于协助测定模拟教学相关工作负荷的初步框架。但这些研究还需要反复验证和不断完善。

本章将重点阐述护理模拟教学的发展现状，包括当前已知的、未知的以及研究空白。我们将使用 NLN Jeffries 模拟教学理论来组织本章节的内容（Jeffries，2016），主要涉及情境、设计、背景、模拟教学体验、导师、参与者和结局几个部分。

情境

在 NLN Jeffries 模拟教学理论中，情境是指模拟发生的环境和目的（Jeffries et al.，2016）。目前，模拟教学已在美国的预认证护理项目中普遍应用。尽管临床经历被认定为体验式学习的金标准，但越来越多的证据不再支持这种传统的方法（Harder，2015；Roberts et al.，2019；Leighton et al.，2020；Waxman et al.，2019）。这种临床体验式学习最主要的目标在于完成任务，而不是团队协作、沟通或委派任务。随着对这些证据的深入了解，临床环境越来越严峻以及护理项目日益激增，模拟教学为体验式学习提供了循证的可替代的教学方法。模拟最大的吸引力在于教师可以看到学生在可控的环境中的表现，并且可以立即对模拟活动和实施过程的思考进行复盘，必要时还可以重复模拟操作。然而，无论在学术机构还是在社区医院，高质量的模拟应用仍然参差不齐。

学术情境

针对医疗机构和政府部门对医院和学术机构中的传统临床教学模式的成本效益比和价值的质疑（Bowles et al.，2014），我们很有必要对模拟教学和传统临床教学模式进行持续研究，让它们的教学价值最大化。Sullivan 等（2019）对模拟教学和传统临床教学比较发现，模拟教学仅用 1/5 的时间就能完成更多临床思维训练和临床实践，这也证实了模拟教学的高效性。但是，由于临床中心的本科护理实习费用潜在增长，所以仍需要比较模拟教学和传统临床教学的成本效益，从而明确这两种教学模式的实际成本。这类研究在文献中并未得到充分报道，因此急需相关研究。

尽管 NCSBN 针对预认证护理项目发布了一些模拟使用指南（Alexander et al.，2015），但很多护理项目仍忽视这些指南。即使在一些护理项目中，模拟教学日益取代临床体验式教学，但认证机构在对护理项目进行认证评审时，并没有评估护理项目中模拟教学的使用情况。此外，目前既没有研究去分析《NCSBN 模拟教学指南》或《INACSL 最佳实践标准：模拟教学》在护理项目中使用时的优势，也没有研究去比较获得国际医学模拟协会（SSH）认证的护理项目和没有获得 SSH 认证或未使用相关指南 / 标准的护理项目之间的差异。这又是另一个亟待研究的方向和领域。

医院情境

"……尽管对模拟具有浓厚的兴趣和极大的热情，模拟教学在医学教育领域的应用有限……很多机构也没有这部分的预算。由于缺乏可持续性的商业模式以及对预算、基础设施、人力资源、学术研究和学术活动等方面财政支持不足，导致模拟教学发展缓慢。"（Qayumi et al.，2014，p. 457）

Keddington 和 Moore（2019）指出，关于住院护士使用模拟的文章很少。Rutherford-Hemming 和 Alfes（2017）发现，模拟适用于"入职培训、继续教育、人才培养、高风险低频次场景、团队训练、新设备测试和医院设计"（p. 79）。然而，这些作者指出，目前大多数医院还没有供模拟实施所需的案例、模拟人、经过培训的模拟引导者和复盘导师。

医院模拟的两大新机遇：全球医学模拟系统（global network for simulation in healthcare，GNSH）和通过模拟改善儿科护理项目（improving pediatrics care through simulation，IMPACTS）。在评估模拟教学的投资回报（return on investment，ROI）时，GNSH 可提供评估思路和评估模板（http://www.gnsh.org）。IMPACTS（https://medicine.yale.edu/lab/impacts）能为社区急诊部门提供有效、可靠的现场流程，用模拟的方法评价护理人员护理儿科急诊患者的能力。模拟活动结束后，医院需要填写一份调查报告，涵盖需要明确改进的活动计划。目前，有一些区域性的团队可以向医院免费提供这项服务，但是在文献中很少有使用这些项目的结果报告。

模拟的文化情境

在世界范围内，模拟教学以及支持使用模拟教学的团体无处不在。教育工作者必须考虑医疗卫生保健和开展模拟工作的国家和地区的社会文化准则和等级制度。医疗保健等级扁平化的西方文化模式鲜少在文献中强调，但这确实值得更多关注（Chung et al.，2013；Perry et al.，2018）。尽管等级扁平化在西方很适合，但在世界上其他很多地区并不适合。例如，Ulmer 等（2018）提供了关于权力距离概念的重要信息，这个概念反映了一个国家的社会等级。医院里有不同国家和文化背景的学生，当他们在复盘过程中，等待模拟引导者告知他们做得正确或不正确的时候，这种等级自然而然就表现出来了。

当要在一个国家或某种区域文化之外的地方开展模拟教学，非常有必要考虑其文化情境。虽然这一领域仍需要跨专业和跨文化的研究，但是在使用模拟教学时强调跨文化胜任力和文化谦卑开始成为美国的一些研究中不可忽视的部分（Foronda et al.，2017；Foronda et al.，2020；Foronda et al.，2018；Fuselier et al.，2016；Graham & Atz，2015；Ozkara San，2015）。尽管目前在这方面发表的文献并不多，但 Foronda 和 McWilliams（2015）建议有必要强调模拟教学使用时的文化情境。

背景

在 NLN Jeffries 理论中，"背景"这个术语包含模拟的目标，有助于规划、开发和测试模拟设计难度的基准测试，课程设置，以及在模拟教学中的资源（例如设备和时间）（Jeffries et al.，2016）。模拟课程设置的基准测试和方案仍有待研究，一旦研究成果发表，将引发学术界浓厚的兴趣。一些咨询公司正在协助护理项目规划模拟设置，并将其运用在整个课程中。

设计

"未来对模拟设计特征的研究目标应是系统评估这些特征的作用，不仅是在学员层面，还在患者照护和系统结局层面。"（Groom et al.，2014，p. 344）

Jeffries 的设计架构"是创建、执行和评价模拟案例的重要导向基础，是成功的关键"（Groom et al.，2014，p. 344；Jeffries et al.，2016）。意识到需要案例设计是模拟教学成功的关键。INACSL 整理了可用的研究信息，并在 2016 年发布了一个全面的模拟设计的标准（INACSL Standards Committee，2016a，2016b）。这份文件为设计基于证据的模拟教学案例提供了 11 个具体的参考方案，为教学案例设计的新手提供必要的指导。

尽管模拟所需的仿真度尚无定论（Adamson & Rogers，2016），但是模拟设计新手经常将过多的时间和精力放在模拟仿真度上，比如在印模和气味上（Lee-Jayaram et al.，2019）。案例编写的新手在预测学员在模拟案例中可能选择的不同路径、情境时间设定，以及模拟前介绍时存在困难，这可能会影响整个模拟教学过程中学员的心理安全感。而且拙劣的模拟设计有可能导致研究结果不可靠。McDermott 等（2017）提供了一个全面的线路图，可以在编写模拟案例时使用相应的设计标准。而文献中关于使用 INACSL 的标准设计模拟案例的报道较少。Paige（2017）提供了一个综合性的工具，可用来指导这一领域的研究。以下内容应该在模拟案例开始之前就确定：各个教学案例中引导者的提示、学习者角色和责任，以及复盘时视频回放的运用（Jeffries et al.，2016）。案例设计中包含的每一个主题都是进一步研究的绝佳机会。

《INACSL 最佳实践标准：结果和目标（2016）》为编写和管理模拟预期的目标和结果提供了具体的指导。其中推荐使用 SMART 目标（specific，measurable，achievable，realistic，time），即具体的、可测量的、可实现的、现实的和阶段性的目标，来帮助指导计划的结局。共享 SMART 目标是一个讨论的热点问题，值得深入研究。好的 SMART 目标可提示参与者在教学情境案例中会发生什么，以及参与者如何表现和应对，这可能非常适用于新手。随着学员技能不断提升，不太具体的目标更有助于学习。当然，在这方面还需要更多研究。

在很多研究中，文献报道的主要空白在于：附件中并未体现研究过程中使用的实际案例。通常这个案例本身就是一种干预措施，通过这种干预希望能够提升知识或改变行为。因此，需要对实际案例进行全面、详细的报道，报道内容应包括：案例设计、预实验、案例提示、模拟引导者的经验水平以及引导者是否有资质。如果没有这些信息，很难评估研究质量或相关结局。

模拟体验

模拟体验应该在支持性、合作性、参与性、以学员 / 参与者为中心的环境中进行（Edmonson et al.，2016；Jeffries et al.，2016）。Rudolph 等（2014）在模拟体验中引入一个被广泛接受的概念：学习的"安全空间"。一个"安全空间"的构建是从项目文化出发，在项目中如何运用模拟，最后成为模拟教学的基本导向。模拟前介绍（即模拟体验开始之前的简介）为学习过程不断地构建安全空间（McDermott，2016；Page-Cutrara，2014；Rudolph et al.，2014）。研究者评估了模拟前介绍对学习结局的影响，发现模拟前介绍对于最大限度的学习是很有必要的（Page-Cutrara & Turk，2017；Tyerman et al.，2019）。但是，模拟前介绍最重要的特征是什么、这些特征是如何作用的，依然是未来的研究方向（McDermott，2016）。

积极的模拟学习文化氛围是假定的，然而，事实往往并非如此。对模拟教学过程中学生焦虑状况的持续关注表明，教育者创造的文化氛围可能会影响学生的焦虑，而且常常不被重视和解决。研究往往只会在讨论部分间接提到对学生焦虑的影响（Horsley & Wambach，2015；Nielsen & Harder，2013；Yockey & Henry，2019）。Al-Ghareeb 等（2017）为进一步研究模拟中学生的焦虑提供了理论参考和建议。对研究者而言，描述有效的模拟学习环境以及不断完善构建这种环境的方法是非常重要的，同样，将模拟过程中焦虑控制到利于学习的水平也很重要。

引导者

因为意识到引导者角色的重要性，2016 年更新的 INACSL 标准将其从复盘标准中分离出来，形成了独立的标准。引导者角色是模拟成功的关键。随着时间推移，这个词已经从最初 Jeffries 框架中的"教师"（teacher）演变为"引导者"（facilitator），提倡强调模拟的方法，而不是课堂教师角色的延续（Adamson & Rogers，2016）。现在，"引导者"被定义为模拟过程中提供帮助和指导的人，通过合理的模拟组织、模拟前介绍、模拟案例实施和模拟复盘取得相应的学习成果（Lopreiato et al.，2016）。

Roussin 和 Weinstock（2017）提供了一个实用的框架来重构这种信念：模拟中心的所有引导者都能胜任模拟复盘。获得基本心理运动技能仅需要单环学习或知道"如何"做事，这是一种低水平的反馈技能，只是执行技能的一种方法。而高质量模拟复盘需要双环学习。所谓双环学习，就是既知道怎么做，还必须知道为什么要这样做，这就需要一个有能力的引导者。很多护理项目要求教育者必须具备这两种技能，但是教育者往往没有做好"为什么要做"的教学准备。这可能会限制模拟教学的充分发展。了解模拟教学的种类和层次的多样性（心理运动技能发展案例 *vs.* 临床推理能力案例），能够为综合技能和培训中心的引导者提供发展支持路径。

已经有关于引导者特征的研究，但这仍是一个有待深入研究的领域（Cheng et al.，

2015）。目前预估什么样的人能够习得卓越的引导能力值得深入研究。是否有可能通过体验、反馈和教育获得必要的引导者特性？有趣的是，在参加多次课程和延伸指导之后，部分教育者似乎还不能适应这种教学方式，但是这种情况仍未在研究中解决。

复盘

尽管研究使用的模拟复盘方法以及引导者或复盘引导者的技能水平对研究的成功或能否重复该研究至关重要，但是研究往往假设或者不报告这些信息，（MacLean et al.，2019a）。为了改进将来的研究报告，必须详细阐述可能会影响研究结果的模拟复盘方法、复盘的环境（包括诸如复盘者是站着还是坐着，复盘地点的设置是在教室还是围着桌子等细节）。复盘者的确认、技巧和复盘脚本、时长等都应该在研究报告中详细描述。

复盘过程使用视频回放的有效性仍存在争议（Ha，2014；MacLean et al.，2019b；Rossignol，2017）。Zhang 等（2018）的系统综述发现，相对于传统的语言复盘，视频辅助的复盘有助于改善学生的表现、态度和体验，但并未提升学生的知识水平。因此，需要在这一领域开展更多的研究来确定昂贵的录像的投资回报。

尽管我们提倡在传统临床研讨会后（Harrison Kelly et al.，2019）和整个课程中（NLN Board of Governors，2015）使用模拟复盘的方法，仍有 40% 的预认证模拟教学工作者未经过相关培训或自学成才（Smiley，2019）。同样地，高级实践护士教育者也没有准备好开展模拟教学工作（Nye et al.，2019）。目前仍缺乏模拟复盘引导者培养的最佳方式的研究（Cheng et al.，2015）。Waxman 和 Miller（2014）指出，缺乏对推动模拟教学和模拟教学复盘师资培养上的经费支持，将影响模拟教学的整体发展。

缺乏正规的模拟复盘培训会严重妨碍教育和研究，还可能导致不良的研究结果，而复盘引导者可能并不清楚他们在这些不良结果中起到的作用。Zhang 等（2018）发现受过培训的引导者能够在复盘时取得最佳复盘结果。最佳的复盘方式只能由模拟教学的完成情况来决定，但是，复盘方法也取决于护理项目 / 医院的整体背景、文化，以及复盘引导者的技能水平。目前仍缺少比较在一个项目中使用不同层次水平的复盘方法对学生 / 学员学习效果的影响的相关研究。

一些新兴的理论，诸如人际关系管理理论（rapport management，RM）（Loo et al.，2018），为更进一步分析模拟教学提供了丰富的研究领域。人际关系管理理论提供了三个概念，而这三个概念构成了复盘的文化体系：面容敏感性、社会权利和义务、互动目标。所谓面容敏感性，即创造一个让学员感觉不具威胁性的心理环境。社会权利和义务则是等级扁平化，也就是使用学员主导和引导者主导的混合式模拟复盘方法达到学习效果。互动目标与模拟双方商定的复盘目的有关。

参与者

学生对模拟的初始反应已经得到深入研究。这些研究结果有助于模拟教学的初步应用，也有助于完善模拟设计和实施。到底需要多少模拟量才能减轻由模拟教学带来的焦虑，还没有深入的研究。在 NCSBN 的全国模拟研究中，有 25% 和 50% 的小组在模拟教学中感到自如（J. Hayden，personal communication，September 24，2012）。对模拟教学熟悉且有能力的固定的引导者、统一的模拟复盘方法，更容易得到上述结果。但是在护理项目中，标准化、固定的条件并不常见。很少有研究比较使用统一的模拟复盘方法与随机选取的或者教育者自创的模拟复盘方法对学生学习效果的影响。

　　Doolen（2014，2015）完成了一项有趣的研究，这项研究为确定模拟教学的支持系统提供了独到的见解，也提供了一些在这些支持系统下学员表现出不同行为的案例。例如，当初学者卡在某个模拟情景中时，可以在复盘时简单讲解模拟中应该采取的行为，并在重复这个案例之前进行讨论，这样可以帮助学员提升到更高层次的能力。这项开创性研究是以 Arwood（2011）、Arwood 和 Kaakinen（2009）的神经科学研究工作为基础建立的。这类研究在护理领域非常匮乏，可能会对初学者的教学产生根本性的影响。

参与模拟和大班教学规模

　　模拟教学的规模是持续存在的问题，在模拟案例中参与者的理想数量一直未被科学量化，仍是一个悬而未决的问题。模拟教学中班级规模和大班教学的需求意味着学生很少能在模拟中独立完成任务。通常情况下，3 ～ 5 个学生在一个模拟案例中扮演不同的角色，例如给药护士、护士长、记录护士、助理护士或者护理技师。实际上，在一个大班里，往往不可能固定少数几个学生的角色。Rode 等（2016）在一个大班里采用模拟教学，发现使用模拟教学的学生，其知识保留明显高于非模拟教学的学生。更重要的是，主动参与模拟教学的学生与观摩学生之间的知识保留并无差异。除此之外，研究表明，在模拟教学中，观摩者的学习压力比主动参与模拟者的压力更小（Bong et al.，2017；MacLean et al.，2019a；Yockey & Henry，2019）。

　　最近的一项系统评价和 meta 分析发现，在模拟教学中，主动参与者比观摩者学得更好（Delisle et al.，2019）。以这些研究作为参考，对这一领域持续开展研究至关重要，因为要把握好大班教学，护士经常用缩放比例的模拟来应对大班的问题。对学员在基于模拟人的传统模拟的观察结果与实际参与到仿真模拟教学的结果进行比较，是学者感兴趣并且具有争议的研究领域，目前的研究结果仍是模棱两可的（Bong et al.，2017；O'Regan et al.，2016；Zulkosky et al.，2016）。

　　在澳大利亚的护理项目中，一个班最多招收 600 个学生。这给模拟教学活动的时间管理带来巨大的挑战。基于 Augusto Boal（2002）题为 *Tag Team*（Guinea et al.，2019；Levett-Jones et al.，2015）的被压迫者剧场（theatre of the oppressed）的巧妙的模拟方法，可以从容地容纳 60 多名学生参与在一个场景中。模拟教学被重新想象成一出戏：引导者就是导演，学生则是演员。导演将演员设定在某个模拟情景内或情景外，场外观摩者也将自己置身于模拟情景之中，诸如此类。这种方法让所有学员完全投入，因为前一个演员即将离场的时候，新演员能够及时衔接之前的表演。为增加更多趣味性，导演或其他人手中可持有"反派"卡片，以此来增加难度或增加改变模拟情景所需干预的新信息。这种方法的相关资料可通过 https://www.cqu.edu.au/about-us/structure/schools/nm/simulation/ttpss 免费下载。*Tag Team* 的方法已被作者用于中层企业高管的教学中（Kardong-Edgren et al.，2018a），也用于护理教育者学习如何应对临床学生的困境。

当今学员的共情能力发展

对模拟教学持续不断的批评在于：要求学员和"塑料人偶"互动，这可能导致学员共情能力降低（Dean et al.，2016）。然而，研究显示，在广泛运用模拟之前大学生的共情能力总体上已经下降（Ekman & Krasner，2017；Konrath et al.，2011）。有证据表明，模拟教学有助于发展共情能力（Haley et al.，2017；Lejonqvist et al.，2016）。Levett-Jones 等（2019）发现，沉浸式模拟和基于模拟的体验能够提升共情能力。宾夕法尼亚印第安纳大学的 Kemp 和 DeSoto-Jackson 教授（2018）开设了一门完整的护理模拟课程"关怀表现"，这门课非常受学生欢迎，而且也很成功。这些作者引用的证据表明，模拟教学可以触发真正感受到共情的神经级联反应，这也是将来研究的热点领域。然而，Yu 和 Kirk（2009）发现，现有可用的共情能力测评工具缺乏信度和效度。

死亡和濒死模拟

过去 15 年中，死亡和濒死模拟教学已经取得显著的发展。在过去的国际模拟会议上，有时会以不那么严肃的方式讨论"允许模型人死亡"一事，死亡无可争议，是意料之中的事，也是教育过程中的一部分。但是，教育者并不知道死亡和濒死模拟有时给学员造成的情感反应深度。如今，很多模拟中心都制定了相应的政策，让学员对模拟人的死亡做好准备（McBride et al.，2017）。在护理中，第一次经历患者死亡是护理专业学生最大的恐惧之一。最近的一项研究显示：49% 的护理学生在临床轮转期间经历过患者死亡，而临床带教老师或护理项目中的其他任何人并没有复盘这种情况（Heise et al.，2018）。很可惜的是，在护理教育中，这一领域也常被忽略。对于未获得执照或者刚获得执照的新护士而言，模拟可能是这一领域的主要教学形式。

模拟中的虚拟现实：未来趋势

模拟人推动了教育向体验式学习模式的转变，也推动了教育学的发展。然而，庞大的规模、高昂的成本、经费预算的中断放缓了体验式学习的应用，也导致这种方法未完全得到充分利用。对空间、存储、维护、师资培训和模拟技术人员新岗位的需求都是项目的巨大挑战。虚拟现实（virtual reality，VR）将是未来的一大趋势。VR 可以解决很多基于模拟人的模拟教学产生的问题，并且还有可能在很多领域带来可喜的变化。这种技术改变了模拟者的角色，未来也有可能为减少总体成本提供新机遇

（Haerling，2018）。另外，随着虚拟现实的使用方法越来越简化，以及虚拟现实的广泛宣传和运用，我们会明白模拟技术人员在这其中扮演什么样的角色。随着交叉或扩展现实技术越来越普遍，选择合适的模拟方式也会更加困难。扩展现实（extended-reality，XR）是一个总称，包括所有新兴的计算机合成环境，这些环境可由虚拟世界和真实世界整合而成，也可以完全由计算机生成（Scribani，2019）。5 年之内，虚拟现实将会很普遍（Tiffany & Forneris，2018），扩展现实也会迅速发展。如今，虚拟现实在模拟中应用的案例包括在急诊科使用模拟减轻疼痛和焦虑（https://healthcareweekly.com/easing-pain-with-virtual-reality），医疗卫生保健人员应对愤怒的患者（https://www.abc.net.au/news/2019-11-23/angry-stan-virtual-reality-technology/11690360?pfmredir=sm），使用虚拟现实帮助脑卒中患者重新学习和练习日常活动（https://healthcareweekly.com/vr-holds-promise-for-stroke-patients），以及使用模拟教授心理运动技能（Kardong-Edgren et al.，2018b）。扩展现实可能是模拟的下一个流行趋势。因为扩展现实所做的大部分工作都保存在云端，所以它可能在很大程度上解决现场技术需求。与模拟人相比，虚拟病人所需的总成本会显著降低（Haerling，2018）。更少的活动部件、更简单的沉浸式交互界面，提供了一对一模拟体验，还能够获取由引导者或设计者提前设定好的准确的反馈措施，从而减少了在教学和评估上的主观性和时间花费。

Dang 等（2018）介绍了观察者在模拟室内使用 VR 实时观察的新方法，即在操作过程中使用 360° 摄像机，复盘室中的观察者戴着个人头戴显示器（head-mounted displays，HMDs）。Dang 发现，在复盘室中使用虚拟现实观察，比通过平板屏幕观察更具有实时参与感，这种体验更有沉浸感和存在感，是远距离观察模拟时不可能实现的（Servotte et al.，2020）。目前个人头戴显示器的成本较高，但是正在迅速下降。不久的将来，个人头戴显示器会很普遍，也会为模拟研究提供丰富的研究领域。

结局

参与者结局

Jeffries 理论把结局分为参与者结局、系统结局和患者结局。低层次的柯氏（Kirkpatrick）一级结局是学习者的反应（Kirkpatrick，2006），已经得到很好的研究，这在最初采用模拟教学时很有必要。如果学生不喜欢模拟教学，或者不能从模拟教学中受益，就没有理由在模拟教学上投入更多的资源。事实上，一些护理项目由于没有经费，反而在最初的时候成为一种优势，因为他们不得不更关注于"如何模拟"，而不是关注设备。我们要越过对模拟教学最初的"喜恶"，去测量更多模拟教学后学生的学习结果和行为结果，比如临床判断力（Victor et al.，2017）。

学习者的情境意识仍是护理教育中一个主要的教与学需求。与其他教学形式相比，运用模拟教学能够改善学习者的情境意识（Walshe et al.，2019）。Bruce 等（2019）提供了一个柯氏三级结局的例子，研究临床环境中模拟教学所导致的学习者行为改变

（Kirkpatrick，2006）。他们请刚毕业的学生讲述学校的模拟教学体验在目前的临床实践中是如何帮助他们的，学生们提供了很多对临床实践有影响的强有力的案例。我们应该用更大样本量在不同地点重复这个研究。

一些护理项目在临床课程结束时加入高利害的终结性模拟，以增加严谨性并评价临床结局。建立高利害场景测试信度和效度很困难，通过评估者培训来提高评估者间信度可以在一定程度上解决这一问题。以公平和合法的方式进行高利害评价的研究是可行的（Kardong-Edgren et al.，2017；Oermann et al.，2016a；Oermann et al.，2016b；Rizzolo et al.，2015）。

护理教育者的最大愿望就是强制性地把客观结构化的临床考试和（或）模拟作为职业生涯获取执照或定期再认证的一个条件。有这样的准入基准将提高每个人的期望，同时也可以增加当前教育体系和执照再认证体系缺乏的客观性。尽管当前很少有文献提及高利害体验，且结果常常令人失望，证实普遍胜任力的缺乏，但是部分美国项目正尝试这种高利害体验（Bogossian et al.，2014）。在加拿大和很多美国的专业，模拟教学用于执照考试，例如，理疗、牙科、药学、视光学、内科、脊椎按摩、职业治疗师以及实验室技师（K. Masnyk，personal communication，September 20，2019）。加拿大和美国执照许可颁发机构默认了模拟教学用于执业认证，但这种情况有可能正在改变。

随着监管委员会的目的由保护公众转向确保胜任力，在文献中越来越多地发现将某种客观结构化临床考试（objective structured clinical examinations，OSCEs）或模拟教学作为辅助手段来获得护士初始执业认证或执照再认证许可的问题（Ayscough et al.，2019）。值得注意的是，美国国家麻醉护士执业认证和再认证委员会（Board of Certification and Recertification for Nurse Anesthetists，NBCRNA）正在审查用模拟替代当前麻醉护士执业认证和再认证（CRNAs）的 150 道多项选择题的标准（https://www.nbcrna.com/research），这应该是未来护理教育的目标。

患者和系统结局

解析患者和系统结局比较困难，系统结局的改善通常会引起患者结局的改善。将模拟作为医院培训主要部分并在整个体系使用的地方，已经大规模证实了患者结局的改变。在英国，使用模拟来培训跨专业产科团队降低了臂丛神经损伤，提高 5 分钟阿普加（Apgar）评分（Siassakos et al.，2013）。美国凯撒医疗集团将模拟用于团队新生儿复苏项目培训（neonatal resuscitation program，NRP），改善了母亲和新生儿的结局（C. Lopez，personal communication，September 20，2014）。美国西北大学使用模拟和刻意练习来教授导致感染的技能，如中心静脉导管相关性血流感染（central line-associated bloodstream infection，CLABSI），取得巨大成功（Barsuk et al.，2015）。刻意练习改变了医院文化，敢于直面常见的中心静脉置管过程中的污染问题和操作失误，患者安全得以提升（McGaghie et al.，2014）。刻意练习和即时培训也改善了患者中心静脉导管敷料更换的结局（Scholtz et al.，2014）。为规划和维持医疗体系或学术机构类似的良好结局，需要大范围的组织和管理支持。医疗体系和学术机构中对教学技能现状的满意度和有效性难以攻克，要经常在医院或系统内开展研究，来论证使用模拟对患者结局的影响。

小结

模拟教学还存在许多挑战。模拟主义者可能犯的最大错误之一是坚信模拟科学是固定的。然而，它并不是这样的。INACSL 最佳实践标准每 3 ~ 4 年的改变和更新就是这一领域大量工作的证明。由于教育研究资助不足以支持多中心纵向研究，模拟研究的资金支持和大规模多中心研究仍是一个问题。在没有培训资金的情况下继续在学校和机构内使用模拟教学，将会对教学和科学推动产生影响。模拟教育缺失也会导致研究设计及实施效果质量不佳。

Olson 等（2018）质疑部分研究缺乏严谨性，缺乏多中心研究，对低成本教育方法缺少评估，以及不加批判地看待模拟投资回报，这些都是模拟教师准备应对的合理的批评。另外，一些现有的报告指南为计划、实施和报告单中心或多中心研究提供了指导（Cheng et al., 2016; Fey et al., 2015; Westmoreland Miller et al., 2019）。医学上报告的质量足够好的实践案例有助于持续发展和改进模拟教学最佳实践标准。总之，模拟科学的现状是好的，并且这门学科正在持续快速发展，多种形式的甚至有些是目前无法想象的模拟教学，都将成为 21 世纪医学教育的主要方法。

参考文献

Adamson, K. A., & Rodgers, B. (2016). Systematic review of the literature for the NLN Jeffries Simulation Framework: Discussion, summary, and research findings. In P. Jeffries (Ed.), *The NLN Jeffries Simulation Theory* (pp. 9–38). Wolters Kluwer.

Alexander, M., Durham, C., Hooper, J. I., Jeffries, P. R., Goldman, N., Kardong-Edgren, S., Keston, K., Spector, N., Tagliareni, E., Radtke, B., & Tillman, C. (2015). NCSBN simulation guidelines for pre-licensure nursing programs. *Journal of Nursing Regulation, 6*(3), 39–42. https://doi.org/10.1016/S2155-8256(15)30783-3

Al-Ghareeb, A. Z., Cooper, S. J., & McKenna, L. G. (2017). Anxiety and clinical performance in simulated setting in undergraduate health professionals education: An integrative review. *Clinical Simulation in Nursing,* *13*(10), 478–491. http://dx.doi.org/10.1016/j.ecns.2017.05.015

Arwood, E. L. (2011). *Language function: An introduction to pragmatic assessment and intervention for higher order thinking and better literacy*. Jessica Kingsley Publishers.

Arwood, D., & Kaakinen, J. (2009). Simulation based on language learning (SIMBaLL): Model. *International Journal of Nursing Education Scholarship, 6*(1), 1–20.

Ayscough, K., Hines, R., Robinson, J., & Seale, M. (2019, September 18–20). *The future of regulation* [Plenary session presentation]. Council on Licensure, Enforcement, and Regulation (CLEAR) Annual Education Conference, Minneapolis, MN.

Barsuk, J. H., Cohen, E. R., Mikolajczak, A., Seburn, S., Slade, M., & Wayne, D. B. (2015). Simulation-based mastery learning improves central line maintenance skills of ICU nurses. *Journal of Nursing Administration*, *45*(10), 511–517. https://doi.org/10.1097/NNA.0000000000000243

Boal, A. (2002). *Games for actors and non-actors*. Routledge.

Bogossian, F., Cooper, S., Cant, R., Beauchamp, A., Porter, J., Kain, V., Bucknall, T., Phillips, N. M., & FIRST 2ACT Research Team. (2014). Undergraduate nursing students' performance in recognizing and responding to sudden patient deterioration in high psychological fidelity simulated environments: An Australian multi-centre study. *Nurse Education Today*, *34*(5), 691–696. doi: 10.1016/j.nedt.2013.09.015.

Bong, C. L., Lee, S., Ng, A. S. B., Allen, J. C., Lim, E. H., & Vidyarthi, A. (2017). The effect of active (hot-seat) versus observer roles during simulation-based training on stress levels and non-technical performance: a randomized trial. *Advances in Simulation*, *27*. doi: 10.1186/s41077-017-0040-7

Bowles, K., Haines, T., Molloy, E., Maloney, S., Kent, F., Sevenhuysen, S., & Tai, J. (2014). *The costs and benefits of providing undergraduate student clinical placements for a health service organisation: An evidence check rapid review brokered by the Sax Institute for the Hunter and Coast Interdisciplinary Training Network through the Health Education Training Institute (HETI), December*. https://www.saxinstitute.org.au/wp-content/uploads/The-costs-and-benefits-of-providing-undergraduate-student-clinical-place….pdf

Bruce, R., Levett-Jones, T., & Courtney-Pratt, H. (2019). Transfer of learning from university based simulation experiences to nursing students' future clinical practice: An exploratory study. *Clinical Simulation in Nursing*, *35*(C), 17–24. doi:10.1016/j.ecns.2019.06.003.

Cant, R. P., Levett-Jones, T., & James, A. (2018). Do simulation studies measure up? A simulation study quality review. *Clinical Simulation in Nursing*, *21*, 23–39. doi:10.1016/j.ecns.2018.06.002

Cheng, A., Grant, V., Dieckmann, P., Arora, S., & Eppich, W. (2015). Faculty development for simulation programs: Five issues for the future of debriefing training. *Simulation in Healthcare*, *10*(4), 217–222. doi: 10.1097/SIH.0000000000000090

Cheng, A., Kessler, D., Mackinnon, R., Chang, T. P., Nadkarni, V. M., Hunt, E. A., Duval-Arnould, J., Lin, Y., Cook, D., Pusic, M., Hui, J., Moher, D., Egger, M., Auerbach, M., & for the International Network for Simulation-based Pediatric Innovation, Research, and Education (INSPIRE) Reporting Guidelines Investigators. (2016). Reporting guidelines for healthcare simulation research: Extensions to the CONSORT and STROBE statements. *Simulation in Healthcare*, *11*(4), 496–504. https://doi.org/10.1097/SIH.0000000000000090

Chung, H. S., Dieckmann, P., & Issenberg, S. B. (2013). It is time to consider cultural differences in debriefing. *Simulation in Healthcare*, *8*(3), 166–170. https://doi.org/10.1097/SIH.0b013e318291d9ef

Dang, B. K., Palicte, J. S., Valdez, A., & O'Leary-Kelley, C. (2018, June). Assessing simulation, virtual reality, and television modalities in clinical training. *Clinical Simulation in Nursing*, *19*, 30–37. https://doi.org/10.1016/j.ecns.2018.03.001.

Dean, S., Williams, C., & Balnaves, M. (2016). Living dolls and nurses without empathy. *Journal of Advanced Nursing*, *73*(4), 757–759. https://doi.org/ 10.1111/jan.12891.

Delisle, M., Ward, M. A. R., Pradarelli, J. C., Panda, J. D., & Hannenberg, A. H. (2019). Comparing the learning effectivenss of healthcare simulation in the observer versus active role: Systematic review and meta-analysis. *Simulation in Healthcare*, *14*(5), 318–332. https://doi.org/10.1097/SIH.0000000000000377

Doolen, J. (2014). Embracing brain-based teaching and learning strategies. *Clinical Simulation in Nursing*, *10*, 491–493. http://dx.doi.org/10.1016/j.ecns.2014.08.002

Doolen, J. (2015). Psychometric properties of the simulation thinking rubric to measure higher order thinking in undergraduate nursing students. *Clinical Simulation in Nursing*,

11(1), 35–43. http://dx.doi.org/10.1016/j.ecns.2014.10.007

Edmonson, A. C., Higgins, M., Singer, S. J., & Weiner, J. (2016). Understanding psycho-logical safety in healthcare and educational organization: A comparative perspective. Special issue on the role of psychological safety in human development research. *Research in Human Development*, *13*(1), 65–83. doi.10.1080/15427609.2016.1141280

Eisert, S., & Geers, J. (2016, September). Pilot-study exploring time for simulation in academic and hospital-based organizations. *Clinical Simulation in Nursing*, *12*(9), 361–367. http://dx.doi.org/10.1016/j.ecns.2016.04.005

Ekman, E., & Krasner, M. (2017). Empathy in medicine: Neuroscience, education, and challenges. *Medical Teacher*, *39*(2), 164–173. Doi:10.1080/01421 59X.2016.1248925

Fey, M. K., Gloe, D., & Mariani, B. (2015). Assessing the quality of simulation-based research articles: A rating rubric. *Clinical Simulation in Nursing*, *11*(12), 496–504. http://dx.doi.org/10.1016/j.ecns.2015.10.005

Foronda, C. L., & McWilliams, B. (2015). Cultural humility in education: A missing standard? *Clinical Simulation in Nursing*, *11*(6), 289–290. https://doi.org/10.1016/j.ecns.2015.04.002

Foronda, C. L., Baptiste, D. L., & Ockimey, J. (2017, January). As simple as black and white: The presence of racial diversity in simulation product advertisements. *Clinical Simulation in Nursing*, *13*(1), 24–27. http://dx.doi.org/10.1016/j.ecns.2016.10.007

Foronda, C. L., Baptiste, D.-L., Pfaff, T., Velez, R., Reinholdt, M., Sanchez, M., & Hudson, K. W. (2018). Cultural competency and cultural humility in simulation-based education: An integrative review. *Clinical Simulation in Nursing*, *15*, 42–60. https://doi.org/10.1016/j.ecns.2017.09.006

Foronda, C., Prather, S. L., Townsend-Chambers, C., Mays, L., & Graham, C. (2020). Underrepresentation of racial diversity in simulation: An international study. *Nursing Education Perspectives*, 41(3), 152–156. https://doi.org/10.1097/01.nep.0000000000000511

Fuselier, J., Baldwin, D., & Townsend-Chambers, C. (2016). Nursing students' perspectives on manikins of color in simulation laboratories. *Clinical Simulation in Nursing*, *12*(6), 197–201. http://dx.doi.org/10.1016/j.ecns.2016.01.011

Graham, C. L., & Atz, T. (2015, November). Baccalaureate minority nursing students' perceptions of high-fidelity simulation. *Clinical Simulation in Nursing*, *11*(11), 482–488. http://dx.doi.org/10.1016/j.ecns.2015.10.003

Groom, J. A., Henderson, D., & Sittner, B. J. (2014, July). NLN/Jeffries Simulation Framework State of the Science Project: Simulation Design Characteristics. *Clinical Simulation in Nursing*, *10*(7), 337–344. http://dx.doi.org/10.1016/j.ecns.2013.02.004

Guinea, S., Andersen, P., Reid-Searl, K., Levett-Jones, T., Dwyer, T., Heaton, L., & Flenady, T. (2019). SBE-based learning for patient safety: The development of the Tag Team Patient Safety SBE methodology for nursing education. *Collegian*, *26*(3), 392–398. https://doi.org/10.1016/j.colegn.2018.09.008

Ha, E. (2014). Attitudes toward video-assisted debriefing after simulation in undergradu-ate nursing students: An application of Q methodology. *Nurse Education Today*, *34*(6), 978–984. https://doi.org/10.1016/j.nedt.2014.01.003

Haerling, K. (2018). Cost-utility analysis of virtual and mannequin-based simulation. *Simulation in Healthcare*, *13*(1), 33–40. https://doi.org/10.1016/j.nedt.2014.01.003

Haley, B., Heo, S., Wright, P., Barone, C., Rettigantid, M. R., & Anders, M. (2017). Effects of using an advancing care excel-lence for seniors simulation scenario on nursing student empathy: A randomized controlled trial. *Clinical Simulation in Nursing*, *13*(10), 511–519. http://dx.doi.org/10.1016/j.ecns.2017.06.003

Harder, N. (2015). Replace is not a four let-ter word. *Clinical Simulation in Nursing*, *11*, 435–436. https://doi.org/10.1016/j.ecns.2015.07.001

Harrison Kelly, S., Henry, R., & Williams, S.

(2019). Using debriefing methods in the postclinical conference. *American Journal of Nursing*, *119*(9), 56–60. https://doi.org/10.1097/01.NAJ.0000580280.87149.12

Heise, B. A., Wing, D. K., & Hullinger, A. H. R. (2018). My patient died: A national study of nursing students' perceptions after experiencing a patient death. *Nursing Education Perspectives*, *39*(6), 355–359. https://doi.org/10.1097/01.NEP.0000000000000363

Horsley, T. L., & Wambach, K. (2015, January). Effect of nursing faculty presence on students' anxiety, self-confidence, and clinical performance during a clinical simulation experience. *Clinical Simulation in Nursing*, *11*(1), 4–10. http://dx.doi.org/10.1016/j.ecns.2014.09.012

INACSL Standards Committee. (2016a). INACSL Standards of Best Practice: Simulation^SM Simulation design. *Clinical Simulation in Nursing*, *12*(S), S5–S12. http://dx.doi.org/10.1016/j.ecns.2016.09.005

INACSL Standards Committee. (2016b). INACSL Standards of Best Practice: Simulation^SM Outcomes and objectives. *Clinical Simulation in Nursing*, *12*(S), S13–S15. http://dx.doi.org/10.1016/j.ecns.2016.09.006

Ironside, P. M., McNelis, A., & Ebright, P. (2014). Clinical education in nursing: Rethinking learning in practice settings. *Nursing Outlook*, *62*(3), 185–191. http://dx.doi.org/10.1016/j.outlook.2013.12.004

Jeffries, P. R. (2016). *The NLN Jeffries simulation theory*. Wolters Kluwer.

Jeffries, P. R., Rodgers, B., & Adamson, K. A. (2016). NLN Jeffries Simulation Theory: Brief narrative description. In P. R. Jeffries (Ed.), *The NLN Jeffries Simulation theory* (pp. 39–42). Wolters Kluwer.

Kardong-Edgren, S., Barber, J., & Howard, V. (2018a). Improving communication in academia and industry using standardized patients. Published 7 February. *Social Innovations Journal 43*. http://www.socialinnovationsjournal.org/editions/issue-43/75-disruptive-innovations/2734-improving-communication-in-academia-and-industry-using-standardized-patients

Kardong-Edgren, S., Breitkreutz, K., Werb, M.,

Foreman, S., & Ellertson, A. (2018b). Evaluating the usability of a second-generation virtual reality game for refreshing sterile urinary catheterization skills. *Nurse Educator*, *44*(3), 137–141. https://doi.org/10.1097/NNE.0000000000000570

Kardong-Edgren, S., Oermann, M., Rizzolo, M. A., & Odom-Maryon, T. (2017). Establishing inter-and intrarater reliability for high-stakes testing using simulation. *Nursing Education Perspectives*, *38*(2), 63–68. https://doi.org/10.1097/01.NEP.0000000000000114

Keddington, A. S., & Moore, J. (2019). Simulation as a method of competency assessment among health care providers; a systematic review. *Nursing Education Perspectives*, *40*(2), 91–94. https://doi.org/10.1097/01.NEP.0000000000000433

Kemp, R., & DeSoto-Jackson, R. (2018). The performance of caring: Theatre, empathetic communication and healthcare. # 27. In R. Kemp, & B. McConachie (Eds)., *The Routledge companion to theatre, performance, and cognitive science* (pp. 291–303). Taylor & Francis Publishers.

Kirkpatrick, D. (2006). *Evaluating training programs: The four levels*. Berrett-Koehler Publishers Inc.

Konrath, S. H., O'Brien, E. O., & Hsing, C. (2011). Changes in dispositional empathy in American college students over time: A meta-analysis. *Personality and Social Psychology Review*, *15*(2), 180–198. https://doi.org/10.1177/1088868310377395

Lee-Jayaram, J. J., Berg, B. W., Sy, A., & Hara, K. M. (2019). Emergent themes for instructional design. Alpha and beta testing during a faculty development course. *Simulation in Healthcare*, *14*(1), 43–50. https://doi.org/10.1097/SIH.0000000000000329

Leighton, K., McNelis, A. M., Kardong-Edgren, S., Foisy-Doll, C., & Sullo, E. (2020). Objective outcomes of traditional clinical experiences in pre-licensure nursing education: An empty systematic review. [Unpublished manuscript].

Lejonqvist, G., Eriksson, K., & Meretoja, R. (2016). Evidence of clinical competence by simulation, a hermeneutical observational study. *Nurse Education Today*, 38, 88–92. http://dx.doi.org/10.1016/j.nedt.2015.12.011

Levett-Jones, T., Andersen, P., Reid-Searl, K., Guidea, S., McAllister, M., Lapkin, S., Palmer, L., & Niddrie, M. (2015). Tag team simulation: An innovative approach for promoting active engagement of participants and observers during group simulations. *Nurse Education in Practice*, 15(5), 345–352. https://doi.org/10.1016/j.nepr.2015.03.014

Levett-Jones, T., Cant, R., & Lapkin, S. (2019). A systematic review of the effectiveness of empathy education for undergraduate nursing students. *Nurse Education Today*, 75, 80–94. https://doi.org/10.1016/j.nedt.2019.01.006

Loo, M. E., Krishnasamy, C., & Lim, W. S. (2018). Considering face, rights, and goals. A critical review of rapport management in facilitator-guided simulation debriefing approaches. *Simulation in Healthcare*, 13, 52–60. https://doi.org/10.1097/SIH.0000000000000258

Lopreiato, J. O., Downing, D., Gammon, W., Lioce, L., Sittner, B., Slot, V., Spain, A. E., & the Terminology & Concepts Working Group. (2016). *Healthcare simulation dictionary* (2nd ed). Retrieved from http://www.ssih.org/dictionary

MacLean, H., Janzen, K. J., & Angus, S. (2019a). Lived experience in simulation: Student perspectives of learning from two lenses. *Clinical Simulation in Nursing*, 31(C), 1–8. https://doi.org/10.1016/j.ecns.2019.03.004

MacLean, S., Geddes, F., Kelly, M., & Della, P. (2019b). Video reflection in discharge communication skills training with simulated patients: A qualitative study of nursing students' perceptions. *Clinical Simulation in Nursing*, 28(C), 15–24. https://doi.org/10.1016/j.ecns.2018.12.006

Mariani, B., & Doolen, J. (2016, January). Nursing simulation research: What are the perceived gaps? *Clinical Simulation in Nursing*, 12(1), 30–36. http://dx.doi.org/10.1016/j.ecns.2015.11.004

Mariani, B., Fey, M. K., & Gloe, D. (2018,

September). The simulation research rubric: A pilot study evaluating published simulation studies. *Clinical Simulation in Nursing*, 22, 1–4. https://doi.org/10.1016/j.ecns.2018.06.003

McBride, M. E., Aronson Schinasi, D., Moga, M. A., Tripathy, S., & Calhoun, A. (2017). Death of a simulated patient. Toward a more robust theoretical framework. *Simulation in Healthcare*, 12(6), 393–401. https://doi.org/10.1097/SIH.0000000000000265

McDermott, D. S. (2016). The prebriefing concept: A Delphi study of CHSE experts. *Clinical Simulation in Nursing*, 12(6), 219–227. https://doi.org/10.1016/j.ecns.2016.02.001

McDermott, D. S., Sarasnick, J., & Timcheck, P. (2017). Using the INACSL simulation design standard for novice learners. *Clinical Simulation in Nursing*, 13(6), 249–253. http://dx.doi.org/ 10.1016/j.ecns.2017.03.003.

McGaghie, W. C., Issenberg, S. B., Barsuk, J. H., & Wayne, D. (2014). A critical review of simulation-based mastery learning with translational outcomes. *Medical Education in Review*, 48(4), 375–385. https://doi.org/10.1111/medu.12391

Nielsen, B., & Harder, N. (2013). Causes of student anxiety during simulation: What the literature says. *Clinical Simulation in Nursing*, 9(11), e507–e512. http://dx.doi.org/10.1016/j.ecns.2013.03.003

NLN Board of Governors. (2015). *Debriefing across the curriculum—A living document from the National League for Nursing*. National League for Nursing. http://www.nln.org/docs/default-source/about/nln-vision-series-(position-statements)/nln-vision-debriefing-across-the-curriculum.pdf?sfvrsn=0

Nye, C., Campbell, S. H., Hebert, S. H., Short, C., & Thomas, M. (2019). Simulation in advanced practice nursing programs: A North American survey. *Clinical Simulation in Nursing,* 26(C), 3–10. https://doi.org/10.1016/j.ecns.2018.09.005

Oermann, M. H., Kardong-Edgren, S., & Rizzolo, M. A. (2016a). Towards an evidence-based methodology for high-stakes evaluation of nursing students' clinical performance using simulation. *Teaching and Learning in Nursing, 11*, 133–137. https://doi.org/ 10.1016/j.teln.2016.04.001

Oermann, M. H., Kardong-Edgren, S., & Rizzolo, M. A. (2016b). Summative simulated-based assessment in nursing. *Journal of Nursing Education, 55*(6), 323–328. https://doi. org/10.3928/01484834-20160516-04

Olson, J. K., Paul, P., Lasiuk, G., Davidson, S., Wilson-Keates, B., Ellis, R., Marks, N., Nesari, M., & Savard, W. (2018). The state of knowledge regarding the use of simulation in pre-licensure nursing education: A mixed methods systematic review. *International Journal of Nursing Education Scholarship*, 20170050. https://doi.org/10.1515/ijnes-2017-0050.

O'Regan, S., Molloy, E., Watterson, L., & Nestel, D. (2016). Observer roles that optimize learning in healthcare simulation education: A systematic review. *Advances in Simulation, 1*, 4. https://doi.org/10.1186/s41077-015-00004-8.

Ozkara San, E. (2015). Using clinical simulation to enhance culturally competent nursing care: A review of the literature. *Clinical Simulation in Nursing, 11*(4), 228–243. http://dx.doi.org/10.1016/j.ecns.2015.01.004

Paige, J. B. (2017). Review tool for evaluating the design and implementation of simulation practices. In C. Foisy-Doll & K. Leighton (Eds.), *Simulation champions: Fostering courage, caring, and connection (Toolkit 20–2)*. Wolters Kluwer, Inc.

Page-Cutrara, K. (2014). Use of prebriefing in nursing simulation: A literature review. *Journal of Nursing Education, 53*, 136–141. https://doi.org/10.3928/01484834-20140211-07

Page-Cutrara, K., & Turk, M. (2017). Impact of prebriefing on competency performance, clinical judgment and experience in simulation: An experimental study. *Nurse Education Today, 48*, 78–83. https://doi. org/10.1016/j.nedt.2016.09.012

Perry, M. F., Seto, T. L., Vasquez, J. C., Josyula, S., Rule, A. R. L., Rule, D. W., & Kamath-Rayne, B. D. (2018). The influence of culture on teamwork and communication in a simulation-based

resuscitation training at a community hospital in Honduras. *Simulation in Healthcare, 13*, 363–370. https://doi.org/10.1097/ SIH.0000000000000323

Petsas Blodgett, N., Blodgett, T., & Kardong-Edgren, S. (2018). A proposed model for simulation faculty workload determination. *Clinical Simulation in Nursing, 18*, 20–27. https://doi.org/10.1016/j.ecns.2018.01.003

Qayumi, K., Pachev, G., Zheng, B., Koval, V., Badiei, S., & Cheng, A. (2014). Status of simulation in health care education: an international survey. *Advances in Medical Education and Practice, 5*, 457–467. https:// doi.org/10.2147/AMEP.S65451

Rizzolo, M. A., Kardong-Edgren, S., Oermann, M., & Jeffries, P. (2015). The National League for Nursing Project to Explore the Use of Simulation for High-Stakes Assessment: Process, outcomes and recommendations. *Nursing Education Perspectives, 36*(5), 299–303. https://doi.org/10.5480/15-1639

Roberts, E., Kaak, V., & Rolley, J. (2019). Simulation to replace clinical hours in nursing: A meta-narrative review. *Clinical Simulation in Nursing, 37*(C), 5–13. https://doi. org/10.1016/j.ecns.2019.07.003

Rode, J. L., Callihan, M. L., & Barnes, B. L. (2016). Assessing the value of large-group simulation in the classroom. *Clinical Simulation in Nursing, 12*(7), 251–259. http:// dx.doi.org/10.1016/j.ecns.2016.02.012

Rossignol, M. (2017). Effects of video-assisted debriefing compared with standard oral debriefing. *Clinical Simulation in Nursing, 13*(4), 145–153. http://dx.doi.org/10.1016/j. ecns.2016.12.001

Roussin, C. J., & Weinstock, P. (2017). SimZones: An organizational innovation for simulation programs and centers. *Academic Medicine. 92*, 1114–1120. https://doi. org/10.197/ACM.0000000000001746

Rudolph, J. W., Raemer, D. B., & Simon, R. (2014). Establishing a safe container for learning in simulation: The role of the presimulation briefing. *Simulation in Healthcare, 9*, 339–349. https://doi.org/10.1097/ SIH.0000000000000047

Rutherford-Hemming, T., & Alfes, C. M. (2017,

February). The use of hospital-based simulation in nursing education. A systematic review. *Clinical Simulation in Nursing*, 13(2), 78–89. http://dx.doi.org/10.1016/j.ecns.2016.12.007

Scholtz, A. K., Monachino, A. M., Nishisaki, A., Nadkarni, V., & Lengetti, E. (2014). Central venous catheter dress rehearsals: Translating simulation training to patient care and outcomes. *Simulation in Healthcare*, 8(5), 341–349. https://doi.org/10.1097/SIH.0b013e3182974462

Scribani, J. (2019). What is extended reality (XR)? Retrieved from https://www.visual-capitalist.com/extended-reality-xr/

Servotte, J.-C., Goosse, M., Campbell, S. H., Dardenne, N., Pilote, B., Simoneau, I. L., Guillaume, M., Bragard, I., & Ghuysen, A. (2020). Virtual reality experience: Immersion, sense of presence, and cybersickness. *Clinical Simulation in Nursing*, 38(C), 35–43. https://doi.org/10.1016/j.ecns.2019.09.006

Siassakos, D., Fox, R., Bristowe, K., Angouri, J., Hambly, H., Robson, L., & Draycott, T. (2013). What makes maternity teams effective and safe? Lessons from a series of research on teamwork, leadership, and team training. *Acta Obstetrica et Gynecologica Scandinavica*, 92(11), 1239–1243. https://doi.org/10.1111/aogs.12248

Smiley, R. (2019). Survey of simulation use in pre-licensure nursing programs: Changes and advancements. *Journal of Nursing Regulation*, 9(4), 48–61. https://doi.org/10.1016/S2155-8256(19)30016-X

Sullivan, N., Swoboda, S., Breymier, T., Lucas, L., Sarasnick, J., Rutherford- Hemming, T., Budhathoki, C., & Kardong-Edgren, S. (2019). Emerging evidence toward a 2:1 clinical to simulation ratio: A study comparing the traditional clinical and simulation settings. *Clinical Simulation in Nursing*, 30, 34–41. https://doi.org/10.1016/j.ecns.2019.03.003

Tiffany, J., & Forneris, S. (2018). The forecast for tech usage and growth in nursing education [blog post]. Retrieved from https://nlnteq.org/2018/02/07/the-forecast-for-tech-usage-and-growth-in-nursing-education-part-4-of-the-series-the-future-of-technology-in-nursing-education/

Tyerman, J., Luctkar-Flude, M., Graham, L., Coffey, S., & Olsen-Lynch, E. (2019). A systematic review of health care presimulation preparation and briefing effectiveness. *Clinical Simulation in Nursing*, 27, 12–25. https://doi.org/10.1016/j.ecns.2018.11.002

Victor, J., Ruppert, W., & Ballasy, S. (2017). Examining the relationship between clinical judgment, simulation performance, and clinical performance. *Nurse Educator*, 42(5), 236–239. https://doi.org/10.1097/NNE.0000000000000359

Ulmer, F. F., Sharara-Chami, R., Lakissian, Z., Stocker, M., Scott, E., & Dieckmann, P. (2018). Cultural prototypes and difference in simulation debriefing. *Simulation in Healthcare*, 13(4), 239–246. https://doi.org/10.1097/SIH.0000000000000320

Walshe, N. C., Crowley, C. M., O'Brien, S., Browne, J., & Hegarty, J. (2019). Educational interventions to enhance situational awareness: A systematic review and meta-analysis. *Simulation in Healthcare*, 14(6), 398–408. https://doi.org/10.1097/SIH.0000000000000376

Waxman, K. T., Bowler, F., Gross Forneris, S., Kardong-Edgren, S., & Rizzolo, M. A. (2019). Simulation as a nursing education disrupter. *Nursing Administration*, 43(4), 300–305. https://doi.org/10.1097/NAQ.0000000000000369

Waxman, K. T., & Miller, M. (2014). Faculty development to implement simulations: Strategies and possibilities. In P. Jeffries (Ed.), *Clinical simulation in nursing education: Advanced concepts, trends, and opportunities* (pp. 9–21). Wolters Kluwer.

Westmoreland Miller, C., Greenwalt, J. A., Kardong-Edgren, S., Oermann, M. H., Molloy, M., Mudra, V., Rogers, N., Mondragon, L., Cespedes, A., Frost, E., Causey, R., Webb, S., Munana, A., & Chen, A. (2019). Planning and managing a complex multisite study in the age of technology. *Nursing Forum*, 54(4) 707–713. https://doi.org/10.1111/nuf.12401

Yockey, J., & Henry, M. (2019). Simulation anxiety across the curriculum. *Clinical Simulation in Nursing*, 29, 29–37. https://doi.

org/10.1016/j.ecns.2018.12.004

Yu, J., & Kirk, M. (2009). Evaluation of empathy measurement tools in nursing: A systematic review. *Journal of Advanced Nursing 65*(9), 1790–1806. https://doi.org/10.1111/j.1365-2648.2009.05071.x

Zhang, H., Mörelius, E., Goh, S. H. L., & Wang, W. (2018). Effectiveness of video-assisted debriefing in simulation-based health pro-fessions education: A systematic review of quantitative evidence. *Nurse Educator*, *44*(3), E1–E6. https://doi.org/10.1097/NNE.0000000000000562

Zulkosky, K. D., White, K. A., Price, A. L., & Pretz, J. E. (2016). Effect of simulation role on clinical decision-making accuracy. *Clinical Simulation in Nursing*, *12*(3), 98–106. http://dx.doi.org/10.1016/j.ecns.2016.01.007

第2章 美国护理联盟 Jeffries 模拟理论

Pamela R. Jeffries, PhD, RN, FAAN, FSSH, ANEF
Beth Rodgers, PhD, RN, FAAN

侯罗娅 译；金晓燕 董 旭 审校

一个明晰的理论和概念的形成可以为知识的拓展和应用，以及基于该知识展开的工作提供方向。一般意义上讲，理论是实践的指南，可以帮助护理教育者和研究人员更加关注问题的焦点，为期望找到解决问题的方法提供一些思路，并且还提供了各个不同部分是如何进行关联的；同时，在研究层面，还可以为研究的实施以及下一步的研究计划提供清晰的思路。理论的应用以及应用效果的评价有助于引导理论进一步的扩展和完善，从而使理论变得越来越有用。如果没有理论的指导，护士只能要依靠自身的知识和经验应对可能遇到的所有情况。尽管在某些情况下可能会取得成功，但在一定程度上会增加护理教育者的负担，他们必须自行解决问题。反之亦然，理论的缺失会限制整体知识的发展。

无论是作为领导者、教育工作者还是临床护士，护理人员所从事的工作内容都可以通过模拟来呈现。尽管理论常常不被认可，但它是所有护理措施实施的基础。大多数的护理人员只学习过少数特定流派的护理理论，而非统一的护理理论，甚至可以说，他们只局限于了解某些护理理论中的特定部分。尽管常用的研究理论在护理中确实具有重要意义，而我们对理论的关注往往会忽略了一点，理论是可以以多种形式一直存在的事实。如果护士是基于某一行动会产生什么的结果或者是为什么需要采取该行动进行考虑，而采取的该特定行动方式，我们则可以说该护士是对理论的一种运用。护理教育者采取具体的行动，则期望产生一定的效果。这些行动和预期均来源于对理论的理解。其实，我们采取的每一个有意识的行动都是基于某种形式的理论。模拟教学的发展和实施也是基于理论的，明确该理论将有助于确保最佳模拟教学设计和实施。

在很多情况下，指导实践的理论不是很明确或者具备通用性。因为理论缺乏特异性，我们很难确定理论哪部分有效、为何有效以及将来需要完善哪部分，从而阻碍理论的进一步发展。此外，在同一领域工作的人们因为工作内容的相似性，往往很少能提出一些不一样的见解，也就阻碍了对理论的深层次的理解。如果护士的工作建立在一个明确的、通用的理论基础上，并且有集体行动可以不断完善该理论，那么护士工作的基础知识将会以更快的速度不断发展。就模拟而言，一个明确的模拟教学理论，可以支持知识以连贯的、系统化的方式不断增长。理论可以用来指导测试和评价模拟的各要素，而且，理论应用后的反馈将为理论的进一步发展提供信息。基于理论驱动的应用和研究，然后根据结果来完善理论的这一"反馈环"能够不断整合结果，促进知识的不断更新。

2005 年出版的 NLN Jeffries 模拟教学框架是模拟教学发展的一个里程碑（Jeffries，2005）。该框架随着时间的推移不断演变，现已成为用来指导今后模拟实施和研究的理论。简要回顾该理论的起源以及自产生以来的变化，有助于理解该理论在研究和教育中的作用和实际应用。NLN Jeffries 模拟教学模式是在 2000 年代早期提出，用于全美多站点的模拟教学研究，该研究是在美国护理联盟支持和挪度医疗公司资助下进行的（Jeffries，2005；Rizzolo et al.，2016）。在进行这项模拟教学研究之前，项目负责人 Pamela Jeffries 博士意识到，需要一个理论框架来指导护理教育中模拟教学的设计、实施和评价。Jeffries 博士带领其他参与该研究的工作人员创建了最初的"模拟教学模式"，并将其用于全美的模拟教学研究中。该模式借鉴了许多现有的教学理论和基于技术应用的理论。最初的 Jeffries 模拟教学模式（Jeffries，2005）已被广泛引用，而且在整个模拟教学的研究和培训中发挥了重要作用。经过多个阶段的完善，对于模式本身以及模拟的各个要素进行明确的阐述。

2011 年，随着 Jeffries 模拟教学模式的广泛应用以及 NLN 模拟教学研究的完成，国际护理临床模拟教学协会（INACSL）意识到有必要对 NLN Jeffries 模拟教学模式以及护理模拟教学的现状进行回顾。随着模拟教学的广泛开展，采用该模式进行研究和教学的文献也越来越多。INACSL 的领导者组建了多个工作小组进行深入的文献综述，以确定如何正确应用该模式，以及在整个模式的构成和实施方面的结果。这些小组开展了大量工作，并在 2012 年 INACSL 会议上公布研究成果，随后在 2014 年还将结果发表在 *Clinical Simulation in Nursing* 期刊上（Hallmark et al.，2014；Jones et al.，2014；Durham et al.，2014；Groom et al.，2014；O'Donnell et al.，2014）。这些综述记录了学科的现状，也发现了一些有趣的结果。总体而言，确定了若干概念性问题（例如，掌控模拟教学过程的个人是否应被定义为教师或引导者）。工作小组还指出，目前尚缺乏基于明确理论基础的模拟研究。尽管 NLN Jeffries 模拟教学模式为模拟教学研究做出了巨大贡献，工作小组一致认为仍需要进行更多的研究，将模拟教学工作提升到更高一个层次。工作小组还聘请 Beth Rodgers 博士指导下一阶段的工作，在 INACSL 团队所做的文献综述的基础上进行进一步整合，为正在实施的模拟教学组织和模拟教学研究奠定更坚实的理论基础。此外，工作小组还开展了一些其他的工作，包括进一步文献综述和证据表格的构建。2012 年，工作小组组建专家智库，对该项工作进行回顾和整合，以探讨理论的下一步发展。整个过程是在挪度医疗公司的资金支持下完成的，有关整个过程的详细说明可以参考 2016 年版的专著 *NLN Jeffries Simulation Theory*

（Jeffries，2016）。

　　初始版本的专著中使用"模式"或"框架"术语对其进行描述，这也反映了理论探讨过程中普遍存在的困惑。实际上，理论以多种形式存在，它们可以是具有高度特异性的，并经过多年的测试和在证据支持下得以发展。从历史上看，尤其是到 20 世纪后期，"理论"一词仅用于这些发展程度更高的建构模式。然而，这种关于理论的局限性观念忽略了一个事实，即理论的发展也占用了一定的精确性范畴。在理论发展的早期阶段，由于缺乏支持，其结构可能比较松散，这些形式通常被称为概念框架，但我们会忽略了一点，其实它们也是理论的产物。即使在理论发展的早期阶段，此类概念框架（通常是描述性理论）也会说明各要素或观点之间的假定关系，依然提供重要的理论见解，正如模拟教学理论发展一样。在理论的最初形式中，通过引起人们对模拟教学各要素的关注，从而为模拟教学提供重要的见解。这些模拟教学各要素包括：相关工作人员、模拟案例和设计，以及模拟教学实施过程（准备和结束）。尽管有许多领域需要进一步发展，但该功能与描述性理论是一致的，即模拟教学的各要素是可以识别的。早期理论被用于许多模拟场景和研究中，然而在早期阶段，因发展水平受限，未能更快或更系统地促进模拟教学的发展，以及推进更高层次的研究或应用。INACSL工作小组基于学科现状的回顾以及专家智库的结果，发布了另一个更具体、更清晰的理论版本，以指导教育工作者和研究人员进行模拟方面的工作。以下内容将对该理论进行具体描述。

NLN Jeffries 模拟理论在研究中的应用

　　自理论提出以来，已有许多模拟的文章引用 NLN Jeffries 模拟教学理论。前面提到的全国性模拟教学研究就是应用了该理论（在研究中该理论称为"框架"）。该研究是在美国国家护理委员会（NCSBN）主持下进行的（Hayden et al.，2014），主要针对的是预注册教育，其目的是探讨模拟教学是否可以取代传统的临床实践时间；以及分析模拟训练对新毕业生临床实践的影响（p. S6），包括对学生知识、能力和批判性思维的测量，评估学生对其学习需求满足的程度（p. S8）。来自美国各地不同背景和不同地域的 666 名学生参与了这项研究，而在不同地域参与模拟实施的工作人员都经过统一的模拟教学相关培训，其中包括 NLN Jeffries 模拟教学模式的内容。结果表明，模拟教学能够替代多达 50% 的临床实践时间。随访的研究表明，与接受传统临床实践的学生相比，在项目中经历了大量模拟教学学习的学生具有相似的研究结果。然而，在一项为期 3 个月的毕业后调查中发现，在毕业生对工作压力的感知方面，参加大量模拟教学学习的学生其毕业后的工作压力水平明显低于接受传统临床实践学习组的学生，差异有统计学意义（p. S36）。在理论基础方面，虽然该理论的具体组成部分在本项目中没有得到检验，但结果表明该理论的整体有效性，可以作为指导预注册项目中护士临床教育实施模拟的一个组成部分。

也可以在文献中找到其他基于 NLN Jeffries 模拟教学理论的教育经验的例子，包括一系列基于模拟的教育体验，以及对参与者学习、信心或自我效能感的结果评价（Cummings & Connelly，2016；Lubbers & Rossman，2017）。2013 年 Christian 和 Krumwiede 发现，参与模拟教学体验可增强参与者子痫前期和子痫管理的自我效能感，并且这种自我效能感可以持续到模拟教学体验之后。在其他案例中，该理论为许多临床情景相关的模拟教学开发提供了信息，也加强了传统式教学。其中包括：提高安全性（Ironside et al.，2009）和给药胜任力（Jarvill et al.，2018），提供社区儿科经验（Lubbers & Rossman，2017）或接触开业护士教育中的居家健康情景（Coppa et al.，2019）。

NLN Jeffries 模拟教学理论也被用作模拟教学研究的基础，以了解现实生活中遇到的情景。2019 年，Farra 和 Smith 在他们的研究中使用模拟，以提高对灾难演习中发生的焦虑和压力的理解。模拟体验为研究在实际灾难中不可能发生的反应提供了一个背景。其他使用 NLN Jeffries 模拟教学框架 / 理论的示例包括对模拟设计要素的特定测试（Dobbs et al.，2006）、应用不同模式的模拟（如故事板开发和虚拟现实）评价学生表现和自信心（Farra et al.，2016）。该理论已在多国使用，包括中国（Wang & Petrini，2017）和韩国（Park et al.，2017）。通过这些诸多研究，该理论在模拟体验的构建和评价中已显示出重要价值。尽管教育者和研究人员可能将理论作为教育和研究的基础，但在教育或研究活动的报告中，其结果并不总是与理论直接相关。如果能有一个明确的理论基础，并且在该理论基础上综合多项研究，那么模拟领域就可以有更大的凝聚力和更快的发展速度。这种方法对于确定优势和需要发展的领域至关重要，从而深化对模拟的理解，并促进对模拟领域发展举足轻重的长足进步。关于理论组成部分的具体要素、各个方面对结果的影响（包括学习、满意度），以及如何实施模拟教学以获得最大化结果等问题仍然存在。

NLN Jeffries 模拟理论的基本内容

2015 年的 NLN Jeffries 模拟教学框架至 2016 年成为熟悉的 NLN Jeffries 模拟教学理论（Jeffries，2016）。从框架到理论有一些细微的调整，随着理论的发展，对一些构念有了更多的澄清。其中一些要素变得更为具体，并且理论以一种能够测量模拟实施过程以及从最初的想法到完成的全流程模拟体验的方式呈现。本节简要介绍了这些要素，以增强对理论要素的理解（图 2.1）。

情境

模拟情境是指模拟设计的目的、意义、作用，以及模拟应用所涉及的环境和设置。例如，该模拟是用于刚进入护理领域学习的新生还是即将毕业的高年级学生？从初学护生到即将毕业进入临床实践的护生，这些情况存在很大差异。此外，模拟情境还涉

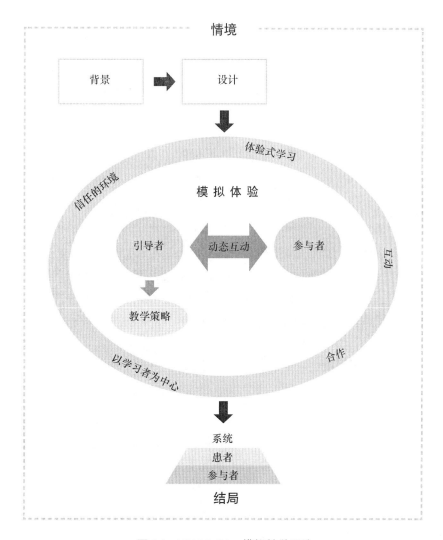

图 2.1　NLN Jeffries 模拟教学理论

使用得到授权：Jeffries，R. P.，Rodgers，R. B.，& Adamson，R. K.（2015）. NLN Jeffries Simulation Theory：Brief narrative description. *Nursing Education Perspectives*，36（5），292-293. doi：10.5480/1536-5026-36.5.292.

及模拟的目的（用于评价还是教学干预）。模拟情境也会影响模拟的应用和构建。

背景

　　背景是指模拟的目标以及可能影响模拟设计体验的特定期望。模拟如何与整体课程相适应，在这个结构中发挥作用。需要哪些重要的背景要素来帮助模拟设计和实施？例如，基于护理程序的课程设计中，患者安全和护士职业素养的概念可以嵌入到每个模拟中。基于这些课程和期望，模拟将包括患者安全和护士专业素养的要素。此外，背景还包括所需的资源（例如时间、设备等）以及资源的分配。

设计

在模拟中，需要考虑作为模拟特定元素的设计要素。在实施模拟之前，需要确定模拟设计的各个方面。设计要素包括设定模拟活动和情景发展线索的学习目标。设计要素会影响模拟内容的合理性、问题解决的策略、模拟案例的复杂度，以及物理和概念仿真度元素。此外，场景中放置的设备、人体模型和决策点，以及引导者对参与者引导后的预先设定的反应，都被有意设计在模拟场景中。主动参与者和观察者的角色也作为模拟设计的一部分。

模拟体验

模拟体验是沉浸式、体验式、交互式以及协作式的，重点是以学生为中心的学习。此环境应有助于引导者和参与者建立相互的信任关系，因为他们彼此都对该学习环境的确立负责。停止怀疑，"相信场景的真实性"有助于提高模拟体验的质量。创建真实的（现实的）模拟体验可以提高模拟活动本身的参与度和心理仿真度。

引导者和教育策略

在模拟体验的过程中，对引导者和参与者互动的期望对于学习而言是动态且稳健的。文献证实了引导模拟体验的个体特征及其对模拟的影响（Parish，2010；Van Soeren et al.，2011；Jones et al.，2014）。引导者的特征（但不是决定性的）包括临床技能、教育技术和模拟准备 / 组织的特征。引导者通过调整教育策略响应模拟体验中参与者的需求。例如，引导者可能需要评估是否有必要偏离原计划的模拟脚本来达到预期学习效果。引导者还可以提供适当的、现实的提示，并在模拟结束时引导学员进行复盘，从而将概念和学习构念联系起来。

参与者

参与者是指沉浸在模拟体验中的个体。参与者有一些固定不变的属性，例如年龄、性别和自信心。而参与者可改变的属性包括焦虑程度、准备程度等。参与者在模拟体验中的个体属性可能会改变学习模式，如分配给参与者的角色。可以是一个积极的角色，例如参与者沉浸其中并在体验中做出决策；也可以是观察者角色，在模拟体验后参与复盘。Kaplan 等（2012）也发现角色分配会影响到学习。

结局

模拟的结局分为参与者、患者（护理对象）、系统三个部分的结局。绝大多数情况下，研究及其传播都集中在参与者的结局、学习行为、知识和技能习得、态度（满意度，自信心）和行为（学习如何迁移到护理患者的临床环境中）。研究需求都是以患者结局为导向的。例如，如果学习者沉浸于基于模拟的课程中，技能 / 知识是否可以迁移到患者的安全优质护理中？在系统问题方面，随着团队科学和跨专业教育的加入，系统结局是否基于模拟中的学习和反思被识别和改变？从模拟应用中了解到系统变化的实例可能包括成本效益、服务工作量、确定医疗保健系统内的差距以及在模拟活动中识别出实践变化的需求。

模拟理论在教育教学中的应用

在过去的十年，卫生领域进行了大量研究，明确了模拟确实有效，并且证实了模拟是提高学习并将技能和知识迁移到临床环境的一种途径。关键策略的确定有助于进一步提高在医疗保健专业课程和（或）医疗保健导向项目中应用模拟的能力。多年来，为获取教育教学领域的证据而投入的资源和科研经费不断增加。大型会议都集中在模拟教学法、最佳实践，以及国内外的相关研究。专业护理组织通过在线课程、网络研讨会和免费的模拟案例（例如 NLN 提供的模拟案例）为教师发展创造机会。创建模拟项目领导者的领导力课程和项目，以进一步发展、运用和推广模拟最佳实践标准。这些年来，模拟的应用及其所创造的价值已经取得很大的进展。

临床模拟教学

无论是在高等教育还是医疗保健组织中，机构领导者都需要了解采纳和接受"临床模拟"的体验式学习所必需的支持和资源。研究可以与教学、学习成果评价同时进行，为此，建立基于理论的模拟教学项目是非常重要的最佳实践。帮助医疗卫生专业的领导者接受教学法的策略包括以下方法（Forneris & Fey，2016）：

▶ 确保有足够的师资队伍在模拟教学领域发展，以便在高等教育或实践环境中运用最佳实践。

▶ 在采用本教学法进行体验式学习时，需指派一名模拟导师。导师须支持并指导在课程中使用该教学法的方向，并正确运用。

▶ 需技术和模拟支持系统：管理、设置、调度和操控模拟器和（或）设置标准化病人。如果没有适当的资源和支持，项目就无法生存或不能更好地发展。

▶ 模拟中心的年度预算需切合实际；预算不仅应包括设备和物品，还应包括支持教师发展和更新的经费。

▶ 可以确定和考虑创造性的合作伙伴，以促进资源共享、教师发展和开展多中心研究。可以与医学院校和（或）学术及卫生保健组织建立伙伴关系。

最佳实践还包括一个稳健的评估过程。评估对于确定需要改进的领域，以及加强参与者模拟体验和学习的方法非常重要。评估还有助于确定模拟的有效性，并记录模拟参与程度对结果的影响。评估的重点应放在模拟项目的整体上，包括模拟项目的课程整合、发展和资源需求，以及持续发展策略。

提升教师和工作人员的模拟教学能力

当将临床模拟纳入护理课程、跨专业课程、医疗机构的定向或培训项目中时，需要凝练并推广教师和工作人员在运用模拟教学时的注意事项，以达到准确运用并实现最佳实践的传播。促进教师和工作人员的模拟教学策略包括以下方法：

- 在设计模拟项目或其他医疗模拟活动时，推广运用循证的资源和实践。
- 开展模拟教学时，请参照基于证据的 INACSL 实践标准，而且在运用临床模拟教学法进行研究时可以协助组织和测试一些基本的概念（INACSL，2019）。
- 确保在课程 / 项目、定向培训或医疗保健模拟活动中运用的临床模拟要与学生、新毕业生或医疗保健专业人员所需的预期目标、目的和结果保持一致。
- 提升模拟领域的领导力，让支持者和领导者能够运用和评价该教学方法，提升本新兴领域的最佳实践和研究。
- 增进跨卫生专业学科的伙伴关系，以促进和建立跨专业间的教育实践，从而提供更好的、高质量的患者护理。

促进模拟研究和理论的发展

除了增强模拟教学的推广应用，提升模拟教学质量之外，还需系统的研究来继续发展模拟学科和模拟理论。特别适合作为研究重点的领域包括：

- 创建促进模拟引导者和模拟教学发展的模式，并进行评价，其模式可以适用于不同环境，从而促进高质量的模拟产出。
- 在模拟项目中制定评估和持续质量改进的稳健的计划。
- 澄清复杂的模拟引导者角色的要素，以支持推广模拟引导的最佳实践标准。
- 评估不同模拟教学开展的模式，例如小组和个人比较，以提高传播和效率。
- 研究模拟对多个不同层面（包括系统结局和患者结局）的影响。

在模拟设计、实施和评价中具有一个明确的理论基础非常重要。这个基础阐明了各要素之间的关系，并有助于结局的解释。最重要的是，它为推进模拟工作提供了基础。参与模拟的每个人都会有不同的收获。分享模拟体验、质量改进成效以及项目研究都会有助于模拟领域的不断发展。

本章小结

对于当今的学习者而言，他们期望体验式、沉浸式的学习不再是被动的，而应该是互动的、以学生为中心的（Jeffries & Clochesy，2012）。结合临床实践进行刻意的、情境化的学习，可以使课堂与临床学习保持一致。模拟教学法为学习者带来多视角的对真实世界的活动、问题和决策的理解和反思。

在需求的基础上建立高质量、安全的临床学习体验是临床模拟的理念。模拟设计和组织应建立在理论基础上，比如前面讨论的 NLN Jeffries 模拟教学理论。教育工作者正在转向开展模拟教学来为参与者提供丰富的临床学习体验，这些体验完全可以复制临床真实的情境。临床模拟可将临床环境中的模拟教学中心的学习过程标准化。真实的临床环境是不可预测的、非标准化的，有时甚至是限制性的且质量是有争议的。除了模拟教学理论外，其他专业组织的领导者还制定了模拟教学指导方案和质量测评指标，以确保模拟领域的高质量学习和最佳实践。例如，INACSL 提供了 INACSL 质量标准和模拟术语表，而医学模拟协会（Society for Simulation in Healthcare，SSH）也创建了模拟专业术语和质量测评指标，包括对模拟中心的认证和医学模拟教育者的认证标准，为该领域的优质教育和领导力提供了基准。

临床模拟在过去的十年中取得了长足的进步，现已建立模拟教学理论、最佳实践标准、质量认证标准以及统一的专业术语。随着越来越多的知识和证据证实了临床模拟在医学教育中的有效性，同时基于证据的新实践的新发现以及新研究的层出不穷，模拟教学法已经崭露头角，并将继续蓬勃发展。

参考文献

Christian, A., & Krumwiede, N. (2013). Simulation enhances self-efficacy in the management of preeclampsia and eclampsia in obstetrical staff nurses. *Clinical Simulation in Nursing, 9*(9), e369–e377. https://doi.org/10.1016/j.ecns.2012.05.006

Coppa, D., Schneidereith, T., & Farina, C. L. (2019). Simulated home-based health care scenarios for nurse practitioner students. *Clinical Simulation in Nursing, 26*, 38–43. https://doi.org/10.1016/j.ecns.2018.10.002

Cummings, C. L., & Connelly, L. K. (2016). Can nursing students' confidence levels increase with repeated simulation activities? *Nurse Education Today, 36*, 419–421. https://doi.org/10.1016/j.nedt.2015.11.004

Dobbs, C., Sweitzer, V., & Jeffries, P. (2006). Testing simulation design features using an insulin management simulation in nursing education. *Clinical Simulation in Nursing, 2*(1), e17–e22. https://doi.org/10.1016/j.ecns.2009.05.012

Durham, C.F., Cato, M.L., & Lasater, K. (2014). NLN/Jeffries Simulation framework state of the science project: Participant construct. *Clinical Simulation in Nursing, 10*(7), 363–372. doi:10.1016/j.ecns.2014.04.002.

Farra, S., Miller, E. T., Hodgson, E., Cosgrove, E., Brady, W., Gneuhs, M., & Baute, B. (2016). Storyboard development for virtual reality simulation. *Clinical Simulation in Nursing, 12*(9), 392–399. https://doi.org/10.1016/j.ecns.2016.04.002

Farra, S. L., & Smith, S. J. (2019). Anxiety and stress in live disaster exercises. *Journal of Emergency Nursing, 45*(4), 366–373.e361. https://doi.org/10.1016/j.jen.2019.01.012

Forneris, S., & Fey, M. (2016). NLN vision: teaching with simulation. In P. Jeffries (Ed.), *The NLN Jeffries Simulation Theory* (pp. 43–53). Wolters Kluwer.

Groom, J. A., Henderson, D., & Sittner, B. J. (2014). NLN/Jeffries Simulation Framework State of the Science Project: Simulation design characteristics. *Clinical Simulation in Nursing, 10*(7), 337–344. https://doi.org/10.1016/j.ecns.2013.02.004

Hallmark, B. F., Thomas, C. M., & Gantt, L. (2014). The educational practices construct of the NLN/Jeffries Simulation Framework: State of the science. *Clinical Simulation in Nursing, 10*(7), 345–352. https://doi.

org/10.1016/j.ecns.2013.04.006

Hayden, J. K., Smiley, R. A., Alexander, M., Kardong-Edgren, S., & Jeffries, P. R. (2014). The NCSBN National Simulation Study: A longitudinal, randomized, controlled study replacing clinical hours with simulation in prelicensure nursing education. *Journal of Nursing Regulation*, 5(2), S3–S40. https://doi.org/10.1016/S2155-8256(15)30062-4

International Nursing Association of Clinical Simulation Learning (2019). INACSL Standards of Best Practice: Simulation^SM. https://www.inacsl.org/inacsl-standards-of-best-practice-simulation

Ironside, P. M., Jeffries, P. R., & Martin, A. (2009). Fostering patient safety competencies using multiple-patient simulation experiences. *Nursing Outlook*, 57(6), 332–337. https://doi.org/10.1016/j.outlook.2009.07.010

Jarvill, M., Jenkins, S., Akman, O., Astroth, K. S., Pohl, C., & Jacobs, P. J. (2018). Effect of simulation on nursing students' medication administration competence. *Clinical Simulation in Nursing*, 14(C), 3–7. https://doi.org/10.1016/j.ecns.2017.08.001

Jeffries, P. R. (2005). A framework for designing, implementing, and evaluating simulations used as teaching strategies in nursing. *Nursing Education Perspectives*, 26(2), 96–103.

Jeffries, P. R., & Clochesy, J. M. (2012). Clinical simulations: An experiential, student-centered pedagogical approach, In D. M. Billings, & J. A. Halstead (Eds.), *Teaching in nursing: A guide for faculty* (4th ed., pp. 362–368). Elsevier Health Sciences.

Jeffries, P. R. (Ed.) (2016). *The NLN Jeffries Simulation Theory*. Wolters Kluwer.

Jeffries, R. P., Rodgers, R. B., & Adamson, R. K. (2015). NLN Jeffries Simulation Theory: Brief Narrative Description. *Nursing Education Perspectives*, 36(5), 292–293. doi:10.5480/1536-5026-36.5.292

Jones, A. L., Reese, C. E., & Shelton, D. P. (2014). NLN/Jeffries Simulation Framework State of the Science Project: The teacher construct. *Clinical Simulation in Nursing*, 10(7), 353–362. https://doi.org/10.1016/j.ecns.2013.10.008

Kaplan, B.G., Abraham, C., & Gary, R. (2012). Effects of participation vs observation of a simulation experience on testing outcomes: Implications for logistical planning for a school of nursing. *International Journal of Nursing Education Scholarship*, 9(1), 1–15. https://doi.org/10.1515/1548-923X.2398

Lubbers, J., & Rossman, C. (2017). Satisfaction and self-confidence with nursing clinical simulation: Novice learners, medium-fidelity, and community settings. *Nurse Education Today, 48*, 140–144. doi:10.1016/j.nedt.2016.10.010

O'Donnell, J. M., Decker, S., Howard, V., Levett-Jones, T., & Miller, C. W. (2014). NLN/Jeffries Simulation Framework State of the Science Project: Simulation learning outcomes. *Clinical Simulation in Nursing*, 10(7), 373–382. https://doi.org/10.1016/j.ecns.2014.06.004

Parish, B. (2010). Characteristics of effective simulated clinical experience instructors: Interviews with undergraduate nursing students. *Journal of Nursing Education*, 49(10), 569–572. https://doi.org/10.3928/01484834-20100730-04

Park, H-R, Park, J-W, Kim, C-J, & Song, J-E. (2017). Development and validation of simulation teaching strategies in an integrated nursing practicum. *Collegian*, 24: 479–486.

Rizzolo, M. A., Durham, C. F., Ravert, P. K., & Jeffries, P. R. (2016). History and evolution of the NLN Jeffries Simulation Theory. In P. R. Jeffries (Ed.), *The NLN Jeffries Simulation Theory* (pp. 1–7). Wolters Kluwer.

Van Soeren, M., Devlin-Cop, S., MacMillan, K., Baker, L., Egan-Lee, E., & Reeves, S. (2011). Simulated interprofessional education: An analysis of teaching and learning processes. *Journal of Interprofessional Care*, 25(6), 434–440. https://doi.org/10.3109/13561820.2011.592229.

Wang, J. N., & Petrini, M. (2017). Chinese health students' perceptions of simulation-based interprofessional learning. *Clinical Simulation in Nursing*, 13(4), 168–175. https://doi.org/10.1016/j.ecns.2016.12.002

第3章 模拟课程要点：《INACSL最佳实践标准：模拟^{SM}》促进课程整合

Sabrina Beroz，DNP，RN，CHSE-A

董　旭　译；尚少梅　侯罗娅　审校

在过去的 10 年，模拟教学在护理教育中的应用呈指数级增长，因此，更加需要将模拟教学与护理课程进行深度整合。模拟从不应该是简单的，而应是一种有深度、复杂性的教育方法论，需要运用理论、标准和指南的战略性规划来驱动模拟教学中心的运营。管理支持对于确定模拟教育专家和培训模拟教师提供精心设计的模拟经验至关重要。随着认证和监管机构开始寻找计划整合模拟的证据，护理院校需要将这些经验与课程相结合。整合模拟教学需要有意识地进行设计、评估和评价——所有这些都反映在项目结果中（Tagliareni & Forneris，2016）。美国 NLN 的 Jeffries 模拟教学理论和 INACSL 的最佳实践模拟标准可以指导模拟课程整合（INACSL Standards Committee，2016；The INACSL Standards Committee，2017；Jeffries et al.，2015）。

美国 NCSBN 的全国性模拟研究提供的证据支持模拟教学的有效性，该研究显示：在相似的研究条件下，高达 50% 的临床经历可以由模拟教学（体验）替代（Hayden et al.，2014b）。整合模拟教学必须具备以下条件：高质量的模拟实践，如《INACSL 最佳实践标准：模拟》、基于理论的复盘方法和经过培训的专职教师。为了协助护理委员会和护理院校创建成功的模拟项目，NCSBN 根据文献回顾、《INACSL 最佳实践标准：模拟》和国家级模拟教育领导者的专业知识，制定了预认证护理项目模拟指南（Alexander et al.，2015）。为了配合指南，NCSBN 开发了教师和项目准备清单，来指导模拟教育项目开发。

课程整合

"课程"可以定义为"在有目标的学习中发生在学生和教师之间以及学生之间的交

换和互动"（Billings & Halstead，2016，p.72）。"整合"是课程间的横向连接（Billings & Halstead，2016）。在我们审查课程时，如果确定了模拟教学可以填补学习中的差距，那就认为它是满足课程和项目结果的最佳选择，可将模拟整合到课程中。目前，有许多理论框架可以用于指导整合模拟，如 Benner 的从新手到专家理论（2001）或护士质量和安全教育理论（2019）。

将模拟整合进课程的第一步是把模拟实践的策略愿景与 INACSL 最佳实践标准的"模拟愿景"进行融合和关联。NLN Jeffries 模拟教学理论为高质量模拟整合提供了较好的基础背景，包括模拟设计、引导者 / 学员互动和结果等方面（Jeffries et al.，2015）。

《INACSL 最佳实践标准：模拟》促进课程整合

《INACSL 最佳实践标准：模拟》（INACSL Standards Committee，2016；INACSL Standards Committee，2017）提供了 9 方面标准来协助整合模拟。这些标准为模拟教师和研究人员提供了设计、实施、评价模拟的最佳实践流程。所有标准都是基于证据的，2011 年出版了第 1 版模拟标准，在 2013 年进行修订。目前的版本是 2016 年 12 月出版的；2017 年增加了新的操作标准。随着模拟科学的不断发展，标准也在不断更新。INACSL 最佳实践标准每 4 年进行一次审查和修订。

标准委员会在与模拟教育专家和标准专家协商的基础上重新修订了标准格式模板：①原版本中的标准是有序号的，但由于序号可能意味着排序，故修订时将序号删除；②将引导者标准和引导标准合并，避免重复；③术语标准重新命名为模拟术语表。9 个标准使用相同的格式模板。内容包括：

1. 标准定义——用 1 ～ 2 句话描述标准。
2. 背景——标准的理由、需求和证据，以及不遵守标准的后果。
3. 判断标准——满足标准的属性、特征或参数。
4. 原理——标准是如何操作（使用）的。
5. 引用和参考书目。

这些标准是作为整体使用的，而不是单独使用的。各标准相互独立，均以医疗保健为中心。所有标准都可以在 INACSL 网站上免费下载。

INACSL 最佳实践标准：模拟运行

满足《INACSL 最佳实践标准：模拟运行》（INACSL Standards Committee，2017）的关键标准包括策略规划、人员与资源管理、财务责任、系统整合、制度与程序。标准明确指出，开发和整合模拟教学需要维持项目运行的基础设施和系统。决策时要以能力为核心，例如，确定替代临床实践时间的比例或临床实践时间与模拟的比例。该标准进一步强调组织的愿景和使命必须与模拟项目的愿景和使命相一致。管理支持以及经费、人力、物质资源规划是取得成功的必要条件。空间、设备和人力资源的管理系统提供组织支持。即时、短期和长期可持续的战略目标和持续的专业发展计划也是至关重要的。

然而,随着护理教育项目将模拟融入到课程中,教师发展、商业计划或管理支持的不足成为人们关注的问题。NCSBN 模拟项目指南为护理项目预认证提供了指导整合的证据和资源,并提供了指导管理和教师的检查清单(Alexander et al.,2015)。

Foisy-Doll 和 Leighton(2017)建议在开始文化变革时须评估机构的准备情况。模拟文化组织的准备情况调查(simulation culture organizational readiness survey,SCORS)是与《INACSL 最佳实践标准:模拟》相一致的。SCORS 从组织的角度分析模拟实施情况,在以下 4 个方面探究模拟教学的准备情况(Foisy-Doll & Leighton,2017):①明确的变革需求和支持;②文化变革的准备情况;③时间、人员和资源的准备情况;④文化融合的可持续教育发展。

另一个越来越受欢迎的评估模拟项目的方法是模拟项目评估调查(program assessment survey for simulation,PASS)(Beroz,2017)。该调查由马里兰州临床模拟资源联盟(Maryland Clinical Simulation Resource Consortium)设计,包含了 NCSBN 指南、检查表以及《INACSL 最佳实践标准:模拟》,共分为 4 个部分:①资源;②项目准备;③教师准备;④《INACSL 最佳实践标准:模拟》。

INACSL 最佳实践标准: 模拟术语表

《INACSL 最佳实践标准:模拟术语表》(INACSL Standards Committee,2016)为模拟教师提供了将模拟教学融入课程的通用语言。术语定义可以帮助教师清晰理解和分享观点,从而加强模拟团队之间的沟通。这些定义与 INACSL 标准一一对应,有助于开展模拟教学。通用语言为引导者、研究者、作者和监管机构提供了标准化语言。例如,"参与者"指的是为了获得或展示专业实践的知识、技能或态度而进入模拟教学活动的个体(INACSL Standards Committee,2016,p. S43)。"参与者"一词并没有明确强调学习者一定是学生,这意味着可以扩展到不同学科的健康保健专业人员。

模拟医学学会(Society for Simulation in Healthcare,SSH)(Lioce,2020)的模拟词典也包含类似术语。这些术语与 INACSL 术语表基本一致。但是,SSH 认证的模拟项目或申请 SSH 认证的项目应该审查 SSH 词典。

INACSL 最佳实践标准: 模拟职业操守

职业操守是指一个人在职业道德规范标准范围内持续执业的品质(INACSL Standards Committee,2016)。模拟项目制定的制度和程序为所有工作人员或学习者规定了未来的职业行为,这是课程整合的第一步。职业操守的标准与 NLN Jeffries 模拟教学理论的引导者和参与者之间的动态互动相一致，即以学习者为中心、信任的环境、协作、体验和互动（Jeffries et al.，2015）。心理安全感是建立信任环境的重要因素，包括明确期望、描述细节、在保持职业界限的同时表达对学员的尊重和关心（Rudolph et al.，2014）。医学模拟中心（Center for Medical Simulation）（2004）创建了"基本假设"，通过描述"我们相信每个人都是聪明的、有能力的、希望尽全力、想要提高"来为学员建立心理上的安全感，因此学员会在心理上建立起模拟是安全的信念。

此外，还需要制定相关的制度和程序，包括模拟情境的保密性、学员的表现、违反保密性，以及与具有合法教育利益的人合理分享学员表现。为了说明保密的重要性，模拟项目制定了学员保密文件。最后，必须在实施前明确学员表现相关文件（书面或视频）的保护和销毁事项。

INACSL 最佳实践标准：模拟引导

符合《INACSL 最佳实践标准：模拟引导》（INACSL Standards Committee，2016）的第一个标准是引导者必须具备模拟教学知识，因为引导者负责全面监督指导整个模拟实践。然而，许多项目错误地将资金用于购买昂贵的人体模型，却忽视了教师发展所需的资金支持。入门级的教师培训根本不足以满足模拟引导标准。在整合模拟过程中，为导师教育制定正式的定向计划是许多项目忽略的重要步骤（Beroz，2017）。一项全美范围的运用混合方法进行的模拟实践描述性研究是根据 Benner 的从新手到专家的理论开发的模拟教育项目（Beroz，2017；Beroz et al.，2020）。研究发现，新手模拟教师需要理论、指南和标准方面的基础课程，以及经验丰富的导师。资深模拟教师的教育需求主要集中在高级复盘、课程整合和评价方面。引导者的教育途径包括州学会或协会、模拟成员联盟组织、证书项目、在线资源和会议等。

在模拟教学结束后，应该对引导者胜任力进行评估或评价。引导者胜任力评价量表是对引导者胜任力进行形成性和终结性评价的有效工具，它可以区分不同等级的模拟教学胜任力（Leighton et al.，2018）。FCR 的理论框架是以《INACSL 最佳实践标准：模拟》为基础的 Benner 从新手到专家理论。该工具采用 Likert 5 级评分法评价 5 方面内容：①准备；②介绍；③引导；④复盘；⑤评价。评价可以为引导者进一步发展提供指导，最终使有胜任力的引导者成为课程整合不可或缺的部分。掌握模拟从准备、模拟前介绍到提示、复盘的所有内容反映了模拟引导的最佳实践标准。

此外，引导的实践标准阐明了将模拟与参与者的经验和胜任力进行匹配的重要性。关于课程校准的更多信息将在下一节的结局和目标标准中进行探讨。

INACSL 最佳实践标准：模拟结局与目标

"结局"的定义是参与者为达到一系列目标所取得的可测量的结果。预期结局是模拟实践带来的知识、技能或态度的变化(INACSL Standards Committee,2016,p. S43)。模拟的结局应该与机构的愿景、使命、项目结果一致。课程审查将指导课程与模拟案例的结合。校准表通常被称为"课程地图",显示课程和项目结局实际的进展(Maryland Clinical Simulation Resource Consortium,2015)(表 3.1)。

表 3.1　校准表				
课程	项目结局	课程结局	流程 / 概念	带有学习目标的模拟题目

校准表从课程开始,依次展示相应的项目和课程结局、流程 / 概念和模拟情景。将概念与课程、项目结局融合是护理课程设计模拟经验的第一步。为了使整个教育过程紧密连接,Herrington 和 Schneidereith(2017)阐述了在本科和研究生教育中用于统一概念的一种设计模型。

目标驱动模拟实践,这也是期望参与者达到的可测量结果的一种表述。在制定目标时,必须考虑学习的情感、认知或精神运动领域以及学员的专业知识水平。常用的目标分类方法是 2002 年修订的(Krathwohl,2002)Bloom 教育目标分类(Bloom et al.,1956)。Bloom 的教育目标分类为教师提供了学习者成就的共识,并促进课程协调。目标必须是基于特定场景的、可以使用行为动词来衡量的,并与当前证据相一致的。如果模拟目标制定确切,则可以为参与者和引导者提供定义明确的目标。合理的模拟目标是可实现的、切合实际的,且具有时限性的。目标可以衡量变化,指导复盘和评价过程。在进行模拟前,作为前期准备工作应与参与者分享模拟目标,并在介绍和复盘过程中不断重复强调,引导学习过程。虽然《INACSL 最佳实践标准:模拟结局与目标》没有规定目标的最佳数量,但很明显这些目标必须能够达到模拟实践的教学目的。Reedy(2015)提出认知负荷理论可以指导模拟设计。认知负荷理论指出学习者不能一次处理大量的信息,最适合学习的信息数量是 7 段。认知负荷分为 3 类,分别是内在的、外部的和关联的(Reedy,2015)。内在负荷指的是学习活动(模拟)的内在难度和目标对学习者专业知识的重要性。关联负荷与内在负荷保持一致,使模拟体验具有挑战性,有助于激励学习。外部负荷与学习活动的设计有关,过多的外部负荷会抑制学习,从而导致不良的结局。

INACSL 最佳实践标准:模拟参与者评价

在将模拟与课程整合时,最重要的是根据模拟实践确定评价级别。所有的模拟实践都需要进行参与者评价(INACSL Standards Committee,2016,p. S26)。NLN Jeffries 模拟理论提供了评价内容,这是设计模拟实践的重要起点(Jeffries et al.,2015)。

在评价过程中,经过正式培训的引导者是学习者成功的必要条件。不遵循参与者评价标准的潜在问题包括评价结果不准确、学习结果不佳，以及使用无效和不恰当的参与者表现评价工具。参与者评价有三种：形成性、终结性和高利害评价。形成性评价可以为目标或结局的实现提供反馈；终结性评价可在不同时间点测量结果；高利害评价指的是如果不成功则会产生重大影响的评价。

参与者表现评价计划对评价过程至关重要。要确定满足模拟目标和结果的行为表现，首先要选择有效且可靠的工具，其中一些工具可用来衡量参与者行为表现（表 3.2）（Adamson & Kardong-Edgren，2012）。

Creighton 胜任力评价工具（Creighton competency evaluation instrument，CCEI）（Creighton University，2014）重点关注 4 类 23 种护理行为：①评估；②沟通；③临床判断；④患者安全。CCEI 是基于美国 AACN 的学士学位教育核心胜任力而设计的。Creighton 模拟评价工具（CSEI）是 CCEI 的前身，对其修订后用于 NCSBN 全国模拟实践研究。最新版本保留了评估和沟通部分，将批判性思维修改为临床判断，技术性技能修改为患者安全。修订版本可用于评价大专和本科的护生。

Lasater 临床判断准则（Lasater，2007）是基于 Tanner 的临床判断模型。该模型分为 4 个阶段：①注意；②解释；③反应；④反思。每个阶段都是护理危重患者时做出临床判断的重要部分。注意、解释和反应要与行动中的反思相一致（在模拟体验中）；反思与反思行为一致（在复盘环节）。影响决策、行动及结果的情境和体验会强烈作用于反思阶段。

西雅图大学模拟评价工具将模拟评价的目标描述为 AACN 本科胜任力和临床课程目标相融合的结果（Mikasa et al., 2013）。该评价工具可以分为 5 个类别，分别是：①评估、干预或评价；②批判性思维或临床决策；③直接患者护理；④沟通或协作；⑤专业行为。每个类别都包含 3 ～ 5 种行为（Mikasa et al., 2013）。

每个参与者表现的评价工具都包含相似的评价标准。关键是确定每个模拟情境的预期表现，指导引导者的行为在每个模拟活动中保持一致。在形成性评价中，复盘过程和学习目标的达成至关重要。终结性评价和高利害评价通过确定合格分数进行判断。因此，标准化评分方法对终结性评价和高利害评价至关重要。建立评价者间一致性和评价者培训是实现成功评价的重要因素。在终结性和高利害评价中，标准建议选择客观和公正的评价者。该标准还建议在利害程度较高时选择两名评价者进行评价，也可以录制视频评价。只有在参与者多次经历模拟实践后，才可以进行终结性或高利害评价。

表 3.2　模拟表现评价工具			
工具	评价者间信度	重测信度	内部一致性
Lasater 临床判断准则	0.889	0.908	0.974
Creighton 模拟评价工具	0.858	0.907	0.965
西雅图大学模拟评价工具	0.952	0.883	0.979

INACSL 最佳实践标准: 模拟设计

当模拟融入课程时,需求评估可以为模拟实践提供指导(INACSL Standards Committee,2016)。评估信息来自机构内部和外部的利益相关者。模拟引导者可以从许多来源收集数据,如考试结果的题目分析、执照考试结果、临床体验、学生和雇佣者评价、认证机构、实践指南或患者安全目标。如果需求评估证明模拟是最恰当的教学方式,那么课程就会纳入模拟情境。项目和课程结果要保持一致,以指导方案的设计。最后,测试情景设计的预实验要能够体现模拟实现其目的的能力(图 3.1)。

情境设计是有目的性的。情境设计的目标为模拟成果实现提供了指导框架。宽泛的目标概括了案例的目的,并与组织的愿景和使命相一致;而具体的目标为参与者表现提供评价标准。本条标准建议在模拟实践之前,与参与者分享宽泛的目标,而不是具体的评价标准。

情境设计包括背景、临床进展、沉浸式体验的时间框架、案例脚本和表现指标。NLN 模拟设计模板(National League for Nursing,2019)提供了一个结构化的情境开发框架,可在 NLN 官网免费获得。

在为情境确定仿真度时,重要的是要有可用的资源来为模拟设计创建真实感。创建真实感需要三类仿真度,分别是物理仿真度、概念仿真度和心理仿真度。物理仿真度是指环境、材料和设备。概念仿真度是指情景中的概念如何相互关联。例如,生命体征会随着情节发展而发生变化。心理仿真度与物理、概念仿真度起到协同作用,以提高参与者的参与度。具体来说,心理仿真就是真实感的程度。真实感程度可以唤醒情感、信念和自我意识。

模拟实践都是以模拟前介绍开始,以复盘结束。在介绍之前,参与者会收到准备材料。模拟前介绍为模拟实践奠定基础,包含流程、时间、目标审查、案例报告、角色和职责、局限性以及对空间、设备和材料的定位。参与者的角色应该在学习者所学科目的实践范围。介绍可以增强心理安全感。因此当参与者面对不确定的知识时,也能够放松地去接触陌生的操作(Rudolph et al.,2014)。此外,引导方法应该是持续的。为了增强学习效果,每个引导者指导的参与者不应超过 3 ~ 5 个。师资队伍的发展是课程设计标准和课程整合成功的关键。

NLN Jeffries 模拟理论为模拟设计中多个概念的评价提供了背景。在引导和评价标准中,已经讨论了引导者和参与者表现评价标准。模拟设计评价可以使用模拟设计量

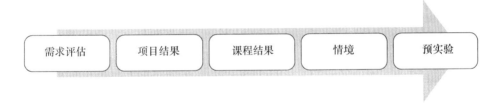

图 3.1　整合模拟案例

表（simulation design scale，SDS）（National League for Nursing，2004）。SDS 涵盖 20 个条目，评估模拟设计的 5 个特性，分别是目标 / 信息、支持、问题解决、反馈和仿真度。目前已经评定了 SDS 的内容效度和信度，其中 Cronbach's α 系数为 0.92（存在特征）和 0.96（重要性特征）。

第二个评价模拟有效性的工具是改良版模拟有效性工具（simulation effectiveness tool-modified，SET-M）（Leighton et al.，2015）。SET-M 用于测量护理教育中模拟实践的有效性。修订后的 SET-M 与《INACSL 最佳实践标准：模拟》的最新版本一致。

NLN Jeffries 模拟理论的结果评价包括参与者、患者和系统部分。新版的柯氏模型（world Kirkpatrick model）确定了 4 个评价级别，这 4 个级别与 NLN Jeffries 模拟理论的结果一致（Kirkpatrick's Partners，2019）。第 1 级（反应）测量满意度、参与度和相关性。参与度和相关性衡量参与者感知的积极参与程度，以及运用所学知识的可能性。第 2 级（学习）评价学习者的知识、技能、态度、信心和投入。在模拟教育研究中，已经对第 1 级和第 2 级进行了广泛研究，还需要对第 3 和第 4 级进行深入研究。第 3 级（行为）衡量的是参与者运用所学知识的程度。第 3 级重点阐述强化行为的过程和系统所需要的驱动因素。第 4 级（结果）衡量结果实现的程度，主要衡量影响预期结果的短期措施。短期行为指的是影响预期结果的行为。NLN Jeffries 模拟理论与 Kirkpatrick 评价级别密切相关，参与者的结局评价与第 3 级一致，患者和系统的结局评价与第 4 级一致。

INACSL 最佳实践标准：模拟复盘

在 INACSL 术语表中，复盘的定义是由经过培训的引导者采用基于证据的复盘模型主导的模拟实践后的反思过程（INACSL Standards Committee，2016，p. S41）。定义中有两个重要的标准——经过培训的引导者和基于证据的复盘模型，这两点都在 NCSBN 国家模拟研究（NCSBN national simulation study）中使用过（Hayden et al.，2014b）。标准 1 要求主持复盘的引导者能够确保复盘过程与目标和结局保持一致（标准 5）。随着护理院校将模拟融入课程，针对教师的复盘方法培训是必不可少的。引导者的复盘技巧是确保学习者结局的关键。关于复盘的研究发现，美国全国性和全州性的研究缺乏正式的复盘能力培训和评估（Beroz，2017；Fey，2014）（表 3.3）。

复盘标准规定，所有模拟实践必须包括旨在提高模拟表现的复盘环节。基于模拟的复盘可以让参与者反思在决策过程中所做的假设或框架，以及随后的行为和结局（Rudolph et al.，2006），让参与者在复盘过程中达到学习的目的。如果不遵循标准，可能会导致不良的学习结果和不自如的模拟体验。

基于理论的复盘方法能够提供复盘结构，有助于保持一致性。复盘方法包括学习意义的复盘、良好判断力的复盘，在模拟中促进卓越和反思性学习，以及 SHARP（Cheng et al.，2016；Dreifuerst，2009；Dreifuerst，2012；Dreifuerst，2015；Imperial

表 3.3　复盘培训和胜任力评价

条目	Fey(2014)	Beroz(2017)
正式的复盘培训	48%	44%
运用理论或模型来指导复盘	31%	37%
复盘胜任力评价	19%	26%

College London，2020；Rudolph et al.，2006；Rudolph et al.，2007)。具有代表性的模拟委员会将指导选择最适合该机构的复盘方法，以增进共识和培训。

医学模拟复盘评估(debriefing assessment for simulation in healthcare，DASH)是通过自己、同伴或参与的学习者回顾来评估复盘能力的工具(Center for Medical Simulation，2011)。DASH 涵盖 6 个要素，每个要素意味着不同的复盘技能。帝国理工学院(Imperial College London，2020)开发了客观结构化复盘评估(objective structured assessment of debriefing，OSAD)工具，该工具从 8 个方面衡量复盘技能，并对复盘质量进行评分。

模拟项目的人员配备在课程成功整合中起着重要的作用，目前有许多人员配备模型。标准 3 建议在模拟体验期间，由专门负责评估参与者表现的人员主导复盘，另一个人负责操作技术，给引导者专门的时间确定参与者表现的差距。

INACSL 最佳实践标准:模拟提升跨专业教育(Sim-IPE)

美国医学研究所(Institute of Medicine，IOM)的具有里程碑意义的报告《人皆犯错:建设更安全的医疗卫生系统》[To Err is Human: Building a Safer Health System(2000)]指出，医疗事故导致每年近 9.8 万人死亡，其中大多数是由于抢救失败。当医务人员无法识别并发症或照护不当时，就会发生抢救失败的情况(Institute of Medicine，2000)。IOM 意识到了跨专业合作对患者安全的重要价值(Institute of Medicine，2000)。模拟培训能够创造学习环境，从而提高安全并防止医疗事故(Wang，2011)。IOM 建议教学机构使用模拟方法来培训医疗学习新手(Wang，2011)。《INACSL 最佳实践标准:模拟提升跨专业教育》提供了 4 个标准，允许不同专业人员相互学习、了解和交流(INACSL Standards Committee，2016；World Health Organization，2010)。将跨专业模拟整合到课程中需要仔细考虑概念或理论框架(标准 1)。其中一个理论框架是跨专业教育协作(interprofessional education collaborative，IPEC)。IPEC 定义了合作性实践的 4 项核心胜任力:①跨专业实践的价值观 / 伦理;②角色 / 责任;③跨专业沟通;④团队和团队合作(Interprofessional Education Collaborative Expert Panel，2016)。每一项核心胜任力都包含子胜任力，这有助于优化课程设计和课程图(curriculum mapping)。

NLN 教育与实践的跨专业协作愿景(The NLN Vision Series on Interprofessional

Collaboration in Education and Practice，2015）为使用 IPEC 核心胜任力作为制定课程整合计划的框架提供了教师建议。NLN 建议通过课程审查确定跨专业实践的最佳项目结局（National League for Nursing，2015）。Sim-IPE 的标准 2 要求跨专业模拟实践的设计和开发采用最佳实践。NLN 开发的跨专业教育工具包能够指导模拟教师逐步建立、实施和维持护理教育的跨专业项目（National League for Nursing，2016）。然而，障碍确实存在，常见的障碍包括所有学科和资源（人力、财力和材料）协作的时间和日程安排，因为 Sim-IPE 可能会耗费大量精力。减小障碍的关键是管理部门和利益相关者的支持。未来，建议使用有效和可靠的工具收集 Sim-IPE 有效性的数据，为分析 Sim-IPE 对参与者、患者和系统结局的影响提供依据。

小结

综上所述，《INACSL 最佳实践标准：模拟》可以指导模拟教学课程整合。准则和要素规范每个标准的具体实施，并给出实施理由、内容、地点和方式。卓越的模拟项目需要应用每一个标准，包括操作、引导、职业操守、对结局和目标的模拟设计、复盘、参与者评价，以及模拟促进跨专业教育。NLN Jeffries 模拟理论为设计和实施模拟情景提供了理论框架。模拟教学已成为医学教育不可分割的一部分，关于参与者、患者和系统结局的研究强烈建议我们进行严格的评价。为了响应对模拟教学监管的呼吁，美国州立护理委员会正在就模拟替代临床实践时间的比例做出政策决定，认证机构也开始探索模拟整合的课程模型和校准表。因此，管理部门、院校和模拟教师在将模拟融入课程时必须谨慎周全地思考。

参考文献

Adamson, K., & Kardong-Edgren, S. (2012). A method and resources for assessing the reliability of simulation evaluation instruments. *Nursing Education Perspectives, 33*, 334–339.

Alexander, M., Durham, C., Hooper, J., Jeffries, P., Goldman, N., Kardong-Edgren, S., Kesten, K., Spector, N., Tagliareni, E., Radtke, B., & Tillman, C. (2015). NCSBN simulation guidelines for prelicensure nursing programs. *Journal of Nursing Regulation*, 6(3), 39–42. https://doi.org/10.1016/S2155-8256(15)30783-3

Benner, P. (2001). *From novice to expert: Excellence and power in clinical nursing practice*. Commemorative Edition. Prentice-Hall Health.

Beroz, S. (2017). A statewide survey of simulation practices using NCSBN simulation guidelines, *Clinical Simulation in Nursing*, 13(6), 270–277. https://doi.org/10.1016/j.ecns.2017.03.005

Beroz, S., Schneidereith, T., Farina, C., Daniels, A., Dawson, L., Watties-Daniels, D., & Sullivan, N. (2020). A statewide curriculum model for teaching simulation education leaders. *Nurse Educator*, 45(1), 56–60. https://doi.org/10.1097/NNE.0000000000000661

Billings, D., & Halstead, J. (2016). *Teaching in nursing: A guide for faculty*. Elsevier.

Bloom, B., Englehart, M., Furst, E., Hill, W., & Krathwohl, D. (1956). *Taxonomy of educational objectives: The classification of educational goals. Handbook I: Cognitive domain*. Longmans, Green.

Center for Medical Simulation. (2004). *Basic

assumption [Class handout]. Cambridge MA: Center for Medical Simulation.

Center for Medical Simulation. (2011). *Debriefing assessment for simulation in healthcare: Student and instructor versions*. https://harvardmedsim.org/debriefing-assessment-for-simulation-in-healthcare-dash/

Cheng, A., Grant, V., Robinson, T., Catena, H., Lachapelle, K., Kim, J., Adler, M., & Eppich, W. (2016). The promoting excellence and reflective learning in Simulation (PEARLS) approach to health care debriefing: A faculty development guide. *Clinical Simulation in Nursing*, *12*(10), 419–428. http://dx.doi.org/10.1016/j.ecns.2016.05.002

Creighton University. (2014). *Competency Evaluation Instrument*. https://nursing.creighton.edu/academics/competency-evaluation-instrument

Dreifuerst, K. T. (2009). The essentials of debriefing in simulation learning: A concept analysis. *Nursing Education Perspectives*, *30*(2), 109–114.

Dreifuerst, K. T. (2012). Using debriefing for meaningful learning to foster development of clinical reasoning in simulation. *Journal of Nursing Education*, *51*(4), 326–333. https://doi.org/10.3928/01484834-20120409-02

Dreifuerst, K. (2015). Getting started with debriefing for meaningful learning. *Clinical Simulation in Nursing*, *11*(5), 268–275. https://doi.org/10.1016/j.ecns.2015.01.005

Fey, M. (2014). *Debriefing practices in nursing education programs in the United States* (Doctoral dissertation). ProQuest (3621880). http://hdl.handle.net/10713/4051

Foisy-Doll, C., & Leighton, K. (2017). *SCORS: Simulation culture organizational readiness survey©*. www.sim-eval.org

Hayden, J., Keegan, M., Kardong-Edgren, S., & Smiley, R. (2014a). Reliability and validity testing of the Creighton Competency Evaluation Instrument for use in the NCSBN national simulation study. *Nursing Education Perspectives*, *35*(4), 244–252. https://doi.org/10.5480/13-1130.1

Hayden, J., Smiley, R., Alexander, M., Kardong-Edgren, S., & Jeffries, P. (2014b). NCSBN national simulation study: A longitudinal, randomized, controlled study replacing clinical hours with simulation in prelicensure nursing education. *Journal of Nursing Regulation*, *5*, S1–S64.

Herrington, A., & Schneidereith, T. (2017). Scaffolding and sequencing core concepts to develop a simulation-integrated nursing curriculum. *Nurse Educator*, *44*(4), 204–207. https://doi.org/10.1097/NNE.0000000000000358

Imperial College London. (2020). *The London handbook for debriefing: Enhancing performance debriefing in clinical and simulated settings*. https://www.imperial.ac.uk/media/imperial-college/medicine/surgery-cancer/pstrc/lw2222ic_debrief_book_a5.pdf

INACSL Standards Committee (2016, December). INACSL Standards of best practice: Simulation SM. *Clinical Simulation in Nursing*, *12*(S), S1–S47. http://dx.doi.org/10.1016/j.ecns.2016.09.005

Institute of Medicine. (2000). *To err is human: Building a safer health system*. https://www.nap.edu/search/?term=to+err+is+human

Interprofessional Education Collaborative Expert Panel. (2016). *Core competencies for interprofessional collaborative practice: 2016 update*. https://www.ipecollaborative.org/resources.html

Jeffries, P., Rodgers, B., & Adamson, K. (2015). NLN Jeffries Simulation Theory: Brief narrative and description. *Nursing Education Perspectives*, *36*(5), 292–293.

Kirkpatrick's Partners. (2019). *The new world Kirkpatrick model*. https://www.kirkpatrickpartners.com/Our-Philosophy/The-New-World-Kirkpatrick-Model

Krathwohl, D. (2002). *A revision of Bloom's taxonomy: An overview*. Theory into practice, *41*(4), 212–218. https://www.depauw.edu/files/resources/krathwohl.pdf

Lasater, K. (2007). Clinical judgment development: Using simulation to create an assessment rubric. *Journal of Nursing Education*, *46*(1), 496–503. https://doi.org/10.3928/01484834-20071101-04

Leighton, K., Mudra, V., & Gilbert, G. (2018). Development and psychometric evaluation of the Faculty Competency Rubric.

Nursing Education Perspectives, *39*(6), E3–E9. https://doi.org/10.1097/01. NEP.0000000000000409

Leighton, K., Ravert, P., Mudra, V., & Macintosh, C. (2015). Updating the Simulation Effectiveness Tool: Item modification and reevaluation of psychometric properties. *Nursing Education Perspectives*, *36*(5), 317–323. https://doi.org/10.5480/ 15-1671

Lioce, L. (2020). *Healthcare simulation dictionary.* https://www.ssih.org/Dictionary

Maryland Clinical Simulation Resource Consortium. (2015). *Curriculum Map [Class Handout].* Silver Spring, MD: Maryland Clinical Simulation Resource Consortium.

Mikasa, A., Cicero, T., & Adamson, K. (2013). Outcome-based evaluation tool to evaluate student performance in high-fidelity simulation. *Clinical Simulation in Nursing*, *9*(9), e361–e367. https://doi.org/10.1016/j. ecns.2012.06.001

National League for Nursing. (2004). *Tools and instruments: Description of available instruments.* http://www.nln.org/ professional-development-programs/ research/toolsand-instruments/descriptions- of-available-instruments

National League for Nursing. (2015). *NLN vision series: Interprofessional collaboration in education and practice.* http://www.nln. org/docs/default-source/default-document- library/ipe-ipp-vision.pdf?sfvrsn=14

National League for Nursing. (2016). *Guide to effective interprofessional education experiences in nursing education.* http://www.nln. org/docs/default-source/default-document- library/ipe-toolkit-krk-012716.pdf?sfvrsn=2

National League for Nursing. (2019). *SIRC- Simulation Innovation Resource Center: SIRC Resources.* http://www.nln.org/sirc/ sirc-resources

Quality and Safety Education for Nurses. (2019). *QSEN competencies.* https://qsen. org/

Reedy, G. (2015). Using cognitive load theory to inform simulation design and practice. *Clinical Simulation in Nursing*, *11*(8), 355–360. http://dx.doi.org/10.1016/j. ecns.2015.05.004

Rudolph, J. W., Simon, R., Dufresne, R., & Raemer, D. (2006). There's no such thing as "Nonjudgmental" debriefing: A theory and method for debriefing with good judgment. *Simulation in Healthcare*, *1*(1), 49–55. https://doi.org/10.1097/01266021- 200600110-00006

Rudolph, J. W, Simon, R., Rivard, P., Dufresne, R., & Raemer, D. (2007). Debriefing with good judgment: Combining rigorous feedback with genuine inquiry. *Anesthesiology Clinics*, *25*(2), 361–376. https://doi. org/10.1016/j.anclin.2007.03.007

Rudolph, J., Raemer, D., & Simon, R. (2014) Establishing a safe container for learning. *Simulation in Healthcare*, *9*(6), 339–349. https://doi.org/10.1097/ sih.0000000000000047

Tagliareni, E., & Forneris, S. (2016). *Curriculum and simulation: Are they related?* [White paper]. Wolters Kluwer/NLN. http://www. nln.org/docs/default-source/professional- development-programs/curriculum-and- simulation-(pdf).pdf?sfvrsn=0

The INACSL Standards Committee. (2017, December). INACSL standards of best practice Simulation[SM]: Operations. *Clinical Simulation in Nursing*, *13*(12), 681–687. https://doi.org/10.1016/j. ecns.2017.10.005

Wang, E. (2011). Simulation and Adult Learning. *Disease-a-Month*, *57*(11), 664–678. https://doi.org/10.1016/ j.disamonth.2011.08.017

World Health Organization. (2010). *Framework for action on interprofessional education and collaborative practice.* http://www.who.int/ hrh/resources/framework_action/en/

第4章 复盘：模拟教学中学习的重要组成部分

Kristina Thomas Dreifuerst, PhD, RN, CNE, FAAN, ANEF

Cynthia Sherraden Bradley, PhD, RN, CNE, CHSE

Brandon Kyle Johnson, PhD, RN, CHSE

陈泓伯 杨冰香 译；金晓燕 侯罗娅 徐蔚然 审校

> 我们通过三种方式学习智慧：第一，自省，这是最高尚的方式；第二，模仿，这是最简单的方式；第三，体验，这是最艰苦的方式。
>
> ——孔子（译文）

复盘对于在临床实践和模拟教学环境中的学习至关重要（Burton & Hope，2018；Dreifuerst，2009；Onello & Forneris，2018；Shinnick et al.，2011）。由于客观因素的限制，护理专业学生可能没有足够的机会将课堂内容与临床实践联系起来，无法在临床实践中接触不同患者、疾病和环境，以及无法与教师进行多样的互动。而复盘则提供了一个机会，可以通过在建立学习内容、知识和实践体验联系的过程中进行引导性反思和反馈，从而深入理解在临床中产生的思考和行动。

随着模拟教学法使用的增加，复盘方法也在不断发展，以支持这些基于临床实践的体验式学习。复盘为学生提供了一个机会，以反思和理解自身在各类模拟中的表现，其重要性已得到了充分证实（Ali & Musallam，2018；Cheng et al.，2018；Dreifuerst，2012；Gantt et al.，2018）。本章概述了复盘的概念及几种常用的方法，以及基于证据的复盘原则和复盘方法相关的研究结果，以支持模拟教学和其他临床实践学习的最佳实践。

复盘概述

复盘在模拟教学或临床实践之后进行，目的是让学习者和复盘者重新审视经历，并从发生的事情中进行学习（Dreifuerst，2009；Fanning & Gaba，2007；Sabei & Lasater，2016；Shinnick et al.，2011）。这是一个理解、分析和综合在临床遇到的思考、决策和行动的时机（Dreifuerst，2015；Raemer et al.，2011）。虽然复盘的形式和过程不尽相同，但复盘者和学习者通常会回顾他们共同经历的临床实践来确定哪些是正确的、哪些是错误的，以及下次应该采取什么不同的做法（Fanning & Gaba，2007）。这些反馈的要素是从军队的复盘经验中借鉴而来的。在军队中，获得一份关于任务细节的报告或说明，纠正错误的决定和行动，并提供一个机会让学习者释放和处理与经验相关的情绪是至关重要的（Cheng et al.，2014；Fanning & Gaba，2007）。在临床学习实践中，复盘不只限于反馈。通过让学习者参与反思，以类似于回顾性思考的教育方法来讨论体验期间的思考和行动（Arafeh et al.，2010；Burbach et al.，2015；Dreifuerst，2015）。通过在复盘中的引导性反思，学习者可以逐步明晰导致患者结局出现的临床情景的整个推理过程。这种反思性的讨论，同时结合反馈，可以促进学习者像一名护士一样去思考。

作为一种建构性的、反思性的教学策略，复盘是模拟教学的一个重要组成部分，在这个过程中，学习成果能够得以巩固（Tutticci et al.，2018）。这是一个很好的机会，让复盘者鼓励学习者在先前学习的基础上，和参与体验的其他学习者及观察者一起，检验关于患者护理和后续反应的假设（Dreifuerst，2009；Johnson，2019；Kolbe & Rudolph，2018）。模拟复盘通常包含复盘者和学习者之间基于临床经历的讨论。

复盘的基调可以在模拟前介绍时确定，模拟前介绍是在临床实践之前进行的有指导性的讨论，为情境和学习者将承担的各种角色设定参数。在模拟前介绍时，复盘者为学习和公开对话建立不必担心惩罚的安全环境（Daniels & Onello，2018；Rudolph et al.，2014）。此外，在模拟前介绍时，学习者会被告知具体临床环境、体验目标和临床情境。模拟前介绍可以包含模拟前的准备工作，以及对体验的预期结果的描述（Chamberlain，2015；McDermott，2016；Page-Cutrara，2015；Rutherford-Hemming et al.，2019）。

反馈和反思

反馈与临床教育中预期行为和结果的评价有关。在复盘时，反馈可以是形成性的、终结性的和积累性的（Oermann et al.，2016）。可以通过要求学习者描述哪些行为是正确的、哪些行为是不正确的，以及他们下次会采取哪些不同的方式来对行为做出评判。当模拟的目标是学习如何改善表现时，反馈就成为了复盘的重点。然而，当学习如何思考是预期目标时，反思性的对话就成为了复盘的重点。鉴于护理工作和护士思维的大部分内容是情境性的，而不是程序性的，所以复盘时的反思处于主要地位，而反馈处于次要地位（图 4.1）。

复盘和学习者评价之间存在差异。复盘可以包含形成性和终结性评价的要素，包

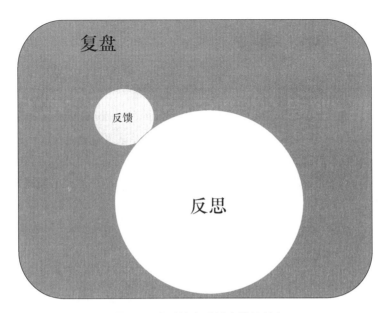

图 4.1　由反馈和反思支撑的复盘

括对良好表现（目标、行为标准和预期标准）的说明、发展自我评估、向学习者提供有关他们学习的高质量信息、教师和学习者围绕学习进行对话，以及提供缩小当前和预期表现之间差距的机会（Cheng et al.，2018；Oermann et al.，2016）。当模拟发生在学习环境中时，复盘的重点是了解发生了什么，并讨论可供选择的行动和决策。相反，在模拟是正式评估的情况下，那么对学习者表现的评估、评价和评分就成为了重点，而复盘仅限于反馈。

模拟和复盘的理论基础

虽然模拟只是一种教学与学习策略，但复盘在很大程度上将主动学习和基于理论的教育实践二者相结合（Adamson & Rodgers，2016；Shinnick et al.，2011）。建构主义注重以学习者为中心的环境，为模拟提供了坚实的基础，它包含了同化和顺应这两个医疗保健专业实践的基础核心概念（Dreifuerst，2009；Inhelder & Piaget，1958；Jeffries et al.，2016）。同化和顺应是适应的两种形式，同化是当新的知识与先前的框架或经验相一致时的知识发展形式，而当知识和现有的框架或经验相对立，需要适应时，即会产生顺应（Inhelder & Piaget，1958；Piaget，1970）。主动学习是在建构主义的基础上，整合教育理论家们的工作，专注于通过合作对话、社会互动、基于解决问题的知识重组来促进学习者的成长，而不是单纯储存或记忆知识（Bell & Kozlowski，2008；Bonwell & Eison，1991；Bruner，1961；Chickering & Gamson，1987；Ironside，2003，2004；Vygotsky，1986）。2016 年，美国护理联盟 Jeffries 模拟理论联盟（NLNJST）将模拟形容为一个以学习者为中心的、协作的、体验的和互动的环境，包括学习者和复盘者之间的动态互动，从而对学习者、患者和医疗系统产生影响（Jeffries et al.，2016）。

Kolb 的体验式学习理论（experiential learning theory，ELT）是一个广泛而全面的理论，它以持续和循环的方式融合了建构主义的理论，并且作为模拟和复盘的基础得到了充分的支持（Dreifuerst，2009；INACSL Standards Committee，2016a；Jeffries et al.，2016；Johnson，2020；Kolb，2015；Stocker et al.，2014；Zigmont et al.，2011）。体验式学习是通过以前掌握的经验的转化而产生知识的过程（Kolb，2015）。表现为接受一个立即感受到的具体经验后，通过回顾这一经验，在表面相似但深层结构不同的新情境中检验知识，从而实现这一经验的转化（Dreifuerst，2009；Forneris & Fey，2016；Johnson，2020；Kolb，2015；Schön，1983）。表 4.1 列出了体验式学习的构念和概念，以及与模拟实践的匹配。

对 ELT 的一个常见误解是，学习者必须在体验式学习的模拟中主动地做一些任务（Johnson，2020；O'Regan et al.，2016）。此观点与目前的证据相反，证据显示大部分积极的、体验式的学习发生在复盘时。复盘通过合作对话促进了经验的转化，并促进了同化、顺应和预期。复盘也引导学习者挑战理所当然的假设，质疑他们自己的心智模式（Dreifuerst，2009，2012；Eppich & Cheng，2015；Rudolph et al.，2008）。最近有一个新的框架，即观察型体验式学习©（observational experiential learning，OEL），将体验式学习与 Bandura（1971，2001）的观察-社会学习-社会认知理论（Johnson，2020）相结合，如图 4.2 所示。OEL 理论框架挑战了模拟中的观察者在积极的体验式的模拟和复盘环境中是被动学习者的假设。

这些理论是有意义的复盘的基础。因此，需要正确认识到正是在这种理论上得出的复盘促进了主动学习，而不仅仅是模拟场景。如果没有高质量的复盘，这种经验就缺乏支撑模拟教学法的理论支持。复盘培训进一步扩展了这一理论基础，并提供了指导反思

表 4.1　体验式学习和模拟实践	
体验式学习理论概念 （知识的极点）	目前的模拟实践
具体经验（掌握）	参与或观察模拟
反思性观察（转化）	复盘：在行动中或对行动的反思——分析经历（Dreifuerst，2009；Schön，1983）
抽象概念化（掌握）	复盘：苏格拉底式的提问，参与批判性的对话，为经历创造新意义（Dreifuerst，2009，2012；Forneris & Fey，2016）
积极体验（转化）	复盘：超越行动/预期的反思，挑战理所当然的假设，将知识应用于与前一种情况相似但又有一些区别的情况（Dreifuerst，2009；Forneris & Fey，2016；INACSL Standards Committee，2016b；Rudolph et al.，2007；Zigmont et al.，2011）

改编自 Johnson（2018，2020）。

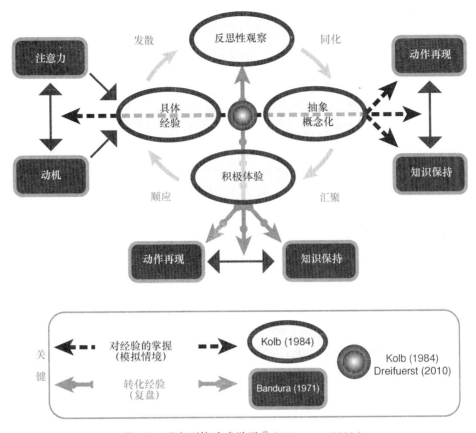

图 4.2　观察型体验式学习 © （Johnson，2020）

的方法，使复盘者能够创建一个由理论推导的、基于证据的、有吸引力的复盘环节。

引导性反思

　　Schön（1983）提出使用反思性实践来加强反思过程。反思性实践，类似于刻意练习的过程，是由教师对一个现实事件进行指导性反思，以促进专业化反思的行为。根据 Schön（1983）的说法，刻意练习反思即"在一个风险相对较低的环境中，通过教练的指导，使学生进入'唤醒的记忆'，并通过'正确的方式'帮助他们以自己的角度和方式看到他们最需要看到的东西"（p. 17），能够培养反思性实践者。这种反思性实践可以通过引导性反思在复盘中有目的地发生。为了学习的成功，需要围绕目标、仿真度、问题解决、提示以及与学习者的知识和技能相当的提问等特点来设计体验。

引导性反思的策略

　　引导性反思可以整合到模拟体验中，以促进行动中的反思、行动后的反思、过渡时的临床推理，以及使用苏格拉底式提问进行更深入的反思（Dreifuerst，2009；Schön，1983）。苏格拉底式提问的原则允许随着学习者获得知识和技能的提升而提高问题的复杂性（Benner et al.，2010；Paul & Elder，2019）。这些探究性的问题不仅要基于学习目标，还要基于临床实践中发生的事情，结合学习者的知识和技能，以引导他们的思考。重要的是要注意思考是由提问驱动的，而问题的质量和提出的方式将决定学习者思考和反应的广度和深度。例如，为了提升初学者阶段学习者在行动中的反思或关键决策点（Benner，1984），复盘者可以立即回忆刚刚发生的临床事件，引导学习者讲述他们的想法和行动之间的关系。可以插入低阶问题，比如："我注意到你抬高了床头（非常好）；谈谈此时这样做的理由。"或者，为了引导学习者采取另一种行动，教师可以问："你还可以采取什么其他行动来帮助你的患者改善氧合状况？"

目前已经开发了许多旨在帮助教师在行动中促进反思的模型框架（Schön，1983）。Johns（2004）描述了 Gibbs 在 1988 年提出的反思循环，指出它有助于通过提问将洞察力转化为实践。使用 Gibbs 反思循环（Gibbs，1988）提出问题，引导讨论：（a）从回忆整个患者护理场景开始，"发生了什么？"（b）进展到讨论感受，"你当时在想什么？感觉如何？"（c）评估经验，"这个经验有什么好的和不好的？"（d）进行分析，"你对这种情况有什么看法？"或"关键的决策点是什么？"（e）进行自我评判，"你还能做什么？"（f）制定行动计划，"如果再出现这种情况，你会怎么做？"（p. 17）。

Johns（1995）还开发了一个结构化反思模型，根据 Carper 的四种认知方式（1978）提供提示性问题，以支持引导性反思的过程。Carper 的护理认知模式包括四种基本的、相互关联的认知方式，这使得人们"对护理知识的复杂性和多样性的认识有所提高"（p. 21）。第一种认知方式——经验性知识，旨在发展理论性的解释。经验性知识是可以有条理地组织成一般规律和理论的知识。第二种认知方式——审美，可以追溯到 Leddy（2011），是识别和感知的区别。第三种认知方式——个人知识，它涉及患者和护士之间的关系。Carper 认为，个人知识对于理解健康对个人的意义最为重要。第四种认知方式——伦理，代表道德部分，由专业职责、规范和道德准则组成。使用 Johns（2004）提供的框架，复盘者提出问题以激发对 Carper 的四种认知方式的思考，并激发深度反思。例子包括以下内容：

- 经验性知识："知识为你提供了哪些信息或可能为你提供哪些信息？"
- 审美："哪些特别的问题似乎很有必要关注？"
- 个人知识："哪些因素影响了你的感觉、思考或反应？"
- 伦理："你的行为在多大程度上符合你的价值观？"

复盘培训

复盘者向学习者复盘的能力与开发案例和使用模拟设备的能力一样重要（Jeffries et al.，2015；Rudolph et al.，2016）。基于证据和理论的复盘是一种复杂的临床教学形式。

因为复盘被认为是巩固学习和使知识发生迁移的必要条件（Dreifuerst，2015；Jeffries et al.，2015），无效的复盘技能可能导致学习者不能认识到他们的假设、错误、偏见或不匹配的思维和行动，导致他们的错误观念延续到临床实践中（Dreifuerst，2009；Fey，2014）。

复盘作为全国模拟研究中使用的方法（Hayden et al.，2014；Jeffries et al.，2015），根据研究结果，美国国家护理委员会（NCSBN）规定，护理项目应使用标准化的复盘方法，采用苏格拉底式提问法，所选的复盘模式应遵循循证文献（Alexander et al.，2015）。此外，美国护理联盟（NLN）发布了类似的建议，即护士教育者应接受基于理论的复盘方法的正式培训，并参与复盘能力的持续评估（NLN Board of Governors，2015）。在 INACSL 最佳实践标准中，基于目前的证据对复盘标准进行了修订，建议由经过正式课程、继续教育培训，或与有经验的导师一起工作过且能胜任复盘的教师进行复盘（INACSL Standards Committee，2016a，pp. S21-S22）。

尽管监管机构建议针对这一关键的教学策略进行培训，但很少有研究调查如何最好地培训复盘者使用复盘方法（Bradley & Dreifuerst，2016；Bradley，2019；Rudolph et al.，2016）。三份独立的全国护理教育复盘实践调查报告揭示了复盘者接受复盘培训的方法及其相似性和新趋势（Bradley，2019；Fey，2014；Waznonis，2015）。在每项调查中，最常见的培训来源是工作坊或专业会议、文献和同行间学习。随着模拟教学法使用的增加，以及复盘工作严格性的提高，模拟人员正从依赖供应商进行模拟和复盘培训，转变为从更强大的来源寻求资源和认证，如 NLN、INACSL 和国际模拟医学学会（SSH）认证的模拟导师（CHSE）资源。

复盘者的作用

复盘者的作用是引导复盘的进行。复盘者在复盘过程中的参与程度取决于学习者进行自主反思的能力、学习者的技能水平以及模拟的结果等很多方面。新手学习者一般需要更详细的复盘引导。同样，当学习者处于高度紧张或情绪化的状态或得到负面结果时，复盘者可以提供支持和指导，以促进其从经历中积极学习（Grant et al.，2018）。复盘者可以使用许多沟通策略，包括开放式提问、积极倾听技巧、苏格拉底式提问、重新措辞、正面强化、重述、停顿、故作沉默，以及指导性或引导性问题。复盘的技巧需要培训和练习以获得最佳效果（Bradley & Dreifuerst，2016；Bradley，2019；Jeffries et al.，2015；Cheng et al，2014）。

复盘时间

复盘一段学习经历的时间长短取决于模拟的类型、学习目标和学习者的经验。涉及新手临床医生、复杂的护理情境或强烈的情绪的模拟需要更长的时间来复盘。

2003—2006 年，NLN/Laerdal 最初的研究建议使用 20 分钟进行情境模拟，然后是 20 分钟的复盘，或复盘的时间与模拟一样长或更长（Jeffries & Rizzolo，2006；Wotton et al.，2010）。还有人建议复盘的时间比情境模拟长 2～4 倍，让学习者有时间深入思考，对行为、决策和患者的结果进行批判性的反思分析（Arafeh et al.，2010；Dreifuerst，2012；Palaganas et al.，2016；Wotton et al.，2010）。显然，模拟的目标、学习者的水平、学习经历导致的不同行为、决策和结果，以及计划表中的时间限制都会影响复盘时间。总之，学习者需要时间和指导来集中他们的思考，分析行动，反思如何优化情况，并制定计划来促进额外的学习。在这方面仍有必要进行更多的研究。

复盘的后勤工作

复盘应该在模拟或临床实践结束后立即进行，让学习者更好地参与到即时学习中。此外，学习者往往会在模拟后立即开始自我分析。情境模拟后的复盘提供了一个机会来捕捉这种自我分析，并通过对导致行动的思考进行检视，为以后的临床实践做准备。然而，如果犯了严重的错误，或行为需要立即纠正，或出现示范教学的机会时，一些复盘者可能会选择"在情境中"提供反馈，或者在体验暂停时提供反馈。

复盘的最佳环境是舒适、私密、促进信任和包容的（INACSL Standards Committee，2016a）。应鼓励学习者将自己从临床环境中抽离出来，舒适地参与到主动学习中。学习者的座位随风格和引导方法而变化。例如，在引导小组讨论时，复盘者可能会坐在学习者中间。也可能需要一个有白板或智能板的复盘室或区域（Dreifuerst，2015）。在这些情况下，复盘者或学习者可以站在远离其他人的地方，将其作为复盘的一个可视化部分。

在某些情况下，可能在临床实践或模拟教学现场直接进行复盘。当这种情况出现时，私密是至关重要的，复盘者可能需要采取行动来确保这一点。在临床或模拟环境中进行复盘的一个挑战是，环境可能会干扰学习者，导致他们继续投入到临床场景和患者护理中。这可能会导致学习者无法参与反思性复盘的过程，这可能会影响复盘的价值。

复盘方法

在医疗模拟中，有许多不同的复盘方法。虽然许多方法都有类似的属性，但每一种方法都有独特的特质，可吸引适合不同的情况和不同沟通风格的学习者和复盘者。本章列举了六个复盘方法的例子。这绝不是一份目前使用的复盘方法的详尽清单，而是提供了一些在模拟医学中常用的例子。

以良好的判断力进行复盘

以良好的判断力进行复盘的方法来自哈佛大学医学模拟中心。它最初是为医学生和受训者开发的，但已被其他医疗保健学科采用。这种方法的目标是让学习者解释、分析和综合他们正在经历的信息和情绪状态，以改善未来在类似临床情况下的表现。这种复盘方法有三个主要组成部分。第一个组成部分是一个概念框架，它来自于认知科学和反思性实践。这一部分的目的是使学习者在参与模拟时使用的心智模式或参考框架显而易见。第二个组成部分是在模拟和复盘中对学习者保持好奇心和尊重的综合价值。第三个组成部分是在这个方法中使用倡导-探究结构，这是基本的立场或参考（Rudolph et al.，2007）。使用倡导-探究结构，第一阶段是反应，学习者讨论对模拟的反应和他们产生的任何情绪。在讨论模拟情境或结果之前，这种情绪的释放已经完成（Rudolph et al.，2006）。第二阶段是分析，主要是分析在模拟过程中发生了什么，以及为什么学习者会有这样的表现。第三阶段是总结，重点是确定学到了什么。

倡导是以断言或观察为框架，与征询或问题相结合。通过这种方式，复盘者以一种缓和的方式向学习者寻求更多的信息并搞清楚发生的事情。在问题的倡导部分，复盘者的想法和判断对学习者来说是显而易见的。通过将其与探究元素和学习者的观点相结合，思考和行动得到了重视，学习也得到了改善。

加号 -delta（＋/△）

加号 -delta 是在军事、航空和跨学科医疗模拟领域流行的一种复盘方法。当模拟的重点是任务训练或有需要表现反馈的程序时，也经常使用这种方法。这种复盘方法强调反馈，通常使用白板，复盘者和学习者在白板上画两栏。加号栏用来标识积极的行动和决定。Delta 栏罗列可以做得更好或可做的不同的事情，因为 delta 是代表改变的希腊符号（Fanning & Gaba，2007；Flannagan，2008）。单个学习者或一个较大的小组都可以快速完成这种方法。加号 -delta 由于其适应性强、强调反馈和易于使用，因此很容易被采用于医疗模拟中。然而，关于这种复盘方法的学习效果的研究报告很少。

基于有意义学习的复盘 ©

基于有意义学习的复盘（debriefing for meaningful learning，DML）最初是为预注册护士教育设计的，但后来被护理研究生教育和其他医疗相关学科所采用。这种方法的目标是帮助学习者利用刻意的思维练习来发展临床推理或高阶思维能力。DML 是一种利用行动中的反思、对行动的反思和行动之外的反思来教授临床推理和像护士一样思考的方法（Dreifuerst，2009；Schön，1983；Tanner，2006）。这种方法的一个前提是，复盘是在线索、思考和行动之间建立关系的时候发生的。因此，由一个经过培训的复盘者，同时也是一个了解患者群体的临床教师来引导这种复盘十分重要。虽然各种类型的复盘使用开放或半结构化的讨论，但 DML 是一种基于证据和理论的方法，每次都使用一个一致的结构，并遵循指导这一过程的工作表。工作表为学习者提供了直观的学习机会，并为他们提供了书面的经验记录，使他们能够带着这些经验进行回顾或参考。DML 将学习的六个方面纳入到复盘过程中，这些方面改编自 Bybee 等（1989）开发的 E-5 模型。这些方面包括参与（engaging）、探索（exploring）、解释（explaining）、阐述（elaborating）、评估（evaluating），以及额外的延伸（extending），它们是迭代的过程，并且在复盘过程中经常重叠（Dreifuerst，2012）。

　　DML 的复盘过程包括五个步骤：①回忆；②全面反思（揭示支撑行动的思维或框架，然后揭示想当然的假设）；③行动中的反思（同化和顺应）；④对行动的反思（顺应）；⑤行动之外的反思（预期）。在整个复盘过程中，复盘者使用苏格拉底式的提问来揭示所发生的行动背后的思考和决策。这种方法的一个关键方面是确保学习者的行动、决策和思维之间是一致的。

扩散、发现、深化（diffuse，discover，deepen，3D 模型）

　　复盘的 3D 模型是在耶鲁大学纽黑文卫生系统首次开发的，为执业医师和医学受训者设计。它是基于复盘文献和成人学习理论的共同方面，包括 Kolb 的体验式学习周期和学习结果模型（Sheckley et al.，2007）。该模型有三个主要组成部分：①个人；②学习环境；③关键经历。每一个都有助于有效的实践性学习。第一步是扩散。这个阶段的目的是让学习者描述他们的情绪，并确定学习经历的影响。此外，这一阶段还包括要求学习者对事件进行总结，作为对第二阶段的"需求评估"。在第二步"发现"中，复盘者通过促进学习者的反思性观察，引导事件的抽象概念化，最终引导新的和强化的心智模式的发展。第三步也是最后一步，即深化，重点是积极的实验，学习者可以重复学习经历或其中的部分内容，以测试和巩固他们新的心智模式。复盘的 3D 模型最后简要总结了目标和吸取的经验教训。这个模型的目的是改善临床实践和患者结局；因此，反馈是这个过程的一个重要组成部分（Zigmont et al.，2011）。

收集-分析-总结（gather-analyze-summarize，GAS）

　　收集-分析-总结（GAS）方法使用三步程序来指导复盘过程（American Heart Association，2020）。首先鼓励学习者通过叙述事件、行为、决定和结果，使所有关于模拟经历的信息显而易见。这些信息可以以书面形式列出或口头讨论。接下来，学习者和复盘者对收集到的所有信息进行分析。分析可以集中在模拟的目标、结果、经验的积极和消极方面，以及所表现出的行动或行为。GAS 复盘以总结结束，以加强学习。

在模拟中促进卓越和反思性学习（PEARLS）

在模拟中促进卓越和反思性学习（promoting excellence and reflective learning in simulation，PEARLS）方法是一种混合的复盘方法，有针对性地将各种复盘策略和方法的概念合并到一个复盘方法中（Eppich & Cheng，2015）。这种复盘方法被设计为可由所有卫生保健专业人员在各种环境和临床情况下使用（Cheng et al.，2016）。尽管PEARLS 方法使用一个结构化的框架来促进复盘，但其有目的的复盘策略组合允许考虑学习者的类型和经验水平、学习目标、可用时间、教育者的专业知识和其他有影响力的因素（Eppich & Cheng，2015）。

PEARLS 采用了混合式的复盘方式。混合式方法是根据模拟的背景和学习者的需要，有选择、有意识地使用一种以上的复盘策略。像其他方法一样，PEARLS 的复盘也是从为讨论做好准备开始的。接下来是四个不同的阶段：反应阶段、描述阶段、分析阶段和总结阶段。反应阶段通常以开放式问题开始，如"你感觉如何？"或"你的初步反应是什么？"在描述阶段，复盘者引导学习者总结模拟中的关键事件或主要问题。在分析阶段，复盘者可以使用不同的策略来分析学习者的表现情况。PEARLS 方法包括一个决策支持矩阵，可以在观察模拟过程中使用，以确定这种分析策略。最后，PEARLS 复盘的总结阶段可以通过以下两种方式之一来推动：学习者可以回顾复盘的重点，或者复盘者可以提供这种总结。

复盘的评价

复盘的评价可以包括对实际复盘过程或复盘结果的评估。虽然评价复盘的重点是复盘过程中各个组成部分的有效性（Waznonis，2015），但已经开发和测试了新的工具来评估复盘者的具体技能。随着监管机构开始关注训练有素的复盘者使用的基于理论的复盘方法所产生的学习成果（Bradley et al.，2019），对复盘的评估必须从对广泛经验的单一评估转变为包括复盘者如何实施正确的复盘方法的评估。尽管大家已经认可了复盘对于模拟教学的重要价值，但很少有研究调查复盘技能掌握程度的影响（Bradley & Dreifuerst，2016；Bradley，2019）。

虽然监管机构建议在复盘培训后评估复盘能力，但复盘技能的最低水平没有明确的基准（Bradley et al.，2019；INACSL Standards Committee，2016a，pp. S21-S22）。测量客观和可观察的复盘行为和技能的有限工具比对广泛的复盘经验进行更主观的评估更加复杂（Waznonis，2015）。正因为如此，在文献中没有报道新手和专家复盘者之间可观察到的行为差异（Bradley & Dreifuerst，2016）。在实现这种差异之前，监管机构将面临着对复盘能力的评估提出比目前更多的建议。下文介绍了目前评估复盘各方面的工具。

模拟医学复盘评价（DASH）

模拟医学复盘评价（debriefing assessment for simulation in healthcare，DASH）是评价复盘行为质量的分级评定量表，用于复盘后对其行为有效性的质量评分（Simon et al.，2009）。量表评分可以由复盘者本身、同伴或学生完成，评价复盘者是否将有效复盘的六个要素全部纳入（Brett-Fleegler et al.，2012）。DASH 是由临床医生开发的量表，可用于任何情境。在预试验之前，召集了 151 名国际医疗保健教育工作者，共同检验了量表的效度，并对评价者间信度进行评价，采用方差成分分析法计算组间相关系数（ICCs）。量表整体 ICC 的计算结果为 0.74。量表的内部一致性采用 Cronbach's α 系数来表示，其结果为 0.89。

复盘体验量表（DES）

复盘体验量表（debriefing experience scale，DES）可供学习者描述他们在复盘时的体验（Reed，2012）。DES 包括两个分量表：学习者复盘的体验和学习者对这种体验的重要性的感知。DES 共 20 个条目，采用 Likert 评分对复盘过程的感知进行评价。在比较未获得护士执照的护生对于不同复盘方式体验的研究中，体验量表和重要性量表均显示很高的信度，其 Cronbach's α 系数分别为 0.93、0.91。

有意义学习复盘评估量表（DMLES）

有意义学习复盘（DML）评估量表是一个以 DML 行为为主的观察性评分量表（Bradley & Dreifuerst，2016）。DMLES 的开发和测试提倡针对特定复盘方法培训和评估的监管建议，用以评估 DML 中的复盘能力。DMLES 的 31 个条目均采用了"是"或"否"两个选项，评价了与 DML 一致的可观察性行为。该量度的心理测量测试证明了 DMLES 的内部一致性（Cronbach's α = 0.88）、评价者间信度［0.86，量表总 ICC（$P < 0.01$）］和内容效度（量表级内容效度指数 0.92）（Bradley & Dreifuerst，2016）。DMLES 遵循 DML 的流程，评估 DML 复盘中应该存在的行为的有无，但并不评价这些行为的完成质量。

DMLES 的修订版称为 DML 清单（DMLI），是用来评价 DML 复盘行为的主观测量工具（Bradley，2018）。验证性因素分析证明 DMLI 与 DML 的理论模型十分适配。一种潜在分类方法支持 DMLI 为六类模型，六类分别对应于 DML 的六个 E。DMLI 的 52 个条目代表了与最初 DML 设计一致的复盘行为，并且采用"总是""有时"和"从来不"进行评分。正确行为条目的总数构成了 DMLI 的总分，其意义是评价复盘者是否应用了与 DML 一致的行为。

随着护理项目逐渐与培训和能力评估的监管建议保持一致（Bradley et al., 2019），现在需要更精确的、能够评价 DML 复盘的测量工具，来形成对复盘技能的评价。目前对于修订的 20 项 DMLES 的心理测试正在进行，旨在能够同时用于自我评估和评价者评估。

将复盘贯穿于整个课程

NLN 和 INACSL 联合呼吁将复盘整合入课程，以改变当前的护理教育（National League for Nursing Board of Governors, 2015）。目前普遍认为复盘对于促进模拟学习来说很关键，尤其是在认知发展和决策这两个领域（Shinnick et al., 2011）。因此，复盘不仅是不同模拟教学的基本要素，而且应贯穿于整个护理课程之中。目前复盘教学已取得了积极的学习成效，NLN 和 INACSL 共同建议将有理论基础的复盘整合入护理课程。

使用类似的方法和策略，复盘传统的临床学习过程有助于促进在临床环境中的学习（Onello & Forneris, 2018）。作为临床教学的一部分，模拟教学是指通过模拟临床医疗过程来进行教学，因此，模拟和复盘的准备应包括所有出现于真实临床学习中的要素。如果在模拟中使用复盘需要州护理委员会的监管建议，那么在准备和复盘实施方面，对于真实临床学习过程的复盘应该遵循相同的建议（Bradley et al., 2019）。虽然在临床学习后对一天的临床学习进行总结和讨论在护理教育中仍然很常见，但从模拟教学中进行复盘正在获得青睐。

课堂上的复盘越来越多地取代了传统的讲课形式。教师动员学习者共同参与到为患者照护相关过程准备材料的复盘之中（Dinkins & Cangelosi, 2019; Onello & Fey, 2018）。让学习者们暂时脱离原有的模拟小组，积极融入到复盘中来并不容易。目前可采用的学习方式越来越多，现在也有各种方法可以在课堂环境中将引导性反思和复盘融合在一起。翻转课堂、案例研究和其他积极的课堂学习策略都可以与复盘教学相结合。

复盘中使用的另一种策略是反思性日记和撰写事件日记。日记可以通过元认知来促使个人反思和重构学习经历。日记可以加强口头复盘，因为撰写日记所需要的时间和反思过程更长，能够带来更深入的思考和自我调控，并且由于需要明确的表达，日记相对来讲难度更高（Van der Meij et al., 2013）。书面复盘的另一个优势是便于查看记录，帮助回忆当时的体验，确认自己在哪些方面有所进步，并可以帮助评价复盘的关键要素。此外，日记可以作为学习者和教师之间关于临床经验的一种交流方式，教师可以通过对话的方式给予学习者反馈，或引导更深入的反思和学习。如今处于一个技术多样和快速交互的时代，书面复盘也可以使用移动设备，通过博客、短信或社交网络实现（Skiba, 2011）。Reed（2015）发现学习者更喜欢通过讨论进行口头复盘，不喜欢加入书面复盘；并且学习者更喜欢私下写日记，而不是公开写博客。Ha 和 Lim

（2018）发现，对比教师引导的口头复盘和同伴引导的书面复盘，学习者在知识学习结果、模拟满意度和复盘满意度方面均没有显著差异。

在模拟医学中使用受过训练的标准化病人或模拟参与者（SPs）的情况大量涌现。因此，标准化病人教育者最佳实践标准协会提倡将模拟参与者在情境案例中的表现纳入到复盘中（Lewis et al.，2017）。其目的是让受过训练的模拟参与者提供与学习者沟通、模拟程序或临床技能相关的反馈。模拟参与者可以为模拟整体的感觉提供独特的以患者为中心的见解（Berenson et al.，2012；Lewis et al.，2017）。如果正确地接受过培训，模拟参与者们还可以为模拟程序和任务训练模拟提供重要的反馈。

复盘通常以小组或大组的形式，在学习者完成情境案例后立即进行（Schober et al.，2019）。由于通过复盘进行学习十分重要，该教学方法可用于所有类型的模拟和基于临床的学习，包括基于模拟人的模拟、虚拟现实、增强现实、基于屏幕的模拟、与模拟参与者进行的模拟、与真实患者接触、多患者案例、大型教室教学、技能实验室以及跨专业合作。

随着新兴现实技术的迅速发展，基于屏幕的、增强现实、虚拟现实和沉浸式游戏技术的使用越来越多，这些技术可以供学习者在个人或多人环境中进行学习。在这些模态中，每个学习者都可以积极参与并拥有独特的体验，从而也给复盘带来了复杂性和新的挑战（Verkuyl et al.，2017）。不同于以往复盘中的经验分享，在这些情况下，学习者可能选择了不同的方式，在一起进行复盘讨论。Verkuyl 等（2018）通过比较虚拟屏幕模拟分别联合传统面对面的复盘、使用网络会议平台同步进行的虚拟复盘以及没有教师引导的自我复盘，发现学习者存在显著的知识上的提升。自我复盘无法提供反馈和引导性反思。在两项研究中，自我复盘的复盘评分最低（Gantt et al.，2018；Verkuyl et al.，2019）。Gantt 等（2018）发现，相对于自我复盘，学习者和教师更认可互相促进的复盘。

视频辅助复盘（VAD）通过在模拟中使用音视频捕捉和在复盘时观看回放视频来加强学习（Krogh et al.，2015）。技术要求范围从智能手机到强大的技术增强模拟实验室，模拟实验室配备有摄像头、麦克风以及能够与高仿真模拟人软件集成的软件。这些技术进步增强了操作专家和复盘者在视频捕捉方面的培训和准备，在复盘过程中快速视频剪辑检索标注学习者的表现，能够在复盘过程中完整地回顾视频和进行数据管理。如果复盘者要使用视频回放，则需要进行额外的培训和计划，以确保视频片段的使用可以加强学习，而不是阻碍学习。在复盘中选择使用视频时，若软件在模拟中易于注释以及可以在复盘中快速访问视频片段以避免打断讨论，复盘者更有可能使用VAD。

关于在复盘中使用视频能否改善学习目前还没有定论（Cheng et al.，2014；Reed et al.，2013；Rossignol，2017）。学习者报告说，在模拟后的复盘中使用视频回放改善了评估团队沟通动力的过程（Jacobs，2017），以及他们对自我意识、自信和成就感的感知（MacLean et al.，2019）。然而，在近期关于复盘中使用视频或视频回放的文献回顾中发现，尽管花费了时间观看视频，但使用视频回放与不使用所带来的结果类似

（Cheng et al.，2014；Levett-Jones & Lapkin，2014）。因此，视频回顾对于获得有意义的学习结果来说可能并没有必要。今后有必要在这方面进行更多的研究。

与大多数学习和教学策略一样，真正提高学习能力的可能不是 VAD 本身，而是如何应用它。VAD 可以被用作传达反馈的工具，同时也表明复盘者的使用技能至关重要（Cheng et al.，2014；Krogh et al.，2015）。关于在复盘中使用的视频片段的数量、长度以及使用它们时整个复盘过程的长度很少有报道。此外，在复盘时选择查看哪些视频片段也是未知的。有关 VAD 的这些方面也需要进一步的探索，以确定在复盘中视频回顾对学习的影响。

重要的是要认识到，要求学习者单独私下回顾视频和检核表的结果，或对于自己的表现进行自我反思，并不能代替复盘。所有复盘中最关键的因素都是由经过训练的复盘者来进行引导性反思，以挑战理所当然的假设，识别偏见，以及与复盘者反馈相吻合的批判性心智模式。现存的有关复盘的文献展示了强有力的证据，支持由经过训练的复盘者进行复盘学习的重要性（Dreifuerst，2012；Frandsen & Lehn-Christiansen，2020；Husebø，2013；Lee et al.，2020；Rivière et al.，2019；Shinnick et al，2011；Schober et al.，2019）。学习者单独回顾视频、反思他们在模拟中的表现，或者在没有复盘者的引导下撰写反思，是对这一有力证据的直接反对。因此，在考虑如何对采用不同模式课程进行复盘时，应继续采用循证的复盘实践方法。

复盘毁灭性事件或不佳表现

有时，模拟会涉及一些情感上难以接受的情境案例、毁灭性事件或不佳的学习表现。这些事件会带来高度情绪化的复盘，并主要集中在情绪的释放或对行为的纠正上。当发生这种情况时，复盘者所参与的复盘过程对实现预期结果至关重要。为了缓解强烈的情绪反应，提醒学习者了解在模拟前介绍中的学习目标，以及为学习者提供一个能让其在心理上感到安全的环境都是一些有益的方法（Daniels & Onello，2018；Rudolph et al.，2014）。

表现是指参与模拟或临床医疗过程的团队或个人实施的实际行为。评价是指将模拟或临床医疗过程中实际发生的行动、决策和结果与预期结果进行的比较（Rosen et al.，2010）。使用模拟的好处之一是，学习者表现不佳并不会对患者造成实际的伤害，因此普遍认为模拟是安全的，因为即使发生错误，患者也不会受到伤害。然而，表现不佳对于学习者来说可能会是毁灭性的。除了评价表现和纠正错误的决定、行为和判断，允许学习者在最初复盘时释放情绪是很重要的（Rudolph et al.，2008）。但是，如果复盘时只是关注情绪的释放，而没有回顾为什么会表现不佳以及如何改进，则起不到学习的作用，下次发生同样的情况时行为依然不会改变。因此，在复盘中释放情感和对思考与行动的反思都很重要（Arafeh et al.，2010；Dreifuerst，2009；Flannagan，2008）。虽然一直在建议使用结构化反馈，而且当学习者表现不佳或患者结局不佳时，这一点尤其重要。这并不意味着要避免批判性判断，而是应该以尊重并以将模拟作为安全学习环境的方式进行传递（Center for Medical Simulation，2019；Rudolph et al.，2014）。

这对于毁灭性的情境案例也是一样。鉴于模拟的仿真度和与关键人物体验的联系，学习者遇到一种可以反映生活体验、触发情感反应的模拟的情况并不少见。同样地，学习者也可以与模拟病人建立一种情感联系，这反映在与所经历的事情相关的诸如哭泣或愤怒等情绪中。当这些情况发生时，复盘者首先应承认其情绪并征求对此进行讨论，这一点非常重要。在少数情况下，学习者可能需要一小段时间来私下释放情绪。然而，这也可能导致整个复盘侧重于情感，而未能固化学习。因此，复盘者需要平衡用于情感释放上的时间，以及对行动、决定和结果进行反思性回顾的时间，以促进学习。

本章小结

复盘包括反馈和反思，对于实践环境和模拟环境中的学习来说必不可少（Burton & Hope，2018；Cheng et al.，2018；Dreifuerst，2009；Johnson，2019；Shinnick et al.，2011）。重新审视临床事件，以了解学习者的思维、行为、决策及患者结局，从而巩固从实践中学习的经验。经过训练的复盘者应当在所有类型的模拟和临床学习中使用循证的和有理论依据的复盘方法，以引导反馈和反思（INACSL Standards Committee，2016a，pp. S21-S22；National League for Nursing Board of Govenors，2015；Onello & Forneris，2018）。此外，评估复盘的有效性对于了解其对学习者的影响和提高复盘者的复盘技能至关重要。有必要对最佳的复盘实践方法进行持续研究，以使学习者充分参与，促进学习并改善临床结局。

参考文献

Adamson, K., & Rodgers, B. (2016). Systematic review of the literature for the NLN Jeffries simulation framework: Discussion, summary, and research findings. In P. R. Jeffries (Ed.), *The NLN Jeffries Simulation Theory* (pp. 9–37). Wolters Kluwer.

Alexander, M., Durham, C. F., Hooper, J. I., Jeffries, P. R., Goldman, N., Kardong-Edgren, S., Kesten, K.S., Spector, N., Tagliarini, E., Radtke, B., & Tillman, C. (2015). NCSBN simulation guidelines for prelicensure nursing programs. *Journal of Nursing Regulation*, 6(3), 39–42. https://doi.org/10.1016/S2155-8256(15)30783-3

Ali, A. A., & Musallam, E. (2018). Debriefing quality evaluation in nursing simulation-based education: An integrative review. *Clinical Simulation in Nursing*, 16, 15–24. https://doi.org/10.1016/j.ecns.2017.09.009

American Heart Association (2020). Structured and supported debriefing. Retrieved from http://ahainstructornetwork.americanheart.org/idc/groups/ahaecc-public/@wcm/@ecc/documents/downloadable/ucm_315744.pdf

Arafeh, J. M., Hansen, S. S., & Nichols, A. (2010). Debriefing in simulated-based learning: Facilitating a reflective discussion. *Journal of Perinatal & Neonatal Nursing*, 24(4), 302–309. https://doi.org/10.1097/jpn.0b013e3181f6b5ec

Bandura, A. (1971). *Social learning theory*. General Learning Press.

Bandura, A. (2001). Social cognitive theory: An agentic perspective. *Annual Review of Psychology, 51*, 1–26.

Bell, B. S., & Kozlowski, S. W. J. (2008). Active learning: Effects of core training design elements on self-regulatory processes, learning, and adaptability. *Journal of Applied Psychology, 93*(2), 296–316. https://doi:10.1037/0021-9010.93.2.296

Benner, P. (1984). *From novice to expert: Excellence and power in clinical nursing practice*. Addison-Wesley.

Benner, P., Sutphen, M., Leonard, V., & Day, L. (2010). *Educating nurses: A call for radical transformation*. Jossey-Bass.

Berenson, L. D., Goodill, S. W., & Wenger, S. (2012). Standardized patient feedback: Making it work across disciplines. *Journal of Allied Health, 41*(1), 27E–31E.

Bonwell, C. C., & Eison, J. A. (1991). *Active learning: Creating excitement in the classroom. ASHE-ERIC Higher Education Report No. 1*. The George Washington University, School of Education and Human Development.

Bradley, C. S. (2018). Confirmatory factor analysis of the debriefing for meaningful learning inventory. *Clinical Simulation in Nursing, 14*, 15–20. https://doi.org/10.1016/j.ecns.2017.09.004

Bradley, C. S. (2019). Impact of training on use of debriefing for meaningful learning. *Clinical Simulation in Nursing, 32*, 13–19. https://doi.org/10.1016/j.ecns.2019.04.003

Bradley, C. S., & Dreifuerst, K. T. (2016). Pilot testing the Debriefing for Meaningful Learning Evaluation Scale. *Clinical Simulation in Nursing, 12*(7), 277–280. http://dx.doi.org/10.1016/j.ecns.2016.01.008

Bradley, C. S., Johnson, B. K., Dreifuerst, K. T., White, P., Conde, S. K., Meakim, C. H., Curry-Lourenco, K., & Childress, R. M. (2019). Regulation of simulation use in United States prelicensure nursing programs. *Clinical Simulation in Nursing, 33*(C), 17–25. https://doi.org/10.1016/j.ecns.2019.04.004

Brett-Fleegler, M., Rudolph, J., Eppich, W., Monuteaux, M., Fleegler, E., Cheng, A., & Simon, R. (2012). Debriefing assessment for simulation in healthcare: Development and psychometric properties. *Simulation in Healthcare, 7*(5), 288–294. https://doi.org/10.1097/SIH.0b013e3182620228.

Bruner, J. (1961). Act of discovery. *Harvard Educational Review, 31*(1), 21–32.

Burbach, B., Barnason, S., & Thompson, S. A. (2015). Using "think aloud" to capture clinical reasoning during patient simulation. *International Journal of Nursing Education Scholarship, 12*(1), 1–7. https://doi.org/10.1515/ijnes-2014-0044

Burton, R., & Hope, A. (2018). Simulation based education and expansive learning in health professional education: A discussion. *Journal of Applied Learning & Teaching, 1*(1). https://doi.org/10.37074/jalt.2018.1.1.4

Bybee, R. W., Buchwald, C. E., Crissman, S., Heil, D. R., Kuebis, P. J., Matsumoto, C. & McInerney, J. D. (1989). *Science and technology education for the elementary years: Frameworks for curriculum and instruction*. Washington, DC: National Center for Improving Science Education.

Carper, B. A. (1978). Fundamental patterns of knowing in nursing. *Advances in Nursing Sciences, 1*, 13–23.

Center for Medical Simulation. (2019). The basic assumption™. Retrieved from https://harvardmedsim.org/resources/the-basic-assumption/

Chamberlain, J. (2015). Prebriefing in nursing simulation: A concept analysis using Rodger's methodology. *Clinical Simulation in Nursing, 11*(7), 318–322. https://doi.org/10.1016/j.ecns.2015.05.003

Cheng, A., Eppich, W., Grant, V., Sherbino, J., Zendejas, B., & Cook, D. A. (2014). Debriefing for technology-enhanced simulation: a systematic review and meta-analysis. *Medical Education, 48*(7). 657–666. https://doi.org/10.1111/medu.12432

Cheng, A., Eppich, W., Sawyer, T., & Grant, V. (2018). Debriefing: The state of the art and science in healthcare simulation. In

D. Nestel, M. Kelly, B. Jolly, & M. Watson (Eds.). *Healthcare simulation education: Evidence, theory and practice* (pp. 158–164). Wiley.

Cheng, A., Grant, V., Robinson, T., Catena, H., Lachapelle, K., Kim, J., Adler, M., & Eppich, W. (2016). The promoting excellence and reflective learning in simulation (PEARLS) approach to health care debriefing: A faculty development guide. *Clinical Simulation in Nursing*, *12*(10), 419–428. http://dx.doi.org/10.1016/j.ecns.2016.05.002

Chickering, A. W., & Gamson, Z. F. (1987). Seven principles for good practice in undergraduate education (pp. 2–6). *American Association for Higher Education Bulletin 3*, 2–6.

Daniels, A., & Onello, R. (2018). Psychological Safety. In S. G. Forneris, & M. K. Fey (Eds.). *Critical conversations: The NLN guide for teaching thinking* (pp. 13–26). Wolters Kluwer.

Dinkins, C. S., & Cangelosi, P. R. (2019). Putting Socrates back in Socratic method: Theory-based debriefing in the nursing classroom. *Nursing Philosophy*, *20*(2). https://doi.org/10.1111/nup.12240

Dreifuerst, K. T. (2009). The essentials of debriefing in simulation learning: A concept analysis. *Nursing Education Perspectives*, *30*(2), 109–114.

Dreifuerst, K. T. (2010). Debriefing for meaningful learning: Fostering development of clinical reasoning through simulation (Publication No. 3617512) [Doctoral dissertation, Indiana University, Indianapolis]. ProQuest Dissertations and Theses Global.

Dreifuerst, K. T. (2012). Using debriefing for meaningful learning to foster development of clinical reasoning in simulation. *Journal of Nursing Education*, *51*(6), 326–333. https://doi.org/10.3928/01484834-20120409-02

Dreifuerst, K. T. (2015). Getting started with debriefing for meaningful learning. *Clinical Simulation in Nursing*, *11*(5), 268–275. https://doi.org/10.1016/j.ecns.2015.01.005

Eppich, W., & Cheng, A. (2015). Promoting excellence and reflective learning in simulation (PEARLS): Development and rationale for a blended approach to health care simulation debriefing. *Simulation in Healthcare*, *10*, 106–115. https://doi.org/10.1097/SIH.0000000000000072

Fanning, R. M., & Gaba, D. M. (2007). The role of debriefing in simulation-based learning. *Simulation in Healthcare*, *2*(2), 115–125. https://doi.org/10.1097/SIH.0b013e3180315539.

Fey, M. K. (2014). Debriefing practices in nursing education programs in the United States (No. 3621880) [Doctoral dissertation, University of Maryland, Baltimore]. ProQuest Dissertations and Theses Global.

Flannagan, B. (2008). Debriefing: Theory and techniques. In R. H. Riley (Ed.), *Manual of simulation in healthcare* (pp. 155–170). Oxford University Press.

Forneris, S. G., & Fey, M. K. (2016). Critical conversations: The NLN guide for teaching thinking. *Nursing Education Perspectives*, *37*(5), 248–249. https://doi.org/10.1097/01.NEP.0000000000000069

Frandsen, A., & Lehn-Christiansen, S. (2020). Into the black-box of learning in simulation debriefing: A qualitative research study. *Nurse Education Today*, *88*, 104373. https://doi.org/10.1016/j.nedt.2020.104373

Gantt, L. T., Overton, S. H., Avery, J., Swanson, M., & Elhammoumi, C. V. (2018). Comparison of debriefing methods and learning outcomes in human patient simulation. *Clinical Simulation in Nursing*, *17*, 7–13. https://doi.org/10.1016/j.ecns.2017.11.012

Gibbs, G. (1988). Learning by Doing: A guide to teaching and learning methods. Further Education Unit. Oxford Polytechnic: Oxford.

Grant, V. J., Robinson, T., Catena, H., Eppich, W., & Cheng, A. (2018). Difficult debriefing situations: A toolbox for simulation educators. *Medical Teacher*, *40*(7), 703–712. https://doi.org/10.1080/0142159X.2018.1468558

Ha, E.-H., & Lim, E.-J. (2018). Peer-led written debriefing versus instructor-led oral debriefing: Using multimode simulation. *Clinical Simulation in Nursing*, *18*, 38–46. https://doi.org/10.1016/j.ecns.2018.02.002

Hayden, J. K., Smiley, R. A., Alexander, M.,

Kardong-Edgren, S., & Jeffries, P. R. (2014). The NCSBN National Simulation Study: A longitudinal, randomized, controlled study replacing clinical hours with simulation in prelicensure nursing education. *Journal of Nursing Regulation, 5*(2), S1–S41. https://doi.org/10.1016/S2155-8256(15)30062-4

Husebø, S. E., Dieckmann, P., Rystedt, H., Søreide, E., & Friberg, F. (2013). The relationship between facilitators' questions and the level of reflection in postsimulation debriefing. *Simulation in Healthcare, 8*(3), 135–142. https://doi.org/10.1097/sih.0b013e31827cbb5c

INACSL Standards Committee. (2016a). INACSL Standards of Best Practice: Simulation^SM, Debriefing. *Clinical Simulation in Nursing, 12*, S21–S25. https://doi.org/10.1016/j.ecns.2016.09.008

INACSL Standards Committee (2016b). INACSL Standards of Best Practice: Simulation^SM Facilitation. *Clinical Simulation in Nursing, 12*(S), S16–S20. https://doi.org/10.1016/j.ecns.2016.09.007

Inhelder, B., & Piaget, J. (1958). *The growth of logical thinking from childhood to adolescence: An essay on the development of formal operational structures*. Basic Books.

Ironside, P. M. (2003). New pedagogies for teaching thinking: The lived experiences of students and teachers enacting narrative pedagogy. *Journal of Nursing Education, 42*(11), 509–516. https://doi.org/10.3928/0148-4834-20031101-09

Ironside, P. M. (2004). "Covering content" and teaching thinking: Deconstructing the additive curriculum. *Journal of Nursing Education, 43*(1), 5–12. https://doi.org/10.3928/01484834-20040101-02

Jacobs, P. J. (2017). Using high-fidelity simulation and video-assisted debriefing to enhance obstetrical hemorrhage mock code training. *Journal for Nurses in Professional Development, 33*(5), 234–239. https://doi.org/10.1097/NND.0000000000000387

Jeffries, P. R., Adamson, K., & Rodgers, B. (2016). Future research and next steps. In P. R. Jeffries (Ed.), *The NLN Jeffries Simulation Theory* (pp. 51–54). Wolters Kluwer.

Jeffries, P. R., Dreifuerst, K.T., Kardong-Edgren, S., & Hayden, J. (2015). Faculty development when initiating simulation programs: Lessons learned from the National Simulation Study. *Journal of Nursing Regulation, 5*(4), 17–23. https://doi.org/10.1016/S2155-8256(15)30037-5

Jeffries, P. R., & Rizzolo, M. A. (2006). Designing and implementing models for the innovative use of simulation to teach nursing care of ill adults and children: A national, multi-site, multi-method study. National League for Nursing and Laerdal research year two—end of year report. Retrieved from http://www.nln.org/docs/default-source/professional-development-programs/read-the-nln-laerdal-project-summary-report-pdf.pdf?sfvrsn=0

Jeffries, P. R., Rodgers, B., & Adamson, K. (2016). NLN Jeffries Simulation Theory: Brief narrative description. In P. R. Jeffries (Ed.), *The NLN Jeffries Simulation Theory* (pp. 39–42). Wolters Kluwer.

Johns, C. (1995). Framing learning through reflection within Carper's fundamental ways of knowing in nursing. *Journal of Advanced Nursing, 22*(2), 226–234.

Johns, C. (2004). *Becoming a reflective practitioner* (2nd ed.). Blackwell.

Johnson, B. K. (2018). Observational experiential learning facilitated by debriefing for meaningful learning: Exploring student roles in simulation. (Publication No. 10932561) [Doctoral disserataion, Indiana University, Indianapolis]. ProQuest Dissertations & Theses Global.

Johnson, B. K. (2019). Simulation observers learn the same as participants: The evidence. *Clinical Simulation in Nursing, 33*, 26–34. https://doi.org/10.1016/j.ecns.2019.04.006

Johnson, B. K. (2020). Observational experiential learning: Theoretical support for observer roles in healthcare simulation. *Journal of Nursing Education, 59*(1), 7–14. https://doi.org/10.3928/01484834-20191223-03

Kolb, D. A. (1984). *Experiential learning: Experience as the source of learning and development*. Prentice Hall.

Kolb, D. A. (2015). *Experiential learning: Expe-*

rience as the source of learning and development (2nd ed.). Pearson Education, Inc.

Kolbe, M., & Rudolph, J. W. (2018). What's the headline on your mind right now? How reflection guides simulation-based faculty development in a master class. BMJ Simulation & Technology Enhanced Learning, 4(3), 126–132. http://dx.doi.org/10.1136/bmjstel-2017-000247

Krogh, K., Bearman, M., & Nestel, D. (2015). Expert practice of video-assisted debriefing: An Australian qualitative study. Clinical Simulation in Nursing, 11(3), 180–187. https://doi.org/10.1016/j.ecns.2015.01.003

Leddy, T. (2011). Dewey's Aesthetics. In E. N. Zalta (Ed.), The Stanford encyclopedia of philosophy. Retrieved from http://plato.stanford.edu/archives/win2011/entries/dewey-aesthetics

Lee, J., Lee, H., Kim, S., Choi, M., Ko, I. S., Bae, J., & Kim, S. H. (2020). Debriefing methods and learning outcomes in simulation nursing education: A systematic review and meta-analysis. Nurse Education Today, 87, 104345. https://doi.org/10.1016/j.nedt.2020.104345

Levett-Jones, T., & Lapkin, S. (2014). A systematic review of the effectiveness of simulation debriefing in health professional education. Nurse Education Today, 34(6), e58–e63. https://doi.org/10.1016/j.nedt.2013.09.020

Lewis, K. L., Bohnert, C. A., Gammon, W. L., Hölzer, H., Lyman, L., Smith, C., Thompson, T. M., Wallace, A., Gliva-McConvey, G. (2017). The Association of Standardized Patient Educators (ASPE) Standards of Best Practice (SOBP). Advances in Simulation, 2(10). https://doi.org/10.1186/s41077-017-0043-4

MacLean, S., Geddes, F., Kelly, M., & Della, P. (2019, March). Video reflection in discharge communication skills training with simulated patients: A qualitative study of nursing students' perceptions. Clinical Simulation in Nursing, 28, 15–24. https://doi.org/10.1016/j.ecns.2018.12.006

McDermott, D. S. (2016). The prebriefing concept: A Delphi study of CHSE experts. Clinical Simulation in Nursing, 12(6), 219–227. https://doi.org/10.1016/j.ecns.2016.02.001

National League for Nursing Board of Governors. (2015). Debriefing across the curriculum. Retrieved from http://www.nln.org/docs/default-source/about/nln-vision-series-(position-statements)/nln-vision-debriefing-across-the-curriculum.pdf?sfvrsn=0

Oermann, M. H., Kardong-Edgren, S., & Rizzolo, M. A. (2016). Summative simulated-based assessment in nursing programs. Journal of Nursing Education, 55(6), 323–328. https://doi.org/10.3928/01484834-20160516-04

Onello, R., & Fey, M. K. (2018).Classroom conversations. In S. G. Forneris, & M. K. Fey (Eds.). Critical conversations: The NLN guide for teaching thinking (pp. 35–48). Wolters Kluwer.

Onello, R., & Forneris, S. G. (2018). Clinical conversations. In S. G. Forneris, & M. K. Fey (Eds.). Critical conversations: The NLN guide for teaching thinking (pp. 49–58). Wolters Kluwer.

O'Regan, S., Molloy, E., Watterson, L., & Nestel, D. (2016). Observer roles that optimise learning in healthcare simulation education: A systematic review. Advances in Simulation, 1(4), 1–10. https://doi.org/10.1186/s41077-015-0004-8

Page-Cutrara, K. (2015). Prebriefing in nursing simulation: A concept analysis. Clinical Simulation in Nursing, 11(7), 335–340. https://doi.org/10.1016/j.ecns.2015.05.001

Palaganas, J. C., Fey, M., & Simon, R. (2016). Structured debriefing in simulation-based education. AACN Advanced Critical Care, 27(1), 78–85. https://doi.org/10.4037/aacnacc2016328

Paul, R., & Elder, L. (2019). The thinker's guide to Socratic questioning. Rowman & Littlefield.

Piaget, J. (1970). Genetic epistemology. Columbia University Press.

Raemer, D., Anderson, M., Cheng, A., Fanning, R., Nadkarni, V., & Savoldelli, G. (2011). Research regarding debriefing as part of the learning process. Simulation in Healthcare, 6(7), 552–557. https://doi.org/10.1097/

SIH.0b013e31822724d0

Reed, S. J. (2015). Written debriefing: Evaluating the impact of the addition of a written component when debriefing simulations. *Nurse Education in Practice*, 15(6), 543–548. https://doi.org/10.1016/j.nepr.2015.07.011

Reed, S. J. (2012). Debriefing experience scale: Development of a tool to evaluate the student learning experience in debriefing. *Clinical Simulation in Nursing*, 8(6): E211-E217. https://doi.org/10.1016/j.ecns.2011.11.002

Reed, S. J., Andrews, C. M., & Ravert, P. (2013). Debriefing simulations: Comparison of debriefing with video and debriefing alone. *Clinical Simulation in Nursing*, 9(12), E585–E591. https://doi.org/10.1016/j.ecns.2013.05.007

Rivière, E., Jaffrelot, M., Jouquan, J., & Chiniara, G. (2019). Debriefing for the transfer of learning: The importance of context. *Academic Medicine*, 94(6), 796–803. https://doi.org/10.1097/acm.0000000000002612

Rosen, M., Weaver, S. J., Lazzara, E. H., Salas, E., Wu, T., Silvestri, S., Schiebel, N., Almeida, S., & King, H. B. (2010). Tools for evaluating team performance in simulation-based training. *Journal of Emergencies, Trauma and Shock*, 3(4), 353–359. https://doi.org/10.4103/0974-2700.70746

Rossignol, M. (2017). Effects of video-assisted debriefing compared with standard oral debriefing. *Clinical Simulation in Nursing*, 13(4), 145–153. https://doi.org/10.1016/j.ecns.2016.12.001

Rudolph, J. W., Palaganas, J., Fey, M. K., Morse, C. J., Onello, R., Dreifuerst, K. T., & Simon, R. (2016). A DASH to the top: Educator debriefing standards as a path to practice readiness for nursing students. *Clinical Simulation in Nursing*, 12(9), 412–417. https://doi.org/10.1016/j.ecns.2016.05.003

Rudolph, J. W., Raemer, D. B., & Simon, R. (2014). Establishing a safe container for learning in simulation: The role of the pre-simulation briefing. *Simulation in Healthcare*, 9(6), 339–349. https://doi.org/10.1097/SIH.0000000000000047

Rudolph, J. W., Simon, R., Dufresne, R. L., & Raemer, D. B. (2006). There's no such thing as "nonjudgmental" debriefing: A theory and method for debriefing with good judgment. *Simulation in Healthcare*, 1(1):, 49–55. https://doi.org/10.1097/01266021-200600110-00006

Rudolph, J. W., Simon, R., Raemer, D. B., & Eppich, W. J. (2008). Debriefing as formative assessment: Closing performance gaps in medical education. *Academic Emergency Medicine*, 15(11), 1010–1016. https://doi.org/10.1111/j.1553-2712.2008.00248.x

Rudolph, J. W., Simon, R., Rivard, P., Dufresne, R. L., & Raemer, D. B. (2007). Debriefing with good judgment: Combining rigorous feedback with genuine inquiry. *Anesthesiology Clinics*, 25(2), 361–376. https://doi.org/10.1016/j.anclin.2007.03.007

Rutherford-Hemming, T., Lioce, L., Breymier, T. (2019). Guidelines and essential elements for prebriefing. *Simulation in Healthcare* 14(6), 409–414. https://doi.org/10.1097/SIH.0000000000000403

Sabei, S. D. A., & Lasater, K. (2016). Simulation debriefing for clinical judgment development: A concept analysis. *Nurse Education Today*, 45, 42–47. https://doi.org/10.1016/j.nedt.2016.06.008

Schober, P., Kistemaker, K. R. J., Sijani, F., Schwarte, L. A., Van Groeningen, D., & Krage, R. (2019). Effects of post-scenario debriefing versus stop-and-go debriefing in medical simulation training on skill acquisition and learning experience: a randomized controlled trial. *BMC Medical Education*, 19(1). https://doi.org/10.1186/s12909-019-1772-y

Schön, D. A. (1983). *The reflective practitioner: How professionals think in action*. Basic Books.

Sheckley, B. G., Kehrhahn, M., Bell, A. A., & Grenier, R. (2007). Trio model of adult learning. [Unpublished manuscript].

Shinnick, M. A., Woo, M., Horwich, T. B., & Steadman, R. (2011). Debriefing: The most important component in simulation? *Clinical Simulation in Nursing*, 7(3), e105–e111. https://doi.org/10.1016/j.ecns.2010.11.005

Simon, R., Rudolph, J. W., & Raemer, D. B.

(2009). Debriefing assessment for simulation in health care© (DASH). Retrieved from https://harvardmedsim.org/debriefing-assessment-for-simulation-in-healthcare-dash/.

Skiba, D. J. (2011). On the horizon mobile devices: Are they a distraction or another learning tool? *Nursing Education Perspectives*, *32*(3), 195–197. https://doi.org/10.5480/1536-5026-32.3.195

Stocker, M., Burmester, M., & Allen, M. (2014). Optimisation of simulated team training through the application of learning theories: A debate for a conceptual framework. *BMC Medical Education*, *14*(69), 1–9. https://doi.org/10.1186/1472-6920-14-69

Tanner, C. A. (2006). Thinking like a nurse: A research-based model of clinical judgment in nursing. *Journal of Nursing Education*, *45*(6), 204–211. https://doi.org/10.3928/01484834-20060601-04

Tutticci, N., Ryan, M., Coyer, F., & Lewis, P. A. (2018). Collaborative facilitation of debrief after high-fidelity simulation and its implications for reflective thinking: Student experiences. *Studies in Higher Education*, *43*(9), 1654–1667. https://doi.org/10.1080/03075079.2017.1281238

Van der Meij, H., Leemkuil, H., & Li, J. L. (2013). Does individual or collaborative self-debriefing better enhance learning from games? *Computers in Human Behavior*, *29*(6), 2471–2479. https://doi.org/10.1016/j.chb.2013.06.001

Verkuyl, M., Atack, L., McCulloch, T., Liu, L., Betts, L., Lapum, J. L., Hughes, M., Mastrilli, P., & Romaniuk, D. (2018). Comparison of debriefing methods after a virtual simulation: An experiment. *Clinical Simulation in Nursing, 19*, 1–7. https://doi.org/10.1016/j.ecns.2018.03.002

Verkuyl, M., Hughes, M., Atack, L., McCulloch, T., Lapum, J. L., Romaniuk, D., & St-Amant, O. (2019). Comparison of self-debriefing along or in combination with group debrief. *Clinical Simulation in Nursing*, *37*(C), 32–39. https://doi.org/10.1016/j.ecns.2019.08.005.

Verkuyl, M., Lapum, J. L., St-Amant, O., Betts, L., & Hughes, M. (2017). An exploration of debriefing in virtual simulations. *Clinical Simulation in Nursing*, *13*(11), 591–594. https://doi.org/10.1016/j.ecns.2017.08.002

Vygotsky, L. (1986). *Thought and language*. MIT Press. (Original work published in 1934)

Waznonis, A. R. (2015). Simulation debriefing practices in traditional baccalaureate nursing programs: National survey results. *Clinical Simulation in Nursing*, *11*(2), 110–119. https://doi.org/10.1016/j.ecns.2014.10.002

Wotton, K., Davis, J., Button, D., Kelton, M. (2010). Third-year undergraduate nursing students' perceptions of high-fidelity simulation. *Journal of Nursing Education*, *49*(11), 632–639. https://doi.org/10.3928/014834-20100831-01

Zigmont, J. J., Kappus, L. J., & Sudikoff, S. N. (2011). The 3D Model of Debriefing: Defusing, Discovering, and Deepening. *Seminars in Perinatology*, *35*(2), 52–58. https://doi.org/10.1053/j.semperi.2011.01.003

第 **5** 章 结构化模拟教学：从模拟前准备到复盘

Desiree A. Díaz，PhD，RN–BC，CNE，CHSE–A，ANEF

Mindi Anderson，PhD，APRN，CPNP–PC，CNE，CHSE–A，FAAN，ANEF

刘聪颖　陈泓伯　译；董　旭　陈泓伯　审校

本章将介绍模拟教学的结构。模拟教学包括模拟前准备、模拟前介绍、模拟和复盘（框 5.1）。下面各节将分别介绍这些组成部分的定义、目的、涵盖内容以及考虑因素。本章将重点讨论目前研究比较关注的模拟前准备和模拟前介绍部分（Tyerman et al.，2016）。首先，需要充分探讨模拟教学相关的课程安排。国际标准正在不断制定和修订，从而确保模拟教学所有环节的最佳实践。

课程设计

本章讨论的基础是课程设计。课程是知识重构的过程（Tanner & Tanner，2007）。知识重构需要全面考虑完成这一过程所需的所有要素，如阅读、讲座、教学活动和评价。

模拟教学涵盖模拟前准备、模拟前介绍、模拟和复盘环节。模拟前准备阶段可以采用阅读和（或）讲座的方式（Leigh & Steuben，2018；Luctkar-Flude et al.，2017；Franklin et al.，2014；INACSL Standards Committee，2016b；McDermott，2016；Turner & Harder，2018；Tyerman et al.，2019），模拟前介绍和模拟侧重于与知识重构有关的活动。而复盘可以被视为评价活动，如检查清单等。

模拟课程需要正确的考虑和规划。Khamis 等（2016）专门制定了用于模拟教学课程的最佳实践七步模式。这个模式包括适当的需求评估及模拟教学相关的技能和知识探索（Khamis et al.，2016）。其中许多步骤与已发布的模拟设计相关的国际标准一致（INACSL Standards Committee，2016b）。课程评价和学习者反馈对于实施过程的发展和可持续性至关重要（Khamis et al.，2016）。在进行模拟教学时，完整使用后面提到的所有步骤可以确保获得最佳学习效果。

框 5.1　模拟教学范例

以下示例是基于一个急性哮喘发作的成年患者。

模拟前准备

- 在模拟教学之前，通过阅读和教学活动为学习者提供课程内容信息（Leigh & Steuben，2018；Luctkar-Flude et al.，2017；Franklin et al.，2014；INACSL Standards Committee，2016b；Turner & Harder，2018；Tyerman et al.，2019）。
  - 信息涵盖疾病过程、用药和治疗标准的知识，其中包括通过阅读文本材料、当前循证文献以及成人哮喘的视频或谈话获得的信息。
- 哮喘患者护理相关的技能包括雾化治疗、哮喘吸入器、储雾罐和氧疗（Horak et al.，2016）。
- 通过线上模块的活动探索患者教育和哮喘行动计划有关的态度（Tyerman et al.，2019）。

模拟前介绍

- 情境确定后，介绍设备、安全和建筑布局（Rudolph et al.，2014；Rutherford-Hemming et al.，2019）。
- 讨论心理安全（Fanning & Gaba，2007；INACSL Standards Committee，2016b，2016c；McDermott，2016；Page-Cutrara，2015；Rudolph et al.，2014；Rutherford-Hemming et al.，2019；Turner & Harder，2018）。
- 回顾模拟教学计划大纲和学习活动目标（Chamberlain，2015；Fanning & Gaba，2007；INACSL Standards Committee，2016b；Kim et al.，2017；Leigh & Steuben，2018；Lioce et al.，2020；McDermott，2016；Page-Cutrara，2014，2015；Rutherford-Hemming et al.，2019；Tyerman et al.，2016，2019）。
- 通过口头报告向所有参与者提供患者信息（INACSL Standards Committee，2016b；Leigh & Steuben，2018；McDermott，2016；Tyerman et al.，2019）。
- 告知参与者这是一个形成性评价过程，而且评价只是为了促进他们的学习（McDermott，2016；Rudolph et al.，2014；Rutherford-Hemming et al.，2019）。
- 提供练习操作雾化器和氧气装置的时间（Gantt，2013；Husebø et al.，2012；Kim et al.，2017）。
- 参与者在开始之前有几分钟的时间准备模拟（McDermott，2016）。

模拟

- 在门诊发生的成人哮喘的进展式模拟教学，整个模拟情境大约持续 20 分钟，随后是 40 分钟的复盘。

复盘

- 复盘从 5 分钟的"快速讨论"开始（Díaz et al.，2017，2019）。这一环节没有引导者互动，只是就各种情境进行同伴间的互动和讨论。
- 结构化的复盘过程遵循《INACSL 最佳实践标准：复盘》标准（INACSL Standards Committee，2016a），在模拟之后立即进行。
- 增加引导性反思或关键点，以确保一致地传递关键的学习信息。在模拟教学结束之前，对已完成目标进行回顾。

模拟前准备

定义

区分模拟前准备和模拟前介绍是很重要的。虽然这两部分经常相互交叉，作者们经过讨论仍然认为这两部分都是模拟教学的独特组成部分（Tyerman et al.，2016，

2019；Rutherford-Hemming et al.，2019）。模拟前准备包括在进行模拟教学前支持和帮助学习者（参与者）的活动（Jeffries et al.，2016，Leigh & Steuben，2018）。Tyerman 等（2016）进一步将模拟前准备分为准备活动和特殊活动。模拟前准备和模拟前介绍的主要区别为模拟前准备是引导者分配的，这些分配的任务是为参加模拟教学做准备，要在开展模拟教学之前完成（Tyerman et al.，2016，2019）。

目的

明确积极参与模拟教学的要求是《INACSL 最佳实践标准：设计》^{SM}（INACSL Standards Committee，2016b）的其中一条标准。在开始模拟教学之前，需要具备基础的知识 / 学习水平（Turner & Harder，2018）。模拟前准备有助于顺利的教育体验，确保基本的理解水平（INACSL Standards Committee，2016b；McDermott，2016），并为参与者获得成功奠定基础（INACSL Standards Committee，2016b；Leigh & Steuben，2018；Rutherford-Hemming et al.，2019）。成功的标准可以通过是否实现模拟教学目标来确定。Turner 和 Harder（2018）的研究指出，模拟前准备可以建立安全的学习环境；也有研究者指出，这些活动可能会减少焦虑（Gantt，2013；Tyerman et al.，2019），从而影响参与者的模拟表现（Gantt，2013）。另外，能力也与模拟前准备密切相关（Franklin et al.，2014）。

涵盖内容

文献研究呼吁制定明确的模拟前准备指南，并明确何时使用策略（Page-Cutrara，2014）。虽然正在制定国际标准，目前为止还没有一种推荐的方法可以让学生为模拟做好准备（Gantt，2013；McDermott，2016；Tyerman et al.，2019）。模拟前准备活动的重点应与信息使用、触觉活动和态度等关键要素密切相关（INACSL Standards Committee，2016b；McDermott，2016）。

在一项研究中，专家对模拟前准备活动进行了等级评价（McDermott，2016）。该研究并没有讨论模拟前准备时间的长短差异，但有超过 87% 的专家同意在模拟开展前一天使用视频、案例研究、阅读和药物回顾。该研究没有明确模拟前准备或模拟前介绍的时间安排，但是它广泛地使用了这些术语（McDermott，2016）。

知识获取可以采用教学课程要求的形式，如阅读指定的材料（Franklin et al.，2014；INACSL Standards Committee，2016b；Leigh & Steuben，2018；Luctkar-Flude et al.，2017；Turner & Harder，2018；Tyerman et al.，2019）。循证文献、教材章节、视频（INACSL Standards Committee，2016b；Leigh & Steuben，2018；McDermott，2016；Turner & Harder，2018）和（或）论坛（线下或线上）（Gantt，2013）都可以作为模拟前准备的资源。参与者可以在模拟前阅读模拟情境中患者护理相关的文章。知识也可以通过替代的或差异化的学习方式获得，如虚拟游戏 / 软件模拟系统（Luctkar-Flude et al.，2017），或通过课堂环境（教学、案例研究等）获得（McDermott，2016；

Tyerman et al.，2019）。其他方式还包括配音讲课（Franklin et al.，2014；Tyerman et al.，2019）、专家示范、演示或技能视频（Franklin et al.，2014；Leigh & Steuben，2018）。参与者过去的临床实习或小型模拟也可以被认为是模拟前准备活动。

模拟前准备的作业可以是个人和（或）小组作业。个人作业的一种方式是虚拟仿真模拟。虚拟仿真模拟是自我调控的程序（Luctkar-Flude et al.，2017），包括知识测试和反馈机制（Verkuyl et al.，2018）。案例研究也可以作为模拟前准备的作业，它涵盖患者识别、病历回顾和患者监测等内容（Leigh & Steuben，2018）。知识掌握情况可以在模拟教学之前进行考查或测验（INACSL Standards Committee，2016b；Leigh & Steuben，2018；Luctkar-Flude et al.，2017）。

一项针对20名实习护士的小样本研究对三种多患者情境的模拟前准备方法——阅读作业、专家示范视频和配音幻灯片（Franklin et al.，2014）进行比较，发现各小组在原始能力方面没有显著差异，而使用配音幻灯片和专家示范视频的小组成员进步最大（Franklin et al.，2014）。

在模拟教学之前，参与者必须掌握模拟所需的技能和行为（INACSL Standards Committee，2016b），他们在模拟情景中成功与否取决于先前的知识和技能掌握情况，如心电图（EKG）识别。因此，在模拟教学之前参与者需要进行技能练习（Gantt，2013；Husebø et al.，2012；Kim et al.，2017），如插导尿管。

同时，还需要在模拟前通过在线学习、案例研究、日志记录或指定阅读等形式培养专业态度，包括文化意识、关怀和同理心、职业素养等。免费的政府机构网站和模块有助于加强课程和学习过程。例如，可以将美国少数族裔健康办公室网站（https://Thinkculturalhealth.hhs.gov）提供的相关模块和视频纳入模拟教学，为模拟教学创造持续的资源。

考虑因素

其中一个需要考虑的问题是在设计模拟教学课程时要对模拟前准备活动进行正确的规划（Chamberlain，2015；INACSL Standards Committee，2016b；Tyerman et al.，2019）。虽然这些活动是安排在模拟前，但目前尚不清楚这些活动的时间是应该在模拟前几天，还是在当天的模拟开始前，也不确定这些活动是否属于模拟前介绍的一部分（Tyerman et al.，2019）。因此，必须要确定完成模拟前准备活动的时间要求。模拟前准备的负担过重可能会限制准备活动的完成度或依从性（Leigh & Steuben，2018）；但要求过低则可能会减少参与者对模拟的准备。引导者也需要时间来开发和评价模拟前准备（Leigh & Steuben，2018）。在模拟教学活动之前还要充分考虑需要遵守的规定（Tyerman et al.，2019）。例如，教师如何评估模拟前活动的完成情况（Leigh & Steuben，2018）？完不成准备活动的后果是什么？模拟引导者或教师的额外工作量和时间投入也应计入工作量。部分研究者认为，让参与者在模拟教学前完成准备活动可能会增加依从性（Tyerman et al.，2019）。然而，目前还没有评估模拟前准备活动的最佳方法（Tyerman et al.，2019）。

Tyerman 等的系统综述（2019）指出，由于该领域研究数量很少，尚无法确定模拟前准备活动的最佳实践。但人们普遍认为，与完全没有准备相比，使用多种准备策略可以提高模拟教学的效果。更重要的是，要根据参与者的实际临床经验和模拟经验有针对性地制定模拟前准备策略（Tyerman et al.，2019）。如果模拟教学被用于终结性目的，那么形成性模拟可以帮助参与者取得成功（Gantt，2013）。目前尚未就模拟前准备最佳实践达成共识，还需要在此领域继续进行研究。

如果是跨专业教育，模拟前准备活动就显得尤为重要。例如，国家级高级心血管生命支持课程需要掌握的内容多，且参与课程的学习者专业背景不同，因此需要采用模拟前准备活动作为课程的入学标准（American Heart Association，n.d.）。多患者情景也需要不同的准备（Franklin et al.，2014）。

模拟前介绍

定义

这部分有不同的术语，如简介（briefing）（Chamber-lain，2015；Husebø et al.，2012；Lioce et al.，2020）或模拟前简介（pre-simulation briefing）（Rudolph et al.，2014）。但这些词并没有很好地描述它的含义（Chamberlain，2015；Leigh & Steuben，2018；McDermott，2016）。模拟前介绍的定义是建立模拟教学流程中的模拟情境的直接指引（INACSL Standards Committee，2016c；Lioce et al.，2020；Tyerman et al.，2016，2019）。

目的

模拟前介绍也是模拟设计相关国际标准涵盖的一项标准（INACSL Standards Committee，2016b）。即将开始的模拟教学相关的信息对降低参与者的焦虑和压力（Gantt，2013；McDermott，2016；Page-Cutrara，2015）、实现模拟教学目标至关重要（Husebø et al.，2012；Kim et al.，2017；Lioce et al.，2020）。满意度与学习结果（Chamberlain，2015；Kim et al.，2017；Tyerman et al.，2019）、参与者的参与度和模拟前介绍有关（Chamber-lain，2015；McDermott，2016；Page-Cutrara，2014；Tyerman et al.，2016）。舒适可能是模拟前介绍的结果（Gantt，2013），学习的差距也可以通过模拟前介绍确定（McDermott，2016）。除了模拟前准备活动外，参与者的表现 / 能力也可能受到模拟前介绍的影响（Kim et al.，2017；Leigh & Steuben，2018；McDermott，2016；Page-Cutrara，2015；Tyrman et al.，2019）。模拟前介绍还可能会影响复盘环节（Leigh & Steube，2018；McDermott，2016；Page-Cutrara，2015；Rutherford-Hemming et al.，2019），因为参与者能够通过充分的模拟前介绍获得更好的反思（Leigh & Steuben，2018；McDermott，2016；Page-Cutrara，2015）。McDermott（2016）和

Page-Cutrara（2014）提出临床思维训练与正确的模拟前介绍有关。

在模拟情境开始前，提供适当的信息和说明是模拟前介绍的目标（Husebø et al.，2012）。在模拟前介绍的指定时间内，参与者可以就模拟前准备活动提出问题（McDermott，2016；Turner & Harder，2018），也可以要求澄清尚未明确的期望（Leigh & Steuben，2018；Rutherford-Hemming et al.，2019；Rudolph et al.，2014）和目标。同时，还要允许参与者熟悉模拟所需的操作，并获得关于整个模拟过程的概述（Husebø et al.，2012）。建立安全的环境有助于模拟的成功，因为在安全的环境中参与者更愿意分享与模拟教学内容相关的担忧或问题（Rudolph et al.，2014；Turner & Harder，2018）。

涵盖内容

根据参与者的水平或其他特征（INACSL Standards Committee，2016b；McDermott，2016；Page-Cutrara，2015）、模拟情境或学习相关的特定需求（Page-Cutrara，2015；McDermott，2016）、设施设备的差异，模拟前介绍所需的要素（图 5.1）可以有所不同。安全的学习环境与学习者的参与度密切相关（Leigh & Steuben，2018；Rudolph et al.，2014；Turner & Harder，2018），因此在模拟前介绍阶段要重视安全学习环境的建　立（Chamberlain，2015；INACSL Standards Committee，2016b；Lopreiato，2016；McDermott，2016；Rudolph et al.，2014；Turner & Harder，2018）。Turner 和 Harder（2018）的研究也发现最佳学习效果的实现需要安全的学习环境。

模拟前介绍包括完成模拟教学所需的所有信息，且这些信息必须经过引导者的讨论和确定。根据国际标准，模拟前介绍具备两方面要素（INACSL Standards Committee，2016b），即过程和后勤（Leigh & Steuben，2018；Rudolph et al.，2014；Rutherford-Hemming et al.，2019）。过程包括有计划和有条理的介绍、参与者角色（Chamberlain，2015；INACSL Standards Committee，2016b，2016c；Kim et al.，2017；Leigh & Steuben，2018；Lioce et al.，2020；McDermott，2016；Rudolph et al.，2014；Tyerman et al.，2019）、预　期（Chamberlain，2015；Fanning & Gaba，2007；INACSL Standards Committee，2016b；Leigh & Steuben，2018；Rudolph et al.，2014；Turner & Harder，2018；Tyerman et al.，2019）、心理安全或信任（Chamberlain，2015；Fanning & Gaba，2007；INACSL Standards Committee，2016b，2016c；McDermott，2016；Page-Cutrara，2015；Rudolph et al.，2014；Rutherford-Hemming et al.，2019；Turner & Harder，2018）。过程要素要保持一致性和系统性（Tyerman et al.，2019）。后勤包括模拟人的讨论（或其他类型的模拟方法）（Chamberlain，2015；INACSL Standards Committee，2016b，2016c；Kim et al.，2017；Loprieato et al.，2016；McDermott，2016；Page-Cutrara，2015；Rutherford-Hemming et al.，2019）。参与者还应该知道模拟人（类型）的功能（即可以 / 不可以模拟什么）（Kim et al.，2017；Leigh & Steuben，2018；Tyerman et al.，2019）。后勤还包括房间设置、一般环境（INACSL Standards Committee，2016b，2016c；Leigh & Steuben，2018；Lioce et al.，2020；McDermott，

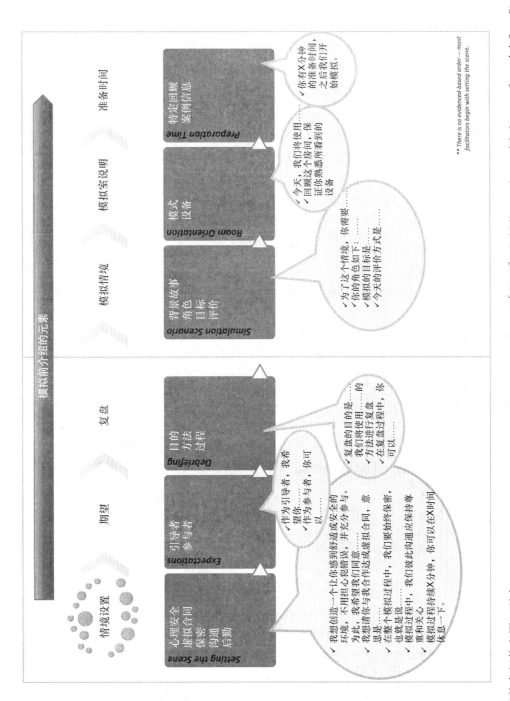

图 5.1　模拟前介绍信息图。引自：Rutherford-Hemming, T., Lioce, L., & Breymier, T. [2019]. Guidelines and essential elements for prebriefing. *Simulation in Healthcare*, 14（6），409-414［p. 410］. https://doi.org/10.1097/sih.0000000000000403. Reprinted with permission from the Society for Simulation in Healthcare.）

2016；Page-Cutrara，2015；Tyerman et al.，2019；Turner & Harder，2018）、设备（Chamberlain，2015；INACSL Standards Committee，2016b，2016c；Lioce et al.，2020；McDermott，2016；Rudolph et al.，2014；Rutherford-Hemming et al.，2019；Tyerman et al.，2016，2019；Turner & Harder，2018）、时间安排（INACSL Standards Committee，2016b；Kim et al.，2017；Lioce et al.，2020；Rudolph et al.，2014；Turner & Harder，2018）。这个环节还可以审查模拟教学之后的复盘环节的结构和（或）目标（Chamberlain，2015；Fanning & Gaba，2007；Rutherford-Hemming et al.，2019）。Chamberlain（2015）将模拟前介绍的这一环节描述为任务说明。在这个环节，可以给予参与者一定时间进行设备操作（Husebø et al.，2012；Kim et al.，2017），如输液泵。操作可能会提高参与者的知识保留率（Leigh & Steuben，2018）。参与活动也是模拟前介绍的一部分（Chamberlain，2015）。部分研究者将模拟教学的准备活动统称为模拟前介绍（Chamberlain，2015；Leigh & Steuben，2018；Page-Cutrara，2014，2015；Tyerman et al.，2016）。但每个阶段都有不同的目的；模拟前准备是基础知识准备，而模拟前介绍是模拟教学前的说明（Tyerman et al.，2016，2019）。

模拟前介绍也包括完成模拟教学所需的所有信息，如患者报告 / 信息（Leigh & Steuben，2018；McDermott，2016；Tyerman et al.，2019，Rutherford-Hemming et al.，2019）、疾病状态和进一步的情境讨论（INACSL Standards Committee，2016b；Leigh & Steuben，2018）。同时，还要回顾模拟教学目标（Chamberlain，2015；Fanning & Gaba，2007；INACSL Standards Committee，2016b；Kim et al.，2017；Leigh & Steuben，2018；Lioce et al.，2020；McDermott，2016；Page-Cutrara，2014，2015；Rutherford-Hemming et al.，2019；Tyerman et al.，2016，2019）。应该在模拟情境开始之前告知参与者以上信息（Turner & Harder，2018）。

部分作者讨论了模拟前介绍的不同短语。McDermott（2016）描述了三个阶段：规划、简介和引导。Rutherford-Hemming 等（2019）确定了模拟前介绍的六个要素。图 5.1 展示了模拟前介绍每个元素的作用，以及引导者在每个方面使用的示例短语（Rutherford-Hemming et al.，2019，p. 410）。Rutherford-Hemming 等（2019）在其文章中为引导者提供了一份模拟前介绍的检核表。

考虑因素

模拟前介绍应安排在模拟教学之前（Chamberlain，2015；Leigh & Steuben，2018）。在临床实践中，与模拟应用相关的信息是必不可少的（Husebø et al.，2012）。参与者需要知道和理解他们正在模拟什么（Husebø et al.，2012）。通常，设备和模拟室说明、模拟概述是 10 ～ 15 分钟（Chamberlain，2015）。模拟前介绍的时间长短取决于参与者，一定要为这一环节安排足够的时间（Leigh & Steuben，2018；McDermott，2016；Page-Cutrara，2014）。例如，对于新的模拟，模拟前介绍可能需要更多的时间（Rudolph et al.，2014）。时间还取决于模拟的目标和持续时间；较长的模拟可能需要更多的时间（Rudolph et al.，2014）。最后一个需要考虑的问题是，在开始模拟情境之前，让学生有时间在介绍结束后做准备（INACSL Standards Committee，2016b；Rutherford-Hemming et al.，2019）。

标准化也是模拟前介绍要注意的问题（INACSL Standards Committee，2016b；Tyerman et al.，2019）。为了保持模拟之间的一致性，应该编写模拟教学脚本来规范课程内容（INACSL Standards Committee，2016b；Leigh & Steuben，2018；McDermott，2016；Tyerman et al.，2019）。脚本可以采用书面或录音形式（INACSL Standards Committee，2016b）。Rutherford-Hemming 等（2019）认为录音更有优势。如果模拟是终结性的或高利害的，那么一致性尤为重要（INACSL Standards Committee，2016b）。Leigh 和 Steuben（2018）的文章提供了模拟前介绍的脚本示例。

一个考虑因素是如果当天有多个模拟教学活动，是否要对当天所有模拟活动进行介绍，而不是一次介绍仅针对一个模拟情境（Rutherford-Hemming et al.，2019）。一些作者支持对每个模拟活动分别进行介绍；然而，如果进行多次模拟，可能要缩短每次介绍时间（Rutherford-Hemming et al.，2019）。同时，还需要考虑时间和成本因素，比如模拟前介绍是由一位引导者还是多位引导者完成。

引导者应该在模拟前介绍期间给参与者时间练习技能操作（Gantt，2013；Husebø et al.，2012；Kim et al.，2017；McDermott，2016）。Kim 等的研究（2017）评价了三组接受不同的分步式模拟前介绍方法的学生：第一组，仅口头指导（步骤 1：角色、时间分配、虚拟合同）；第二组，步骤 1 加模拟室环境、人体模型和设备的说明（步骤 2）；第三组，步骤 1、2 和模拟情境涉及的技能练习（步骤 3）。得分最高的是包含 3 个步骤的第三组，在学生自评结果中，学生的满意度和信心得分最高。作者还建议要在模拟前介绍期间为学生安排时间对模拟中使用的设备进行练习（Kim et al.，2017）。

在模拟前介绍中，教师演示特定技能也可能会有帮助（Husebø et al.，2012）。然而，有一项研究纳入了教师示范和学生技能练习，结果显示学生在技能方面仍存在困难。原因之一可能是在临床实践和模拟中做某事的方式存在差异，这一点应该在模拟前介绍讨论（Husebø et al.，2012）。

模拟前介绍的要素可能因不同类型的模拟评价而异，如形成性与终结性评价（Leigh & Steuben，2018；Rutherford-Hemming et al.，2019）。就像模拟前准备一样，建议进一步研究制定模拟前介绍的最佳实践和战略（McDermott，2016；Page-Cutrara，2014，2015；Rutherford-Hemming et al.，2019；Tyerman et al.，2019），并分析其对学习或其他结果的影响（Page-Cutrara，2015；Rutherford-Hemming et al.，2019）。

模拟

定义

模拟是一种促进现实应用以吸引参与者参与教育经验的技术（Lopreiato，2016）。

模拟环节是在模拟前介绍之后实际参与模拟情境的过程（Tyerman et al.，2019）。

目的

模拟活动模仿现实，为学习者提供安全的临床推理环境（Forneris & Fey，2016）。与其他教学策略（包括不同类型的模拟）相比，模拟对学习者的表现有积极的影响（Cook et al.，2013），可以提供临床一致性和接触临床的机会（Lateef，2010）。

涵盖内容

统一的标准规定了与模拟情境设计相关的最佳实践方法的详细列表（INACSL Standards Committee，2016b）。模拟情境是类似脚本的分步骤的文档，它详细描述了"患者"、学习者的角色和责任、模拟器的反应和参与者的预期行动（INACSL Standards Committee，2016b；Lioce et al.，2020）。

考虑因素

进行模拟教学时需要考虑特殊环境。学习活动的每个方面都具有独特的属性。特定的学习者需求和个人目标必须与学习目标和结果相平衡。

参与者特质是模拟教学设计不可或缺的组成部分（Jeffries，2016）。参与者的个人特征可能无法考虑在内，如年龄、性别和自信（Jeffries，2016）；但参与者的水平和准备程度可以调整。

另一个考虑因素是参与模拟教学的小组规模。根据 Cook 等的研究（2013），小组学习、个人教学、内容难度和教学水平可以对学习结果产生影响。在确定小组规模时，应考虑总体课程目标、参与者需求、空间、观察能力和角色。对大型团队（如超过 50 人的会议环境）和对 5 名参与者进行相同的模拟教学，其目标会有所不同。未来还需要更深入地研究与模拟小组规模有关的标准，为模拟教学提供最佳实践指南。

复盘

定义

复盘是对前面模拟教学活动的解构性分析。体验式学习需要由训练有素的引导者引导讨论（Fanning & Gaba，2007）。

目的

复盘采用循证方法（Hayden et al.，2014；INACSL Standards Committee，2016a），并结合成人学习原则（Fanning & Gaba，2007），使参与者充分参与到对刚刚发生的事

件的内省中。复盘应该是以结构化的方式组织反思性实践的时间（INACSL Standards Committee，2016a）。

模拟情境之后的时间可用于同伴学习或快速讨论（Diaz et al.，2017，2019），让积极参与情境的参与者和积极观察的参与者能够在开始结构化复盘之前进行临床情境相关的讨论。参与者主导的讨论时间通常约为 5 分钟，没有引导者参与，它是对刚刚发生的事件的即刻分析（Diaz et al.，2017）。这 5 分钟模拟了真实临床环境中医生就改善患者护理的模式、应用和方法寻求同伴意见的过程（Haag-Heitman & George，2011）。

许多文献使用不同的方法分析结构化复盘。复盘的目的是了解一个人的想法、信念和对互动的观点。替代性学习是在引导反思期间进行的，鼓励参与者思考已经完成或应该完成的行动（Fanning & Gaba，2007）。

涵盖内容

关于复盘的更多信息，见第 4 章。

考虑因素

复盘应由观察或评价模拟实践的人参加（INACSL Standards Committee，2016a）。需要根据模拟教学参与者，调整复盘技术和策略，选择更适合特定参与者水平和时间限制的复盘方法。简洁的复盘方法，如 Plus/Delta 法（Eppich & Cheng，2015；Fanning & Gaba，2007）可能比"有意义学习的复盘"（Dreifuerst，2015）和"在模拟中促进卓越和反思性学习（PEARLS）"（Eppich & Cheng，2015）更适合现场模拟。引导者往往有自己偏好的复盘方法，因此，需要在模拟开始之前统一模拟教学复盘策略。

本章小结

如果使用最佳实践构建模拟教学，那就要博采众长，把所有部分整合在一起创建一个良好的平台，使参与者可以在其中解决知识差距和操作不安全的问题，并提高正确的临床判断。因此，在创建模拟教学体验时，要注意不要只着眼于模拟情境，而应关注所有增强学习效果和提高未来表现的关键元素。模拟教学的目标是增加医疗体验和提高患者安全（Society for Simulation in Healthcare，n.d.）。关于模拟教学各环节的一致术语也是必不可少的（Tyerman et al.，2019）。今后的研究应侧重于模拟教学的具体组成部分，特别是那些存在空白的部分，如模拟前准备和模拟前介绍（Page-Cutrara，2014，2015；Tyerman et al.，2019）。

参考文献

American Heart Association. (n.d.). *Welcome to the American Heart Association*. American Heart Association, Inc. https://ahainstructornetwork.americanheart.org/AHAECC/ecc.jsp?pid=ahaecc.studentlanding

Chamberlain, J. (2015). Prebriefing in nursing simulation: A concept analysis using Rodger's methodology. *Clinical Simulation in Nursing, 11*(7), 318–322. https://doi.org/10.1016/j.ecns.2015.05.003

Cook, D. A., Hamstra, S. J., Brydges, R., Zendejas, B., Szostek, J. H., Wang, A. T., Erwin, P. J., & Hatala, R. (2013). Comparative effectiveness of instructional design features in simulation-based education: Systematic review and meta-analysis. *Medical Teacher, 35*(1), e844–e898. https://doi.org/10.3109/0142159x.2012.714886

Díaz, D. A., Pettigrew, C., Dileone, C., Dodge, M., & Shelton, D. (2017, May). Pilot test of communication with a 'Rapid Fire' technique. *Journal for Evidence-based Practice in Correctional Health, 1*(2), art. 6. Retrieved from https://opencommons.uconn.edu/jepch/vol1/iss2/6

Díaz, D. A., Shelton, D., Anderson, M., & Gilbert, G. E. (2019). The effect of simulation-based education on correctional health teamwork and communication. *Clinical Simulation in Nursing, 27*, 1–11. https://doi.org/10.1016/j.ecns.2018.11.001

Dreifuerst, K. T. (2015). Getting started with Debriefing for Meaningful Learning. *Clinical Simulation in Nursing, 11*(5), 268–275. https://doi.org/10.1016/j.ecns.2015.01.005

Eppich, W., & Cheng, A. (2015). Promoting Excellence and Reflective Learning in Simulation (PEARLS): Development and rationale for a blended approach to health care simulation debriefing. *Simulation in Healthcare, 10*(2), 106–115. https://doi.org/10.1097/sih.0000000000000072

Fanning, R. M., & Gaba, D. M. (2007). The role of debriefing in simulation-based learning. *Simulation in Healthcare,* 2(2), 115–125. https://doi.org/10.1097/SIH.0b013e3180315539

Forneris, S. G., & Fey, M. (2016). NLN vision: Teaching with simulation. In P. R. Jeffries (Ed.), *The NLN Jeffries Simulation Theory* (pp. 43–50). Wolters Kluwer.

Franklin, A. E., Sideras, S., Gubrud-Howe, P., & Lee, C. S. (2014). Comparison of expert modeling versus voice-over PowerPoint lecture and presimulation readings on novice nurses' competence of providing care to multiple patients. *Journal of Nursing Education, 53*(11), 615–622. https://doi.org/10.3928/01484834-20141023-01

Gantt, L. T. (2013). The effect of preparation on anxiety and performance in summative simulations. *Clinical Simulation in Nursing, 9*(1), e25–e33. https://doi.org/10.1016/j.ecns.2011.07.004

Haag-Heitman, B., & George, V. (2011, September 11). Nursing peer review: Principles and practice. *American Nurse Today, 6*(9), 48–52. https://www.americannursetoday.com/nursing-peer-review-principles-and-practice/

Hayden, J. K., Smiley, R. A., Alexander, M., Kardong-Egren, S., & Jeffries, P. R. (2014). The NCSBN National Simulation Study: A longitudinal, randomized, controlled study replacing clinical hours with simulation in prelicensure nursing education. *Journal of Nursing Regulation, 5*(2), S3–S40. https://doi.org/10.1016/s2155-8256(15)30062-4

Horak, F., Doberer, D., Eber, E., Horak, E., Pohl, W., Riedler, J., Szépfalusi, Z., Wantke, F., Zacharasiewicz, A., & Studnicka, M. (2016). Diagnosis and management of asthma – Statement on the 2015 GINA Guidelines. *Wiener klinische Wochenschrift, 128*(15–16), 541–554. https://doi.org/10.1007/s00508-016-1019-4

Husebø, S. E., Friberg, F., Søreide, E., & Rystedt, H. (2012). Instructional problems in briefings: How to prepare nursing students for simulation-based cardiopulmonary resuscitation training. *Clinical Simulation in Nursing, 8*(7), e307–e318. https://doi.org/10.1016/j.ecns.2010.12.002

INACSL Standards Committee. (2016a, December). INACSL Standards of Best Practice: Simulation^SM Debriefing. *Clinical Simulation in Nursing, 12*(S), S21–S25. http://dx.doi.org/10.1016/j.ecns.2016.09.008

INACSL Standards Committee. (2016b, December). INACSL Standards of Best Practice: Simulation^SM Simulation design. *Clinical Simulation in Nursing, 12*(S), S5–S12. http://dx.doi.org/10.1016/j.ecns.2016.09.005

INACSL Standards Committee. (2016c, December). INACSL Standards of Best Practice: Simulation^SM Simulation glossary. *Clinical Simulation in Nursing, 12*(S), S39–S47. http://dx.doi.org/10.1016/j.ecns.2016.09.012

Jeffries, P. R., Rodgers, B., & Adamson, K. (2016). NLN Jeffries Simulation Theory: Brief narrative description. In P. R. Jeffries (Ed.), *The NLN Jeffries Simulation Theory* (pp. 39–42). Wolters Kluwer.

Khamis, N. N., Satava, R. M., Alnassar, S. A., & Kern, D. E. (2016). A stepwise model for simulation-based curriculum development for clinical skills, a modification of the six-step approach. *Surgical Endoscopy, 30*(1), 279–287. https://www.doi.org/10.1007/s00464-015-4206-x

Kim, Y.-J., Noh, G.-O., & Im, Y.-S. (2017). Effect of step-based prebriefing activities on flow and clinical competency of nursing students in simulation-based education. *Clinical Simulation in Nursing, 13*(11), 544–551. https://doi.org/10.1016/j.ecns.2017.06.005

Lateef, F. (2010). Simulation-based learning: Just like the real thing. *Journal of Emergencies, Trauma, and Shock, 3*(4), 348–352. https://dx.doi.org/10.4103%2F0974-2700.70743

Leigh, G., & Steuben, F. (2018). Setting learners up for success: Presimulation and prebriefing strategies. *Teaching and Learning in Nursing, 13*(3), 185–189. https://doi.org/10.1016/j.teln.2018.03.004

Lioce, L., Lopreiato, J., Downing, D., Chang, T. P., Robertson J. M., Anderson M., Diaz, D. A., & Spain, A. E. and the Terminology and Concepts Working Group. (2020, January). *Healthcare Simulation Dictionary* (2nd ed.). Rockville, MD: Agency for Healthcare Research and Quality. AHRQ Publication No. 20-0019. https://doi.org/10.23970/simulationv2

Lopreiato, J. O. (Ed.). (2016, October). Healthcare Simulation Dictionary. Rockville, MD: Agency for Healthcare Research and Quality. AHRQ Publication No. 16(17)-0043

Luctkar-Flude, M., Tregunno, D., Tyerman, J., McParland, T., Peachey, L., Lalonde, M., Egan, R., Chumbley, L., Collins, L., Verkuyl, M., & Mastrilli, P. (2017, November 30 – December 1). *Designing and implementing a virtual simulation game as presimulation preparation for a live respiratory distress simulation for nursing students* [Poster presentation]. Ontario Simulation Exposition 2017, Toronto, Canada. https://doi.org/10.13140/RG.2.2.26701.33761

McDermott, D. S. (2016). The prebriefing concept: A Delphi study of CHSE Experts. *Clinical Simulation in Nursing, 12*(6), 219–227. https://doi.org/10.1016/j.ecns.2016.02.001

Page-Cutrara, K. (2014). Use of prebriefing in nursing simulation: A literature review. *Journal of Nursing Education, 53*(3), 136–141. https://doi.org/10.3928/01484834-20140211-07

Page-Cutrara, K. (2015). Prebriefing in nursing simulation: A concept analysis. *Clinical Simulation in Nursing, 11*(7), 335–340. https://doi.org/10.1016/j.ecns.2015.05.001

Rudolph, J. W., Raemer, D. B., & Simon, R. (2014). Establishing a safe container for learning in simulation: The role of the pre-simulation briefing. *Simulation in Healthcare, 9*(6), 339–349. https://doi.org/10.1097/sih.0000000000000047

Rutherford-Hemming, T., Lioce, L., & Breymier, T. (2019). Guidelines and essential elements for prebriefing. *Simulation in Healthcare, 14*(6), 409–414. https://doi.org/10.1097/sih.0000000000000403

Society for Simulation in Healthcare. (n.d.).

About simulation. Society for Simulation in Healthcare™. https://www.ssih.org/About-SSH/About-Simulation

Tanner, D., & Tanner, L. N. (2007). Curriculum development: Theory into practice (4th ed.). Pearson.

Turner, S., & Harder, N. (2018, May). Psychological safe environment: A concept analysis. *Clinical Simulation in Nursing*, *18*, 47–55. https://doi.org/10.1016/j.ecns.2018.02.004

Tyerman, J., Luctkar-Flude, M., Graham, L., Coffey, S., & Olsen-Lynch, E. (2016). Pre-simulation preparation and briefing practices for healthcare professionals and students: A systematic review protocol. *JBI Database of Systematic Reviews & Implementation Reports*, *14*(8), 80–89. https://doi.org/10.11124/jbisrir-2016-003055

Tyerman, J., Luctkar-Flude, M., Graham, L., Coffey, S., & Olsen-Lynch, E. (2019). A systematic review of health care presimulation preparation and briefing effectiveness. *Clinical Simulation in Nursing*, *27*, 12–25. https://doi.org/10.1016/j.ecns.2018.11.002

Verkuyl, M., Atack, L., McCulloch, R., Liu, L., Betts, L., Lapum, J. L., Hughes, M., Mastrilli, P., & Romaniuk, D. (2018). Comparison of debriefing methods after a virtual simulation: An experiment. *Clinical Simulation in Nursing*, *19*, 1–7. https://doi.org/10.1016/j.ecns.2018.03.002

第 **6** 章　模拟评价

Katie Anne Haerling（Adamson），PhD，RN，CHSE

李　婷　金尚佳　译；刘聪颖　审校

当护理教育者在思考模拟评价时，通常认为是在模拟实践中评价模拟参与者的行为表现，然而，依据 NLN Jeffries 模拟教学理论，我们还发现除模拟参与者之外，在模拟实践中评价模拟引导者、使用的教学策略同等重要。除了模拟实践之外，对模拟设计的评价也非常重要。总之，我们对模拟实践结果的评价感兴趣，包括了参与者、患者和系统等方面。本章全面地描述评价的概念，从 NLN Jeffries 模拟教学理论中的模拟实践、设计和结果几个方面讨论了评估和评价时机及策略。

评价的概念

评估与评价的区别

"评估"和"评价"这两个术语经常被互换使用。但是，这两个术语的含义不同。评估是收集数据的过程，如评分或测量；而评价指的是基于数据做出的判断。例如，一家人计划去公园游玩之前，他们可能会收集孩子身高的数据（评估），并做出判断（评价）孩子的身高达到了坐过山车的标准。家人将评估数据（身高）与已知标准（乘坐过山车所要求的最低身高）进行比较，从而得出判断。在教学情境中，我们一般通过观察、作业、测试和其他方法收集数据（评估），以便做出学生是否达到课程标准或教育项目结业要求的判断（评价）。在护理课程中，教师可以组织一些个人和小组活动，如用多选题或简答题的小测验（评估），目的是基于这些评估（测验结果数据）对每个学生学习或目标达成情况做出判断（评价）。综合来看，同一批学生的评估数据有助于教师做出完善课程以更好地满足学生需求的决定（Oermann & Gaberson，2017）。评估数据的应用会作为项目评价的一个范例，在本章稍后的内容中进行讨论。

《INACSL 最佳实践标准：模拟 ^SM 》术语表（Standards Committee，2016a）也对评估和评价的概念做出了区分：

　　　　评估是提供有关个体参与者、团队或（教学）项目信息或反馈的过程。具体而言，评估是对知识、技能和态度（KSA）相关的观察过程。评估的内容可用于提高未来结果。（p. S39-S40）

《INACSL 最佳实践标准：模拟 ᴿᴹ》术语表（INACSL，2016a）对评价定义是：

　　　　评价是通过对一次或多次测量收集的数据进行判断和赋予价值，这些判断涉及优点、缺点。评价是依据行为标准给出质量和产出测量结果。评价包括形成性的、终结性的、高利害的，或者与模拟项目或过程有关的。（p. S41）

INACSL 标准提供了"项目"或"过程评价"的定义，尽管它们不是本章的重点内容，但有助于我们了解项目评价的不同含义：

　　　　项目过程评价是系统地收集有关模拟实践的活动、特征和结果的信息，并对项目、改进……项目有效性、增进理解和未来项目……做出判断。该过程包括对参与者、引导者、模拟实践、设施和支持团队的评价。（p. S42）

形成性、终结性和高利害评价

　　评价的核心可以是鉴定、判断或决定的某种形态。因此，对评价时机和结果的思考是十分重要的。在模拟评价中，我们通常考虑三种类型的评价：形成性的、终结性的和高利害的。形成性评价通常发生在教学及提供是否有进一步改进的过程中。相反，终结性评价通常在诸如课程或（教学）项目之类的教学过程结束时进行，期末作业和课程成绩是典型的终结性评价。一些权重非常大的终结性评价就可能涉及高利害评价。高利害评价会产生比较重要的结果，如个人是否在项目中继续发展、是被录用还是被解雇。同样，高利害评价也可以被用于评价项目，如是否能获得项目或是否能保留项目所需的认证。

　　在《INACSL 最佳实践标准：模拟》术语表中可以找到形成性、终结性和高利害评价的定义，具体见 https://www.nursing-simulation.org/article/S1876-1399（16）30133-5/fulltext。

信度和效度

　　基于评估数据做出的决定可能对个人、团队和项目产生或大或小的影响。为此，评估数据描述的质量非常重要。对评估数据质量可以从信度和效度两个方面来测量。

信度

　　信度本质上是测量的一致性或可重复性。经典测试理论（classical test theory，CTT）在衡量临床判断能力的应用中，基于观察行为表现的评价标准的信度是通过评价该标准的分数与模拟参与者的真实临床判断能力的一致程度来衡量的（Furr & Bacharach，2014），显而易见，如何能够获得参与者的真实临床判断能力是最大的挑战。因为我们不清楚一个人的真实临床判断能力，因此我们使用几个不同的方法来测量信度，包括工具间或替代工具信度、重测信度、评价者间信度和内在一致性（这也是效度的一种测量）。

应用模拟实践进行行为表现评价的主要优势之一是教育工作者能够向学生提供相同机会来展示其临床能力。但是，这种一致性必须具备可信度的评价方法，即可以获得有价值的评估数据。因此，信度是指整个评估程序的质量，而不是用于收集数据的工具。

尽管考虑所有评价的信度是非常重要的，但基于观察表现的评价往往受到被评价者和完成评价者特性的影响（Landy & Farr，1980）。特别是基于观察表现的评价工具收集的数据，其信度可能会受个人态度的影响，如评价者对学生表现的态度可能会与另一位评价者不同，这可能导致评价者之间的评价结果不一致或不可信（Shrout & Fleiss，1979）。同样，评价者可能会在不同的情况下对相似的表现有不同的态度或是对工具理解不同，这些都可能会导致评价结果随着时间的变化而变得不一致。

基于这些原因，对评价者以及评估数据的信度方面的培训是非常重要的，特别是在使用基于观察表现的评价工具收集数据时。表 6.1 描述了三种针对获取观察表现的模拟教学真实证据的评估和策略的信度。

效度

评估数据的效度是指证据和理论支持对数据解释的程度［American Educational Research Association（AERA），American Psychological Association（APA），& National Council on Measurement in Education（NCME），2014，p. 11］。效度有很多定义；随着

表 6.1　信度证据的类型和获取信度证据的策略	
信度证据的类型	获得信度证据的策略
重测信度（评价者本身） "如果一个量表确实反映了某些有意义的结构，那么就应该测试比较不同情况下它的结构"（DeVillis 2003，p. 43）	要求评价者在两种不同的场合（间隔时间足够长）使用评价工具对视频录制的模拟实践进行观察和评分，并进行一致性的比较
评价者间 适当地对评价者进行培训可以提高评价者间信度。评价者必须了解他们所使用的评价工具和进行评价（部分）的结构	要求一组评价者查看相同的模拟实践表现和使用相同的评价工具评分，并比较评价的一致性。完成评价时，各个评价者不允许进行交流
工具间或替代工具的信度 该信度反映了变量关联有效性的证据	要求两个独立的评价者使用设计相似或不同结构的工具对同一模拟实践进行观察和评分。比较评分的聚合效度或区分效度

时间的推移，目前已开发出多种模型（Kane，2006），AERA、APA 和 NCME 的模型可应用于模拟评价。根据这一模型，有五类效度证据，包括测试内容、响应过程、内部结构、与其他变量的关系以及测试的结果。表 6.2 改编自 Goodwin（2002），该表格描述了五种类型的有效性证据，包括用于验证观察表现的模拟评价的可能策略。有关评价效度的其他指南请参见 Adamson 和 Prion（2012a，2012b）。

　　评估效度的目的是检测评价数据能否很好地反映评价者试图评价的结构。换句话说，您正在测量的是要测量的东西吗？如果您希望自己的评估反映出参与者的临床判断能力，则不应纳入有关参与者是否穿着适当工作服的条目。但是，如果评估旨在反映参与者遵守职业标准的程度，则关于工作服的条目可能是适当且有效的。效度特别要考虑评价的背景。因此，在选择模拟评价工具时，重要的一点是要关注使用工具所生成数据的效度，而非工具本身。工具不能简单地被视为"有效"或"无效"，因为有效性取决于量表的使用方式。例如，设计并经过验证的用于评价护理学生的批判性思维能力的工具，可能无法产生专家级护士的批判性思维能力的有效数据。同样，用于评价护理学生的批判性思维的同一工具也不太可能产生有关护理学生执行特定技术能力的有效数据。总之，效度证据会随着时间不断积累，有助于特定评价策略或工具的完善。

　　信度和效度高度相关。用同一个工具获得的数据可以是可信的，但可以同时是无

表 6.2　基于观察表现的模拟评价工具的效度证据类型和验证策略

效度证据的类型	模拟评价验证策略的范例
基于测试内容的证据	请被评价领域的专家审查评价工具的内容并报告该内容是否： 1. 逻辑上体现了要评价的领域 2. 对所评估领域有相关、充分和适当的反映 3. 由于高估或低估了被评价领域的某些组成部分，对任何一组被评价个体造成了不公平的偏倚
基于响应过程的证据	请那些使用评价工具（评价）的人报告他们如何得出自己选择的响应 寻找使用评价工具（评价）或被评价工具（评价）的不同群体之间的系统差异
基于内部结构的证据	检查工具条目之间的关系以及它们与被评价区域的符合性或不符合性。例如，用于评价相关概念的条目是否高度相关？可供使用的一种分析策略是因子分析
基于与其他变量关系的证据	寻找评价结果与旨在反映相同构念的其他数据之间的关系。例如，预计个人在批判性思维笔试中的分数与基于观察表现的模拟评价工具的批判性思维部分的分数紧密相关（聚合），而个人的批判性思维笔试得分与基于观察表现的模拟评价工具的技术性技能部分的得分之间的联系可能会不太紧密（区分）。将个人在模拟评价中的分数与他们在临床评价中的分数进行比较
基于测试结果的证据	提出以下问题："是否实现了评价工具的预期利益？""评价结果是否产生了意料之外的后果（好的或坏的）？"

效的。我们可以用一个例子来说明，假如持续用卷尺测量显示 1 便士的厚度是 3 英寸，这样测量结果是一致的（可信），但却是不对的！效度也一样，例如针对一个特定人群数据的信度，如果工具的信度仅是对一组评价者或某一个人的评估，那么这一结果可能无法推广到另一组评价者或个人。

随着我们从形成性评价过渡到终结性评价、再到高利害评价，建立评估过程的信度和效度的重要性日益增加。尽管在非正式反馈中，可以使用具有有限证据的信度和效度的评估工具，对学习者朝向学习目标进展的情况进行评价（形成性评价），但这种评估工具不太适合用于终结性或高利害评价。无效或不可信的评价会造成巨大的损害，例如尚未准备好的学生却通过了，达到目标要求的学生却不及格，原本应该进行调整的实践教学却保留了下来，或是调整掉了原本对学生有益的教学实践。评价实践的完整性在很大程度上受到所使用数据（评估获得）的信度和效度的影响！

评价分级：新时代柯氏（Kirkpatrick）模型

柯氏（Kirkpatrick）模型（Kirkpatrick & Kirkpatrick，2019）被广泛应用于模拟实践的评价，以描述模拟实践的有效性。该模型包括 4 个水平：①反应；②学习；③行为；④结果。前三个水平关注模拟参与者。第 1 级是反应，指的是关于模拟实践中"参与者反应良好的程度"，包括参与者是否发现模拟与他们的实践相关，参与者对模拟实践的满意程度以及参与者在实践中的参与度。

第 2 级是学习，它检测的是模拟实践的"参与者获得期望的知识、技能和态度的程度"。学习可能发生在认知、情感或精神运动领域。在认知领域，学习者展示他们知道什么；在精神运动领域，参与者展示出一种技能或他们可以做什么；在情感领域，参与者展示了他们对所学知识的重视程度，以及对自己将所学知识应用到实践中能力的确信程度或信心。

然而正向的参与者反应和有效的学习是模拟实践的重要目标，教育者希望参与者的学习能够转化为实践并改善临床结局。Kirkpatrick 的第 3 级是行为，代表了模拟活动中"参与者将学到的知识运用到临床实践中的程度"。最后，Kirkpatrick 的第 4 级是结果，代表了模拟实践所导致的"目标结果实现的程度"。第 3 级和第 4 级与 NLN Jeffries 模型中的参与者层面、患者层面和系统层面的结果一致。

模拟科学领域的领导者始终认为，教育者和研究者需要转向"更高"层级的评价（Mariani & Doolen，2016）。这意味着超越参与者的满意度（第 1 级）、学习和自信（第 2 级），应侧重于模拟实践如何有助于改善临床行为表现（第 3 级）以及患者层面或系统层面的结果（第 4 级）。尽管这是一项艰巨的任务，但它却是可能实现的。例如，Rutherford-Hemming 等（2016）的研究指出，参加了有关基本神经系统检查的模拟实践培训的护士，其临床行为表现和技能迁移（第 3 级，行为）得到了改善。此外，Cohen 等（2010）使用模拟实践的培训来提高临床医生在中心静脉导管插入中的胜任力，其照护质量的改善和导管相关血液感染的减少得到了验证（第 4 级，结果）。

为什么要评价

在我们结束本节的一般评估和评价概念阐述之前，必须先分析一个简单的问题："我们为什么进行评价？"作为教育者，这个问题的答案是显而易见的。我们想要评估模拟实践的参与者，所以，我们评价他们是否为进入高阶课程、进入临床或毕业做好了前期准备；但是，我们还应该使用模拟参与者评估数据来评价我们在模拟实验室内、外的教学实践。例如，如果模拟实践的参与者始终未能识别药物的通用名称或剂量计算错误，这可能是提升药理学课程的机会。

从模拟教学设计、模拟引导者、教育策略和成果来看，思考"我们为什么评价？"这一问题同样重要。作为教育者，我们一直在努力做得更好；有人说："如果可以衡量，就可以改善。"Kirkpatrick 和 Kirkpatrick（2019）指出了与模拟项目产生共鸣的三个评价原因：①随着时间的推移，帮助开发或改进模拟实践或模拟项目；②增加模拟参与者将他们在模拟环境中学到的知识应用到临床环境中的可能性（迁移），继而改善患者结局；③提供证据证明该模拟项目正在提供投资回报。以下各节提供了有关如何收集（评价）和应用（评价）与模拟设计、模拟实践和模拟结果相关的数据的指南。

评价模拟实践

在 NLN Jeffries 模拟理论中，我们看到了引导者和参与者之间的动态互动以及模拟实践中教育策略的作用。为了更全面地了解模拟实践的质量，必须评估每一个组成成分。有关模拟评价的大多数文献都侧重于评价模拟参与者的学习或表现。但是，在本节中，我们将首先探讨如何评价引导者和教育策略，然后是参与者。

引导者和教育策略

美国 NCSB 的研究表明，高质量的模拟实践可以有效取代高达 50% 的临床训练时间（Hayden et al., 2014b），美国许多州的护理委员会使用的指南中已纳入护理模拟教学项目。关于模拟引导者的发展是需要特殊关注的领域。州护理委员会认为模拟引导是一项独特且基本的技能，它会影响模拟实践的质量。因此，我们应该评价引导者的贡献。与此同时，州护理委员会可能对有引导者的证书、继续教育（CE）或其他资格证书的清单文件感到满意，以下提供了评价引导者和教育策略的资源。

引导者胜任力量表（facilitator competency rubric，FCR）是一种发展性量表，反映了五种内容：准备、模拟前介绍、引导、复盘和评价（Leighton et al., 2018）。信度和效度的证据强烈支持了使用该评价工具可以促进模拟引导者的整体胜任力。可以在 https://sites.google.com/view/evaluatinghealthcaresimulation 网站找到培训所用的工具和资源。

尽管复盘只是模拟引导者作用中的一个组成部分，但证据显示有效的复盘对有效的模拟至关重要。此外，引导者采用的教育策略可能会提高模拟实践的整体效果（Cheng et al.，2016）。因此，复盘是引导者最重要的能力之一。有多种公认的复盘模式（Sawyer et al.，2016）。医学模拟复盘评价量表（DASH）是评价引导者复盘技能的资源。引导者在复盘过程中使用 DASH 评估教育策略，同时 DASH 可以帮助引导者在这一领域继续发展（Center for Medical Simulation，n.d.）。

DASH 考核了复盘的六个关键要素：①建立促进参与的学习环境；②保持促进参与的学习环境；③以结构化的方式组织复盘；④鼓励参与者参与讨论；⑤识别和发现行为表现的差距；⑥帮助参与者达到或维持良好的未来表现（Center for Medical Simulation，2010）。医学模拟中心为 DASH 提供了大量的评价者培训。文献显示多个版本的 DASH 都具有很强的信度和效度（Brett-Fleegler et al.，2012；Dreifuerst，2012）。

最后，在评价引导者和教育实践时，不应忽视引导者和参与者有价值的观察报告。引导者能通过观察发现什么对参与者自身表现和模拟执行有用并起促进作用。例如，引导者可能会意识到初学者需要更多的提示才能在指定的案例中达到学习目标；或者引导者可能需要为将来复盘做记录，在复盘过程中引导者需要使用白板来准确地捕捉学生的反应。同样，参与者可以提供有关引导者和教育实践的有价值的评估数据。在Muthathi 等（2017）的工作中的实践例子是：研究者使用定性方法让模拟参与者描述最好的临床实践和最好的模拟引导实践。

模拟参与者

在模拟实践中，模拟参与者显然是评估和评价中最核心的主题。《INACSL 最佳实践标准：模拟参与者评价》（2016c）特别关注参与者评价。回顾新时代 Kirkpatrick 模型（2019），可发现我们需要考虑各水平参与者的评价。例如，我们是否对参与者在模拟实践中的反应（第 1 级）、对他们在模拟实践中的习得（第 2 级）或对参与者在已完成的模拟学习体验中的表现感兴趣？最后一种情况，即参与者在模拟学习体验中已经展示的表现可被认为是行为的反映（第 3 级）。例如，如果参与者经历了一系列关于团队合作和沟通技巧的学习活动，当让他们在真实的模拟场景中展示这些技能，那么模拟实践体验（展示技能的程度）可被认为是其在真实实践环境中的水平。从理论上讲，参与者在模拟实践中的行为应与他们在真实实践环境中的行为相似。

评估参与者对模拟实践的反应通常是在模拟实践之后立即进行的。文献显示广泛使用的 NLN 学习满意度和学习自信心量表（2005b）是具有较强的信、效度的工具（Franklin et al.，2014）。该量表包括 5 个参与者对模拟实践满意度的条目和 8 个参与者对学习自信心的条目，其他还包括测量与实践情境相关的参与度或认知度。例如，Docherty 等（2019）使用《全美学生参与度指标调查》来设计和评估"模拟作为临床场景"的学习体验的创新性。

对参与者在模拟活动中的学习及习得情况的评估，应收集模拟实践前、中和（或）后的数据。如果我的目标是评估参与者从模拟前到完成模拟后的知识、技能、态度、信心或承诺的变化（Kirkpatrick，2019），则需要在模拟实践前和完成后立刻进行评估。例如，如果我有兴趣评估参与模拟实践是否可以提高与心力衰竭有关的知识，则我需要安排在模拟实践前后进行与心力衰竭有关的多项选择题考试。我希望看到从模拟实践前测试到模拟实践完成后测试的提高。

如果我对学生在模拟实践中如何展现与心力衰竭患者护理相关的知识和技能感兴趣，我应该在模拟实践中（或在观看模拟实践的视频过程中）使用观察表现的评估工具。该工具应反映我要评估的特定结构。例如，在健康照护中模拟教学被广泛应用于评估参与者的技术性技能。在这种情况下，合格评分者使用经验证后的技能检核表是最常见的评估行为表现的方法（Ryall et al.，2016）。其他好的评估数据来源是多数心肺复苏（CPR）模拟人中植入的触觉传感器，它可以告诉你按压的速率和深度、通气的速率和体积，以及响应时间和自动体外除颤器（AED）到达时间。如果你需要评估参与者对批判性思维、临床判断或其他高级能力的表现，我们也有可使用的评估工具。强烈建议你使用现成的经过验证的工具，而不是自己开发的工具（Adamson et al.，2013）。

文献和护理教育中广泛应用的两种有效的模拟参与者评估工具是 Lasater 临床判断量表（Lasater clinical judgment rubric，LCJR）（Lasater，2007）和 Creighton 胜任力评价工具（Creighton competency evaluation instrument，CCEI）（Hayden et al.，2014a）。LCJR 基于 Tanner（2006）的临床判断模型，包括临床判断的 4 个方面：注意、解释、反馈和反思，这 4 个方面由 11 个可观察的临床判断指标体现。这些指标是随着观察者在开始、发展、完成或典型阶段发展的对模拟参与者临床判断能力进行分类的一些语言描述内容。LCJR 数据已经建立了很好的信、效度，用于支持将其应用于护理本科生的小组模拟教学（Adamson，Gubrud，Sideras，& Lasater，2012）。鉴于 LCJR 的可发展性，它对于形成性评价特别有用，它可以促进建设性反馈；它还具有强大的信、效度证据，支持将其用于终结性评价。

CCEI 改编自 Creighton 模拟评价工具（Creighton simulation evaluation instrument，CSEI）（Todd，Manz，Hawkins，Parsons，& Hercinger，2008），并在美国 NCSB 的全国护理模拟研究（Hayden et al.，2014b）中使用。该工具的核心胜任力是评估、沟通、临床判断和患者安全。每项胜任力的测量是由观察者–评价者可以评估的预期行为的条目实现。这 23 个条目中的每条的评分选项都是："没有展示胜任力""展示胜任力"和"不适用"。使用该工具及其前身 CSEI 产生的数据的信度和效度已经得到了很好的验证（Adamson，Parsons，Haowkins，Manz，Todd，Hercinger，2011；Hayden et al.，2014a）。该工具的作者和机构管理者为想使用该工具的教育者和研究人员提供了资源：https://nursing.creighton.edu/academics/competency-evaluation-instrument。

如果这些工具不能满足你的需求，以下两种在线资源可帮助你找到你感兴趣的概念相关的、符合要求的、适当的评价工具：

➤ INACSL 工具资料库：https://www.inacsl.org/resources/repository-of-instruments/
➤ 护士质量和安全教育（QSEN）模拟评价网站：https://qsen.org/strategies/simulation/simulation-evaluation/

当你要寻找合适的模拟参与者评价工具时，你需要考虑以下几个重要的问题（Bourke & Ihrke，2015）：

1. 这个工具测量的是你想测量的东西吗？

2. 它能测量所有你感兴趣的东西吗？还是需要添加问题或使用多种工具吗？

3. 对于那些将要使用它的人来说，这个工具是否易于理解和使用？

4. 你需要为将要使用工具的人员提供哪些类型的培训？

5. 有哪些证据支持结果的信度和效度？你打算如何使用它们？

没有任何评价工具是完美的。许多与模拟表现相关的概念是复杂的，可能需要多种评估策略。例如，如果您有兴趣在代码场景中评价高水平护理学生的表现，则可能需要工具来分别评价个体参与者的临床判断、团队沟通和团队合作以及 CPR 质量。在考虑将模拟参与者评价用于高利害测试时，考虑使用多种评估方法以提高评价质量尤为重要（Oermann et al.，2016）。

评价模拟设计

除了模拟实践之外，还有其他评估和评价的机会，包括模拟设计和模拟结果。模拟设计"包括指导活动或案例的开发或选择的特定学习目标……物理仿真度和概念仿真度的要素，包括有关设备、模具（物理仿真度）和适当的决策，预先确定引导者对参与者干预（概念仿真度）的反应"（Jeffries, Rodgers, & Adamson, 2016, p. 40）。此外，该设计还包括参与者和观察者角色分配，以及事件的顺序，从模拟前介绍到模拟案例实施再到复盘。尽管没有唯一"正确"的方法来设计模拟实践，但是评估模拟的某些必要成分很重要。

评估模拟设计的最佳方法之一是使其与公认的标准保持一致。INACSL 最佳实践标准中提供了设计的 11 条标准，以确保"模拟实践的设计是有目的性的，以满足已确定的目标并优化预期成果"的完成（INACSL，2016a，p. S5）。可以在 https://www.nursingsimulation.org/article/S1876-1399（16）301268/fulltext 上访问这些标准。其他的评估模拟设计还包括 NLN 的模拟设计量表（simulation design scale，SDS）（National League for Nursing，2005a）。该量表有 20 个条目，反映了 5 个类别：目标和信息、支持、问题解决、反馈 / 引导性反思和仿真度（真实）。SDS 由那些表达了对每一条目认同度和重要性的模拟参与者来完成。例如，在目标和信息类别中，模拟参与者阅读以下陈述："这些提示是适当的，旨在促进我的理解"，然后就他们对该陈述的同意程度以及该方面在模拟设计中的重要性进行评分。SDS 已在文献中得到广泛使用，并且有强有力的证据支持其使用的信度和效度（Franklin，2014）。对该工具的主要批评是，它侧重于 Kirkpatrick 模型的第 1 级（反应），包括参与者的满意度和对相关性的感知（Kirkpatrick & Kirkpatrick，2019）。

评估模拟设计的其他常用策略是由参与者完成的定性和定量的课程评价。Cooper

等（2011）提供了一个范例，该范例通过定量调查收集参与者关于质量和有关模拟实践的活动反馈。此类信息可用于模拟活动的持续质量改进。

评价模拟结果

可以说，关于模拟实践，我们能想到的最重要的评价问题是"模拟对参与者、患者和系统有什么影响？"本章涵盖的大部分内容已反映了模拟实践是如何影响模拟参与者的。然而，越来越多的文献证明了模拟可以改善患者层面和系统层面的结果。Schmidt 等（2013）确认了 38 项研究，这些研究反映了模拟实践如何影响实际的患者护理。尽管作者注意到研究的质量参差不齐，但他们也注意到了一种趋势，即基于模拟的教育干预措施"总体上提高了关键事件和复杂程序中临床医生个体和团队的技术表现"（p. 426）。Seaton 等（2019）在其查阅的文献中确定了 15 篇文章，证明了模拟对提高患者安全的贡献。这些改善包括：

1. 改善感染控制：①基于模拟的培训，结合工具包整合和电子文档，可降低重症监护病房内的与中心静脉相关的血液感染率（Allen et al.，2014）；②基于模拟训练的中心静脉导管插入训练与预防导管相关的血液感染有关，也与缩短住院时间和节省成本相关（Cohen et al.，2010）；③基于模拟的培训，结合改进的医疗文件记录、认知助手、设备和反馈，可降低与中心静脉导管相关的医源性气胸和全因医源性气胸的发生率（Shieh et al.，2015）。

2. 提高给药的安全性：①减少重症监护病房（CCU）护士短期和长期给药错误（Ford et al.，2010）；②在模拟环境中减少与静脉推注和程序化的静脉药物泵入相关的错误（Prakash et al.，2014）；③减少与配制抗癌药物有关的错误（Sarfati et al.，2015）。

3. 改善患者交接质量：①降低沟通失败率（Pukenas et al. 2014）；②改善护士在交接过程中对关键信息的沟通（Berkenstadt et al. 2008）；③持续改善交接技巧（Reyes et al.，2016）。

4. 改善对临床恶化的识别：①与改善临床医生响应时间和降低患者死亡率相关的原位模拟培训（Theilen et al.，2013）；②改善观察频率、疼痛评分表和氧疗（Kinsman et al.，2012）；③改善团队合作（Harvey et al.，2014）；④改善团队合作并提高患者安全性（Patterson et al.，2013）；⑤减少从诊断到移送的时间（Siassakos et al.，2009）；⑥生存率增加与基于模拟的模拟代码数量增加相关（Andreatta et al.，2011）。

你可以从 Seaton 等（2019）的综述中发现，有很多时机评估模拟结果。测量这些结果的工具多种多样。数据的重点反映了 Kirkpatrick 模型的第 3 级（行为）和第 4 级（结果）。获取这些级别的数据通常需要跟随模拟参与者进入临床环境，来观察他们的行为。除此之外，这可能意味着收集有关患者结局的数据。这种类型的研究可能需要纵向观察。但是，Cook 和 West（2013）建议，为了评价模拟结果，我们可能不需要进行昂贵的纵向研究，而是直接结合基于模拟的学习、行为和患者结局的研究。支持这一观点的论据是模拟可以充当行为的替代。因此，可以在模拟中评价第 3 级（Prion & Haerling，2017）。其次，如果我们建立了学习与行为之间的联系以及行为与结果之间的联系，那么我们在逻辑上就建立了学习与结果之间的联系。

本章小结

本章概述了评价的概念，包括评估与评价之间的区别；形成性、终结性和高利害评价的信度和效度及评价级别。它解决了"我们为什么要评估？"介绍了与 NLN Jeffries 模拟理论中的概念、模拟实践、设计和结果相关的评估和评价的时机与策略。当你在实践中应用此信息时，你就会知道你正在帮助建立在护理教育中使用模拟的证据基础。我们评估数据的质量将影响学习者的体验质量以及患者和社区的健康状况。

参考文献

Adamson, K. A., Gubrud, P., Sideras, S., & Lasater, K. (2012). Assessing the reliability, validity, and use of the lasater clinical judgment rubric: Three approaches. *Journal of Nursing Education*, *51*(2), 66–73. doi: 10.3928/01484834-20111130-03

Adamson, K. A., Kardong-Edgren, S., & Willhaus, J. (2013). An updated review of published simulation evaluation instruments. *Clinical Simulation in Nursing*, *9*(9), E393–E400. http://dx.doi.org/10.1016/j.ecns.2012.09.004

Adamson, K. A., Parsons, M. E., Hawkins, K., Manz, J. A., Todd, M., & Hercinger, M. (2011). Reliability and internal consistency findings from the C-SEI. *Journal of Nursing Education, 50*(10), 583–586. doi: 10.3928/01484834-20110715-02

Adamson, K., & Prion, S. (2012a). Making sense of methods and measurement: Reliability. *Clinical Simulation in Nursing*, *8*(6), E259–E260. https://doi.org/10.1016/j.ecns.2012.05.003

Adamson, K. A., & Prion, S. (2012b). Making sense of methods and measurement: Validity assessment, part 1. *Clinical Simulation in Nursing*, *8*(7), E319–E320. https://doi.org/10.1016/j.ecns.2012.07.001

Adamson, K. A., & Prion, S. (2012c). Making sense of methods and measurement: Validity assessment, part 2. *Clinical Simulation in Nursing*, *8*(8), E383–E384. https://doi.org/10.1016/j.ecns.2012.07.002

Adamson, K. A., & Prion, S. (2013). Reliability: Measuring internal consistency using Cronbach's α. *Clinical Simulation in Nursing*, *9*(5), E179–E180. https://doi.org/10.1016/j.ecns.2012.12.001.

Allen, G. B., Miller, V., Nicholas, C., Hess, S., Cordes, M. K., Fortune, J. B., et al. (2014). A multitiered strategy of simulation training, kit consolidation, and electronic documentation is associated with a reduction in central line–associated bloodstream infections. *American Journal of Infection Control*, *42*(6), 643–664. doi:10.1016/j.ajic.2014.02.014

American Educational Research Association, American Psychological Association, and National Council on Measurement in Education. (2014). *Standards for educational and psychological testing*. American Educational Research Association.

Andreatta, P., Saxton, E., Thompson, M., & Annich, G. (2011). Simulation-based mock codes significantly correlate with improved pediatric patient cardiopulmonary arrest survival rates. *Pediatric Critical Care Medicine*, *12*(1), 33–38. doi:10.1097/PCC.0b013e3181e89270

Berkenstadt, H., Haviv, Y., Tuval, A., Shemesh, Y., Megrill, A., Perry, A., et al. (2008). Improving Handoff Communications in Critical Care*: Utilizing Simulation-Based Training Toward Process Improvement in Managing Patient Risk. *Chest*, *134*(1), 158–162. doi:10.1378/chest.08-0914

Bourke, M., & Ihrke, B. (2015). Introduction to the evaluation process. In D. Billings & J. Halstead (Eds.), *Teaching in nursing: A guide for faculty* (Electronic ed., pp. 385–397). ProQuest Ebook Central, https://ebook-central.proquest.com/lib/washington/detail.action?docID=4187420

Brett-Fleegler, M., Rudolph, J., Eppich, W., Monuteaux, M., Fleegler, E., Cheng, A., & Simon, R. (2012). Debriefing assessment for simulation in healthcare: Development and psychometric properties. *Simulation in Healthcare*, *7*(5), 288–294. https://doi.org/10.1097/SIH.0b013e3182620228

Center for Medical Simulation. (n.d.). Debriefing Assessment for Simulation in Healthcare. https://harvardmedsim.org/debriefing-assessment-for-simulation-in-healthcare-dash/

Cheng, A., Morse, K., Rudolph, J., Arab, A., Runnacles, J., & Eppich, W. (2016). Learner-Centered Debriefing for Health Care Simulation Education: Lessons for Faculty Development. *Simulation in Healthcare*, *11*(1), 32–40.

Cohen, E. R., Feinglass, J., Barsuk, J. H., Barnard, C., O'Donnell, A., McGaghie, W. C., & Wayne, D. B. (2010). Cost savings from reduced catheter-related bloodstream infection after simulation-based education for residents in a medical intensive care unit. *Simulation in Healthcare*, *5*(2), 98–102. doi:10.1097/SIH.0b013e3181bc8304

Cook, D., & West, C. (2013). Perspective: Reconsidering the focus on "outcomes research" in medical education: A cautionary note. *Academic Medicine*, *88*(2), 162–167. doi:10.1097/ACM.0b013e31827c3d78

Cooper J. B., Singer S. J., Hayes J., et al. (2011). Design and evaluation of simulation scenarios for a program introducing patient safety, teamwork, safety leadership, and simulation to healthcare leaders and managers. *Simulation in Healthcare*, *6*(4):231–238. doi:10.1097/SIH.0b013e31821da9ec

DeVellis, R. F. (2003). *Scale development*. Sage Publications.

Docherty, A., Warkentin, P., Borgen, J., Garthe, K., Fischer, K. L., & Najjar, R. H., (2018). Enhancing student engagement: Innovative strategies for intentional learning. *Journal of Professional Nursing, 34*(6):470–474. doi:10.1016/j.profnurs.2018.05.001

Dreifuerst, K. (2012). Using debriefing for meaningful learning to foster development of clinical reasoning in simulation. *Journal of Nursing Education*, *51*(6), 326–333. doi:10.3928/01484834-20120409-02

Ford, D., Seybert, G., Smithburger, A., Kobulinsky, L., Samosky, P., & Kane-Gill, L. (2010). Impact of simulation-based learning on medication error rates in critically ill patients. *Intensive Care Medicine*, *36*(9), 1526–1531. doi:10.1007/s00134-010-1860-2

Franklin, A., Burns, P., & Lee, C. S. (2014) Psychometric testing on the NLN Student Satisfaction and Self-Confidence in Learning, Simulation Design Scale, and Educational Practices Questionnaire using a sample of pre-licensure novice nurses. *Nurse Education Today*, *34*(10), 1298–1304.

Furr, R. M., & Bacharach, V. R. (2014). *Psychometrics: An introduction* (2nd ed.). Sage Publications.

Goodwin, L. D. (2002). Changing conceptions of measurement validity: An update on the new standards. *Journal of Nursing Education*, *41*(3), 100–106. doi:10.3928/0148-4834-20020301-05

Harvey, E. M., Echols, S. R., Clark, R., & Lee, E. (2014). Comparison of two TeamSTEPPS® training methods on nurse failure-to-rescue performance. *Clinical Simulation in Nursing*, *10*(2), E57—E64. doi:10.1016/j.ecns.2013.08.006

Hayden, J. (2012, September 11). *The National Council of State Boards of Nursing National Simulation Study: Results from year 1 [Conference presentation]*. Presented at 2012 NCSBN Scientific Symposium, Arlington, VA. www.ncsbn.org/3309.htm

Hayden, J. K., Smiley, R. A., Alexander, M., Kardong-Edgren, S., & Jeffries, P. R. (2014). The NCSBN National Simulation Study: A longitudinal, randomized controlled study replacing clinical hours with simulation in prelicensure nursing education. *Journal of Nursing Regulation, 5*(2), S3–S40. https://doi.org/10.1016/S2155-8256(15)30062-4

Howard, V. M. (2013). President's message: Satisfy your THIRST for simulation educational research. *Clinical Simulation in Nursing, 9*(2), E37–E38. https://doi.org/10.1016/j.ecns.2013.01.003

INACSL Standards Committee (2016a). INACSL Standards of Best Practice: Simulation^SM simulation design. *Clinical Simulation in Nursing, 12*(S), S5–S12. http://dx.doi.org/10.1016/j.ecns.2016.09.005

INACSL Standards Committee (2016b). INACSL Standards of Best Practice: Simulation^SM participant evaluation. *Clinical Simulation in Nursing, 12*(S), S26–S29. http://dx.doi.org/10.1016/j.ecns.2016.09.009

INACSL Standards Committee (2016c). INACSL Standards of Best Practice: Simulation^SM simulation glossary. *Clinical Simulation in Nursing, 12*(S), S39–S47. http://dx.doi.org/10.1016/j.ecns.2016.09.012

Jeffries, P., Rodgers, B., Adamson, K. (2016). NLN Jeffries Simulation Theory: Brief narrative. In P. Jeffries (Ed.). *The NLN Jeffries Simulation Theory*. (pp. 39–42). Philadelphia: Wolters Kluwer.

Kane, M. (2006). Validation. In R. L. Brennan (Ed.) & *American Council on Education, Educational measurement* (4th ed., pp. 17–64). Praeger.

Kinsman, L., Buykx, P., Cant, R., Champion, R., Cooper, S., Endacott, R., Scholes, J. (2012). The FIRST 2 ACT simulation program improves nursing practice in a rural Australian hospital. *Australian Journal of Rural Health, 20*(5), 270–274. doi:10.1111/j.1440-1584.2012.01296.x

Kirkpatrick, J., & Kirkpatrick, W. (2019). An introduction to the New World Kirkpatrick Model. *Kirkpatrick Partners*.

Landy, F. J., & Farr, J. L. (1980). Performance rating. *Psychological Bulletin, 87*(1), 72–107.

Lasater, K. (2007). Clinical judgment development: Using simulation to create an assessment rubric. *Journal of Nursing Education, 46*(11), 496–503. doi:10.3928/01484834-20071101-04

Leighton, K., Mudra, V., & Gilbert, G. E. (2018). Development and psychometric evaluation of the facilitator competency rubric. *Nursing Education Perspectives, 39*(6), E3–E9. https://doi.org/10.1097/01.NEP.0000000000000409

Mariani, B., & Doolen, J. (2016, January). Nursing simulation research: What are the perceived gaps? *Clinical Simulation in Nursing, 12*(1), 30–36. http://dx.doi.org/10.1016/j.ecns.2015.11.004

Muthathi, I. S., Thurling, C. H., & Armstrong, S. J. (2017). Through the eyes of the student: Best practices in clinical facilitation. *Curationis, 40*(1), 1–8. https://doi.org/10.4102/curationis.v40i1.1787

National League for Nursing (2005a). Simulation Design Scale. http://www.nln.org/docs/default-source/professional-development-programs/nln-instrument_simulation-design-scale.pdf?sfvrsn=0

National League for Nursing (2005b). Student Satisfaction and Self-Confidence in Learning Scale. http://www.nln.org/docs/default-source/default-document-library/instrument-2_satisfaction-and-self-confidence-in-learning.pdf?sfvrsn=0

Oermann, M. H., & Gaberson, K. B. (2017). *Evaluation and testing in nursing education* (5th ed.). Springer Publishing Company.

Oermann, M., Kardong-Edgren, S., & Rizzolo, M. (2016). Summative simulated-based assessment in nursing programs. *Journal of Nursing Education, 55*(6), 323–328. doi:10.3928/01484834-20160516-04

Patterson, M., Geis, G., Lemaster, T., & Wears, R. (2013). Impact of multidisciplinary simulation-based training on patient safety in a paediatric emergency department. *BMJ Quality & Safety*, *22*(5), 383–393. doi:10.1136/bmjqs-2012-000951

Prakash, V., Koczmara, C., Savage, P., Trip, K., Stewart, J., Mccurdie, T., & Trbovich, P. (2014). Mitigating errors caused by interruptions during medication verification and administration: Interventions in a simulated ambulatory chemotherapy setting. *BMJ Quality & Safety*, *23*(11), 884–892. doi:10.1136/bmjqs-2013-002484

Prion, S., & Haerling, K. A. (2017). Making sense of methods and measurement: Linking simulation to patient outcomes. *Clinical Simulation in Nursing*, *13*(6), 291–292.

Pukenas, E. W., Dodson, G., Deal, E. R., Gratz, I., Allen, E., & Burden, A. R. (2014). Simulation-based education with deliberate practice may improve intraoperative handoff skills: A pilot study. *Journal of Clinical Anesthesia*, *26*(7), 530–538. doi:10.1016/j.jclinane.2014.03.015

Reyes, J., Greenberg, A., Amdur, L., Gehring, R., & Lesky, J. (2016). Effect of handoff skills training for students during the medicine clerkship: A quasi-randomized study. *Advances in Health Sciences Education*, *21*(1), 163–173. doi:10.1007/s10459-015-9621-1

Rutherford-Hemming, T., Kelsey, N., Grenig, D., Feliciano, M., Simko, L., & Henrich, C. (2016). Multisite single-blinded randomized control study of transfer and retention of knowledge and skill between nurses using simulation and online self-study module. *Simulation in Healthcare*, *11*(4), 264–270. doi:10.1097/SIH.0000000000000168

Ryall, T., Judd, B. & Gordon, C. (2016) Simulation-based assessments in health professional education: a systematic review. *Journal of Multidisciplinary Healthcare*, *9*(1), 69–82. doi:10.2147/JMDH.S92695

Sarfati, L., Ranchon, F., Vantard, N., Schwiertz, V., Gauthier, N., He, S., et al. (2015). SIMMEON –Prep study: SIMulation of Medication Errors in ONcology: Prevention of antineoplastic preparation errors. *Journal of Clinical Pharmacy and Therapeutics*, *40*(1), 55–62. doi:10.1111/jcpt.12225

Sawyer, T., Eppich, W., Brett-Fleegler, M., Grant, V., & Cheng, A. (2016). More than one way to debrief: A critical review of healthcare simulation debriefing methods. *Simulation in Healthcare*, *11*(3), 209–217. doi:10.1097/SIH.0000000000000148

Schmidt, E., Goldhaber-Fiebert, S. N., Ho, L. A., & McDonald, K. M. (2013). Simulation exercises as a patient safety strategy: A systematic review. *Annals of Internal Medicine*, *158*(5 Pt 2), 426–432. https://doi.org/10.7326/0003-4819-158-5-201303051-00010

Seaton, P., Levett-Jones, T., Cant, R., Cooper, S., Kelly, M. A., McKenna, L., & Bogossian, F. (2019). Exploring the extent to which simulation-based education addresses contemporary patient safety priorities: A scoping review. *Collegian*, *26*(1), 194–203. https://doi.org/10.1016/j.colegn.2018.04.006

Shieh, L., Go, M., Gessner, D., Chen, J., Hopkins, J., & Maggio, P. (2015). Improving and sustaining a reduction in iatrogenic pneumothorax through a multifaceted quality-improvement approach. *Journal of Hospital Medicine*, *10*(9), 599–607. doi:10.1002/jhm.2388

Shrout, P. E., & Fleiss, J. (1979). Intraclass correlations: Uses in assessing rater reliability. *Psychological Bulletin*, *86*(2), 420–428.

Siassakos, D., Hasafa, Z., Sibanda, T., Fox, R., Donald, F., Winter, C., & Draycott, T. (2009). Retrospective cohort study of diagnosis–delivery interval with umbilical cord prolapse: The effect of team training. *BJOG: An International Journal of Obstetrics & Gynaecology*, *116*(8), 1089–1096. doi:10.1111/j.1471-0528.2009.02179.x

Tanner, C. (2006). Thinking like a nurse: A research-based model of clinical judgment in nursing. *Journal of Nursing Education*, *45*(6), 204–211. doi:10.3928/01484834-20060601-04

Theilen, U., Leonard, P., Jones, P., Ardill, R., Weitz, J., Agrawal, D., & Simpson, D. (2013). Regular in situ simulation training of paediatric medical emergency team improves hospital response to deteriorating patients. *Resuscitation, 84*(2), 218–222. doi:10.1016/j.resuscitation.2012.06.027

Todd, M., Manz, J. A., Hawkins, K. S., Parsons, M. E., & Hercinger, M. The development of a quantitative evaluation tool for simulations in nursing education. *International Journal of Nursing Education Scholarship, 5*(1): Article 41. doi:10.2202/1548-923X.1705

第**7**章 配置模拟中心及其基本要素

Crystel L. Farina, PhD（c），RN，CNE，CHSE

方雅璇 金尚佳 译；刘聪颖 王章娟 董 旭 审校

　　模拟中心已成为学术机构的焦点，但更重要的是要认识到模拟教学是学术和临床实践环境中一种重要的教学策略。医院会在护士实习计划、科室教育、团队建设演练、跨专业演练以及高风险的安全演练中使用模拟教学。模拟教学法、技术和创新是模拟中心的基础。无论模拟场地是用于学术环境还是临床实践环境，场地管理都需要相似的规划、预算、人员、物品库存和流程。模拟场地可以有不同的名称，例如模拟中心、技能实验室或临床模拟学习中心。无论名称是什么，模拟场地都是医疗场所的复制。随着全球人口老龄化，我们必须认识到并非所有医疗服务都是在急诊环境中进行的，工作人员需要不同环境的模拟体验。因此，模拟中心需要模拟急诊护理、初级护理、家庭护理、长期照护和社区护理的环境。场地使用的灵活性是模拟中心的一个优势，在购置模拟设备和聘请建筑设计师之前，完成需求评估有助于确定模拟中心的实际需求。本章将提供从需求评估到运营的模拟中心建设技巧。

规划

需求评估

　　《INACL 最佳实践标准：模拟设计》[SM]（INACSL Standards Committee，2016b）中提到需求评估是有目的的模拟体验的证据基础。建设模拟场地也需要进行需求评估。在为模拟器具、设备或建筑物支出经费前，必须完成需求评估，以确保不会将经费资源浪费在不必要的开支上。需求评估还可以确定需要多少场地、是否需要新建或者改扩建模拟场地。根据 Gantt（2010）的文献，为了启动需求评估，需要建立一个小组或团队进行头脑风暴和制定计划。该小组应由模拟场地的潜在利益相关者组成，包括教师、员工、模拟中心主任、运营人员、财务人员、临床实践合作伙伴、学习者和其他模拟场地使用相关人员。小组建立后，开始提出问题并进行头脑风暴（框 7.1）。

关键问题主要集中在需要什么来提供高质量、高仿真度的模拟场景，以及确定对模拟器具、设备、场地分配、技术、耗材和其他资产的需求。此外，还要确定合作伙伴关系、投资回报率和期望回报率。最后，还需要制定未来的计划。例如，是否需要为增强现实或虚拟现实预留场地？接下来会有什么新技术？科技迅速发展，对尚未发明的模拟体验进行规划非常重要。通过参加全国模拟会议和技术展览会可以了解最新的技术趋势，考虑发展创客空间以增强创新和创意。因此，场地的灵活性是至关重要的。

在获得模拟中心需求的信息后，要收集现有场地和设备当前状况的数据（Gantt，2010）。这也是审查或制定模拟中心的任务和愿景的好时机。制定任务和愿景为实现模拟目标提供了指导原则（Committee for Accreditation of Healthcare Simulation Programs，2016）。在需求评估和当前状况分析的过程中，寻找当前状况与未来预期之间的差距至关重要（Gantt，2010；University of Michigan Health System，n.d.）。根据需求制定缩小或消除该差距的计划，为当前和将来的需求做好计划是建设优质模拟中心的关键。无论场地是新建的还是改建的，都要为当前和未来做好计划，以便最灵活和最大限度地利用场地。模拟中心使用、差距和投资回报问题的确定有助于制定可靠的计划，从而为模拟中心带来资金来源。

模拟中心资金

资金来源是建设模拟场地的关键，不论该场地是独立的，还是隶属于医院或学术

框 7.1　完成模拟中心需求评估和开发规划的问题

- 模拟场地将提供什么？
- 谁将使用该场地？
- 模拟中心将提供哪些类型的仿真场景？
- 运行模拟情景需要什么类型的环境？
- 可以建立哪些类型的合作伙伴关系来提供投资回报？
- 使用模拟场地的频率是多少？
- 可提供哪些类型的程序？
- 一次能容纳多少人同时使用该场地？
- 模拟场地的地理位置在哪里？
- 如何运行模拟场地？
- 需要什么设备？
- 整个场地的容量是多少？
- 模拟中心将填补哪些差距？
- 提供高质量、高仿真模拟情景需要哪些条件？
- 谁将会与模拟中心合作？
- 模拟中心是否准备好应对未来的变化？
- 是否预留虚拟现实 / 增强现实的场地？
- 模拟中心能为创新和创意提供创客场地吗？

机构，或是合作共建，都必须确保并维持资金来源。装修或新建整个建筑物都需要资金，虽然大部分资金将用于模拟场地的建设和装修，但仍需要制定计划，以确保在完成建设后能为未来发展提供资金，并提供购买家具和设备的费用。补助金和政府资源不支持购买家具和设备，需要筹资活动完成家具和设备购置。同时还需考虑如何分配资金用于购买新设备、模拟器、耗材、技术、家具和保修业务。模拟中心的设备采用高新技术，需要定期维护或专职技术支持人员。需要慎重考虑多种资金来源并制定包含模拟场地租借、社区使用及慈善事业在内的商业计划（University of Michigan，n.d.）。房间和场地的冠名权是为模拟场地提供资金的另一个机会。例如，为潜在的捐赠者提供房间或模拟器具命名的机会，以此铭记或纪念其亲人或企业，从而为捐赠者提供广告机会，并为模拟场地提供建设、装修和扩建的资金。另外，众筹是一种相对较新的筹资机会，它将寻求投资项目或投资机会的个人和公司聚集在一起，以支持有筹资需要的社区和个人（Miller，2019）。GoFundMe® 是一个免费的在线筹款平台，这种筹款形式越来越受欢迎，它确保所有筹款活动都遵循上级机构关于慈善和筹款的政策。

合作伙伴

战略伙伴关系为所有参与方提供了积极的经验。在考虑合作伙伴关系时，请考虑上级机构中的合作伙伴。例如，如果模拟中心隶属于高校，则可以与其他学院和项目建立伙伴关系，例如内科、药学、护理学、职业病治疗学、呼吸治疗学、物理治疗学、公共卫生学、影像学、外科学、牙医学和急诊医学。如果模拟中心处于临床实践环境中，可考虑与其他部门、后勤部门、长期照护机构和其他急症机构建立伙伴关系。在临床实践环境中建立合作伙伴关系可以帮助模拟中心购买设备和提供资金来源。例如，如果医院要购买新的输液泵，模拟中心也可能获得用于教育目的的输液泵。商业伙伴关系能够提高模拟中心的购买力。部门、项目和学校之间的合作关系通过跨专业的经验促进每个人的学习，也为增加资金提供机会。为了达到共同目标，可以在营利性和非营利性企业之间建立合作伙伴关系。例如，与医疗保险供应商建立合作关系可以为模拟中心提供财务支持，同时为患者提供更好的医疗结局。保险供应商在获得房间或设备的冠名权的同时，也为购买设备和设施提供资金支持（University of Michigan，n.d.）。制定商业计划将有助于这种方式的实现。

接下来，为确保良好利用模拟场地，要制定相应的政策和程序，也就是模拟场地的任务和目标。一旦建立合作伙伴关系，就必须提供模拟场地使用以及合作伙伴使用模拟场地和设备的规则。需要制定有关优先次序安排、人员职责、工作说明、安全预案、组织领导和报告的政策（Committee for Accreditation of Healthcare Simulation Programs，2016）。还应制定与摄影和录像及其用于社交媒体和营销有关的附加政策。制定报告结构的组织架构图是明确责任和决策权的有效方法。还可以以联盟和联营的形式建立伙伴关系。

联盟和联营

在全州范围内建立联盟和联营可以增加资金投入，并减少耗材和设备成本（Waxman，2016）。此外，这些联盟和联营有能力支持专业发展项目，建立模拟课程标准，并提倡在医学教育中使用专业的模拟教学（Beroz et al.，2020；Waxman，2016）。联盟和联营成立联合小组，游说州和联邦机构以寻求资金、法规、政策支持。这些合作有助于分担建设模拟中心和维持模拟中心改善医学模拟教育的重任，并共享其成果。联盟和联营支持在区域内实施最佳临床实践标准，协助模拟教学法、模拟会议和模拟教育的专业发展（Beroz et al.，2020；Waxman，2016）。

规划

在规划模拟场地时，请考虑所有可能的收益源。捐赠、捐款和赠品都是可能的收益源，但在经济低迷时，不能依靠这些维持发展。一些感兴趣的机构正在使用模拟场地进行拍摄、举行募捐活动和招募医疗人员，在其他机构选择颜色、家具和装饰时要考虑到对该空间的使用需求。在建设模拟中心时，需考虑场地的灵活性以创造未来的收入。如前所述，在开始制定模拟中心计划时，需要考虑制定包括场地和设备租赁的商业计划。赠款是额外的收入来源，赠款可以是内部、外部、政府或基金会捐赠的。在规划模拟中心时，要考虑如何将场地用于能增加资金的模拟研究和其他教育机会。

在规划模拟场地时，要建立模拟预算以确保信托责任和负责任的支出。预算细节需要与上级机构讨论，模拟中心要在组织中发挥作用并建立起领导力。并非所有的教师、员工或医疗领导者都认识到模拟的重要性或其对患者结局的影响，因此通常难以获得他们对模拟的支持。培育模拟拥护者很重要，并从他们那里获取对模拟中心的支持。他们可以是变革型领导者中的教师、员工或卫生保健领导者，他们愿意为模拟中心提供支持。模拟拥护者是支持模拟教学法的领导者和第一批追随者，并能根据需要获得更多支持。

战略规划

建立模拟中心的下一步是制定计划以弥合需求评估中发现的差距，并确定未来的目标。战略规划为支持未来目标提供组织结构，推动模拟中心朝着目标迈进，并与上级机构的计划和目标保持一致。在完成需求评估的过程中，开始对模拟中心的优势、劣势、机遇和威胁（SWOT）进行分析，SWOT 分析可以加强战略规划。其中，优势和劣势是模拟中心内部的，而机遇和威胁则是外部的（Gantt，2010）。如本章前面讨论的，正是审查或修订任务和愿景的时机。战略规划的制定过程应该是协作的，需邀请利益相关者参与其中。利益相关者包括上级领导、最终用户、社区成员、出资者、模拟团队成员、教育者和上级机构的关键成员。所有利益相关者都要参与审查和修订模拟中心的任务和愿景，以确保它与上级机构的使命和愿景保持一致。为模拟中心设立 3 ～ 5 个目标，并为实现每个目标提出 3 ～ 5 个策略（Gantt，2010）。考虑建立短期（6 个月～ 2 年）和长期（2 ～ 5 年）目标，制定所有策略和目标实现的时间表。

战略规划可以使模拟中心在医疗人员教育中发挥积极作用。战略规划需要不断地评估和修订。因此，应该制定战略审查流程和使目标实现过程变得透明的报告机制。模拟中心负责人应该与战略规划团队举行季度会议，重新审视战略和修订目标，以确保模拟中心的活动朝着正确的方向发展。战略规划是实现模拟中心和上级机构目标的路线指导图，需求评估和 SWOT 分析可以为战略规划提供架构。需求评估能够确定战略规划需要弥补的差距，就像没有任何限制一样地以结果为导向计划未来。例如，模拟场地是什么样的？通过使用模拟场地，模拟中心的客户 / 参与者可以实现什么？他们将从体验中发现出什么？对现有场地进行评价，以确定当前场地的优势和需要改进的地方，听取终端用户的建议。访谈已完成类似项目的模拟领导者，以确定可行的想法，并询问如果再次完成该项目将做的改变和教训。提出问题有助于完善模拟场地需求。

组织领导力

模拟中心需要有报告的架构。无论模拟场地隶属于医院或高校，还是独立的模拟中心，都需要有报告架构、领导力和治理体系（Committee for Accreditation of Healthcare Simulation Programs，2016）。领导者必须有决策权，并引领模拟中心向着任务、愿景和目标发展。组织结构图将为所有利益相关者提供报告结构和领导力权威。这为利益相关者和员工提供了指挥链。模拟中心的负责人通常被视为模拟场地的主管，负责监督员工、课程、标准和资源。

对于所有模拟中心的员工而言，核心要素是需在相应时间执行所需功能。模拟中心的教职员工将在模拟中使用其所需的所有功能。具有双重角色的教职员工需要计时和守时，以确保有足够时间扮演分配给他们的每个角色。模拟中心的成功取决于员工是否有足够的时间来完成模拟中心的要求。模拟教师的一个障碍是在履行工作职责时缺乏时间和分配的工作量。教师的工作量不是通过模拟的时间来计算的，也没有公式可以确定模拟教师的工作量（Blodgett et al.，2018；Nye et al.，2019）。

模拟中心主任

模拟中心主任必须具有模拟教学的经验（INACSL Standards Committee，2017）。他们负责管理课程、设备、资源、研究以及模拟中的其他活动（Committee for Accreditation of Healthcare Simulation Programs，2016）。他们需要权威来领导、执行最佳实践标准、确定事件的优先级、评估新设备的需求以及购买新设备。预算、会计、预测和费用报告的经验对模拟中心主任非常有帮助，能确保他们较好地控制预算缺口。因此，具有商业管理经验是一个优势。在模拟中心的发展过程中，已晋升为或自愿担任模拟中心主任的教职员工需要对该角色的支持。重要的是要提供时间和资金来支持该角色的专业发展。在中心主任学习《INACSL 模拟最佳实践标准》、接受专业培训并了解该角色的同时，需要调整工作量。新任主任需要一名模拟导师来指导和支持他胜任新的角色，强烈建议所有模拟中心主任都成为模拟组织的成员，比如国际护理临床模拟教学协会（International Nursing Association of Clinical Simulation Learning, INACSL）、国际医学模拟学会（Society for Simulation in Healthcare，SSH）和美国护理联盟（National League for Nursing，NLN）等成员，以获得专业的支持和发展。模拟中心主任还需要更多的时间和资金支持来促进专业发展。教师兼任模拟中心主任可能会在时间管理上有困难，难以满足模拟中心的要求。联盟和联营机构经常提供教育产品来支持模拟领导者。专业组织和大学还提供模拟教学法、领导力和运营的课程，可以为教职员工和模拟中心主任提供基础性的教育和支持（Beroz et al.，2020；Waxman，2016）。SSH 可以为模拟教育者提供认证（医疗模拟教育者和高级医疗模拟教育者认证），这是模拟教育者和领导者的金标准。

模拟师资

模拟前介绍、模拟场景和复盘的人员应视为教师还是职员尚存在争议。虽然没有设定标准，但是引导模拟前介绍、模拟场景和复盘的模拟人员必须经过培训并达到《INACSL 最佳实践标准：引导标准和复盘标准》^{SM}（INACSL Standards Committee，2016a；INACSL Standards Committee，2016c）。他们必须接受 INACSL 标准、模拟教学法、复盘方法和理论框架的培训。教师引导模拟情景可确保情景朝着目标运行并达到学习效果。专职模拟团队仅包括直接参与模拟情景的教职员工，其有多种结构，在某些情况下，模拟工作人员会操纵模拟器具并模仿患者发声，同时模拟教师会观察模拟情景并进行复盘。在其他机构中，模拟教师要同时操纵模拟器具、模仿患者的声音、评估情景、进行复盘。使用何种结构应符合模拟中心和上级机构的任务和目标，同时确保符合《INACSL 最佳实践标准》。如前所述，模拟教育工作者可以从国际医学模拟学会（SSH）获得医疗模拟教育者（CHSE）和高级医疗模拟教育者（CHSE-A）的证书。

《INACSL 最佳实践标准：运营 ^{SM}》（2017）指出需要由具有相关知识和技能的人来领导模拟项目，这样才能遵循最佳实践标准，并随着证据和标准的变化而不断发展。为确保模拟中心能支持各种模拟教育情景，需要采用系统整合的方法。因此，由模拟教师单独操作模拟器、提供声音、设置、清理模拟情景和评估学习者的模式不再是可接受的，也不符合最佳实践标准或认证标准（INACSL Standards Committee，2017；Committee for Accreditation of Healthcare Simulation Programs，2016）。

模拟工作人员

模拟工作人员或模拟运营专家通常是经过培训的人员，可提供模拟场景的设置、技术支持、模具和清理。在模拟、技术和医疗方面的经验对此会有所帮助。在预算拮据的情况下，可以使用助教、勤工俭学的学生、志愿者和应届毕业生来填补这些职位。虽然很难找到具有模拟经验的人员，但可能的候选人人数正在增长。其他模拟中需要的角色包括模拟协调员、模拟经理、标准化病人协调员和模拟技术管理员。具有模拟和医疗经验者优先。但是，现在有通过专业组织和大学进行的模拟运营专家培训的项目，通过国际医学模拟学会叫获得医学模拟运营专家（health care simulation operations specialists，CHSOS）的认证。

模拟实践的运营模型将确定所需的人员数量，场地、设备和技术，还需要确定每个模拟实践的参与者数量。为确保模拟情景的顺利运行，提前计划需要的人员是规划的一部分，这能确保模拟中心的成功运营。无论是规划新场地还是装修现有场地，完成需求评估、制定战略规划、明确领导力角色以及提供合适的人员，对于建立模拟中心都是必不可少的（Committee for Accreditation of Healthcare Simulation Programs，2016；Gantt，2010）。

管理支持

模拟中心必须有管理支持来协助日常耗材采购、费用报告、发票、数据收集和记录保存。不同机构对该职位的业务能力要求可能不同。有的还需要保管人员、维护人员和设备人员。如果模拟中心隶属于医院或高校，很重要的是管理人员必须认识到需要增加现有员工的工作量，或者增加人员来支持模拟中心。模拟中心的建立将对废弃物管理、洗衣服务和信息技术支持产生影响。在计划中考虑这些增量将确保模拟中心运营的顺利进行。

建筑与装修

不论是新建建筑还是装修当前的场地，大部分资金都将用于模拟中心的建设。如前所述，模拟中心建成后，其收入将用于后续发展。需要精心设计模拟场地，以确保能最大化地利用场地、技术和设备。需要与具有设计模拟中心或急性护理病房经验的建筑师进行协作。仅具有设计办公楼经验的建筑师可能会设计出优美的环境，但可能会忽略场地设计的关键问题，例如人员流动线路和模拟场地的出入口（Eagle，2017a，2017b；Roussin & Weinstock，2017）。让具有模拟经验的教职员工与建筑师合作以确保场地能提供所需的人员流动线路是非常重要的。在开始绘制建筑图之前，需讨论人员流动线路、声音和存储场地。由于施工团队具有建设经验且自认为拥有最佳的设计思想，所以常常不听取模拟人员的意见。因此，需要确保模拟用户、教职员工的代表参与所有施工和设计会议。这将确保终端用户能够掌握该场地的全部功能。

工作流程

在设计开始之前，必须考虑人员将如何在场地流动，这是创造力可以产生独特而美观的设计的地方。可以设计一个"豆荚型"的区域，用于将模拟前介绍 / 复盘、模拟情景和控制区的位置连结在一起（图 7.1），急救情景将多个情景的场地设置在一起并将复盘设置在另一位置，初级护理 / 客观结构化临床考试（OSCE）的设置可将多个基层医疗服务人员的办公室链接在一起（图 7.2），或者由建筑师提供单独的设计（Eagle，2017b）。无论怎样设计，模拟参与人员和员工的人员流动线路都是首要考虑的问题。

考虑参与者将从哪里进入模拟场地，是否需要等候区？是否会有大型团队同时运行多个模拟情景，或是来自多个机构的多个小型团队同时运行模拟情景？是否计划让所有学习者在同一天完成其模拟情景？或者是否会有小批护理学生、医士学生和住院医师在不同区域同时使用该场地？这会影响场地的人员流动线路、模拟安全性以及需要确保人员流动线路顺畅的设计。这还是要回到需求评估以及考虑该中心一次能容纳多少人。如果有来自不同专业的多个小组，需要考虑启用或禁用人员流动线路来控制他们之间的交互。有时可能会鼓励多个模拟组之间的交互，比如在跨专业的模拟体验中。但有时不鼓励这种交互，如在测试时或外部机构使用时。如果在模拟情景中使用标准化病人（SP），请确保为 SP 分配了更衣、隔离及放松的场地，以便他们能与学习者和模拟活动分开。根据中心的大小，增强场地的灵活性可以增加场地的容量和可用性。无论场地大小如何，《INACSL 最佳实践标准：复盘》中要求模拟情景的场地和复盘的场地独立分开，以使参与者能摆脱情景的压力（INACSL Standards of Best Practice

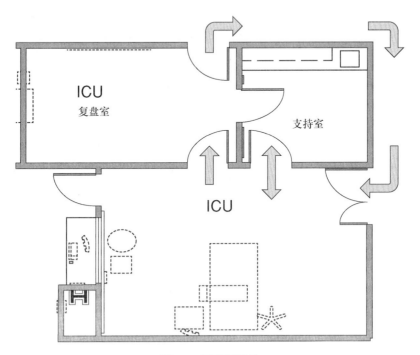

图 7.1　豆荚型设计

可循环进行模拟前介绍、模拟情景和复盘的楼层平面图。这种形式能保证模拟体验的私密性，同时模拟人员可以在不中断模拟活动的情况下进入和退出模拟场地，并提供复盘和支持。该设计可以轻松应用于提供跨专业的模拟体验。

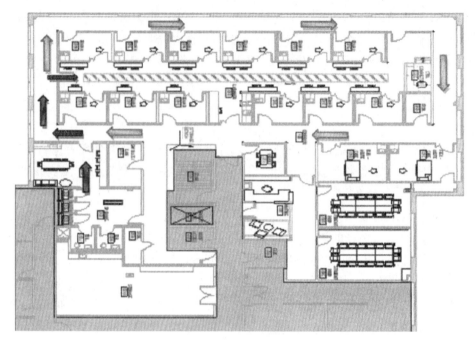

图 7.2　客观结构化临床考试的设计

这是客观结构化临床考试（OSCE）的一层楼空间平面计划图。灰色的箭头代表学习者在空间中的流动。黑色的箭头代表标准化病人的流动。交叉线空间是教师观察空间。应注意，有了标准化的公告和特定的时间安排，参与者就不会与标准化病人或教师混在一起。

Committee，2016a），这样可以使参与者减轻压力，并允许工作人员重置模拟情景空间。在旁边设置控制 / 支持空间有助于解决技术问题，但这并不是必需的。确定中心的每个参与者是否都成为该情景的积极参与者，或者是否有能力为观察者直播情景。有证据显示，由于观察者的压力较低，他们比主动参与者学到的东西更多。为观察者提供额外的场地可以提高模拟中心的灵活性和容量（Bethards，2014；Hober & Bonnel，2014）。当参与者、教职员工在整个场地中移动时，人员流动线路还将影响模拟场地中的噪声和声音。

　　确定人员流动线路时，应考虑办公场地和存储场地。将办公室或存储场地设置到情景空间中或复盘空间附近可能会限制办公人员的使用。如果搬移办公室不可行，可以考虑改变入口以减少模拟情景的中断或选择其他办公室。还可以选择使用"安静区域"的标牌。

声音

　　声音是模拟中的一个重要概念，包括参与者、病人、生物、空气压缩机的电机、复盘讨论和办公室对话的声音。模拟空间的各个区域都需要减振或减少噪声，以防止声音传入其他空间。隔音设施成本较高，可能不是一个好的选择。重要的是，要认识到单向玻璃并不能隔音。模拟空间的声音量需要达到允许参与者在模拟前介绍、模拟情景运行和复盘过程中进行互动和听到声音的水平，但又不干扰其他空间活动。墙壁和地板的装饰也会影响模拟空间的声音，空间的表面越坚硬，声音就越大，传播的距离也就越远，吸音天花板、地毯和窗帘不利于声音的传播（Eagle，2017a，2017b；Ferenc，2017）。考虑将石膏板放在天花板上方的甲板上，而不是放在天花板轨道上，这可减少穿过天花板的声音。在复盘室和控制室中使用隔音石膏板或瓷砖将减少声音和模拟空间中的额外噪声。如果模拟情景使用开放式空间或病房，考虑在床之间放置隔板、厚窗帘或白噪声机器，以减少声音传播。视听交流、病人声音、教师声音和流媒体技术会对声音的音量和质量产生影响。考虑用病人的声音替代模拟器说话，特别是对于多个同时进行的模拟，通过模拟器发出的声音并不总是清晰的，当同时使用多个模拟器时，会产生干扰。枕形扬声器可提供清晰易懂的声音，教师能够以正常的音量说话，提供病人声音和指导。视听系统应允许情境模拟引导者通过耳机听到声音，并以正常对话水平通过麦克风说话。控制室的小声屏障将有助于缓解多个情景声音相互渗透的情况（Eagle，2017a，2017b；Ferenc，2017）。在复盘区域和进出模拟空间时，鼓励教师和参与者轻声说话。此外，确保视听供应商和建筑师考虑麦克风和扬声器的位置远离空调等通风设备发动机。当在靠近空调或供暖系统发动机的天花板上安装麦克风时，会对教师听到参与者的声音和参与者听到病人的声音产生负面影响（Eagle，2017a，2017b；Ferenc，2017）。咨询视听供应商，确保他们提供正确类型的麦克风，以满足空间的需要，并为模拟体验提供最佳的声音。

库房

在开始绘制模拟中心的设计和建筑图纸时，模拟库房是重要的、需要的考虑因素。耗材占用的空间最大，这需要一个接收和收集的区域来分发物品。在模拟空间中使用的每一件设备都需要有一个专门的位置。每一件设备在使用或储存时必须有一定空间（Eagle，2017a，2017b；Ferenc，2017）。例如，小推车的位置应该在建筑图纸上有专门的设计，而不是放在走廊里。如果在每个情景中没有一个特定的地方让小推车可以进入，那么必须在存储区域为小推车分配空间（Eagle，2017a，2017b；Ferenc，2017）。为所有设备制定计划可缓解模拟情景中的物品可及性和人员流动路线的问题。建筑承包商需要为诸如生物危害锐器盒、手套箱、洗手液和垃圾桶等物品在图纸上标注其确定的位置，并提供真实的房间尺寸，这将防止参与者在模拟情景中撞到物品。这些物品经常在图纸上被遗忘，包括用于电子制图的电脑、监护仪、床头墙带的配件（氧气和吸引）、电话和抢救车如果不体现在图纸上，只在空间建设完成后才装配，就可能导致在模拟情景中过度拥挤。在模拟情景空间中放置的设备越多，分配给参与者的空间就越少（Eagle，2017a，2017b；Ferenc，2017）。为了从模拟情景中移除这些物品，它们必须在设计库房空间中存储。

前往模拟空间的参与者需要安全存储个人物品，如背包、外套和钱包等，可提供小隔间和储物柜。为参与者物品存储规划一个位置，可以使其不干扰模拟活动，并为学习者提供便捷的路径。

存储空间的位置也有助于模拟情景流程。模拟中心对设备、耗材有大量的存储需求。清洁设备、创建模具和设备维修都需要空间。无论是有一个中央存储空间还是有多个小的存储空间，所有的存储空间都应该有宽敞的门道、良好的通风和照明，可以考虑带有大型工作站和深水槽的中央存储区。带鹅颈式水龙头的深水槽便于清洗、冲洗和设备排水。将水槽放置在工作台的台面附近，便于清洁、维修、回收和重新包装，以备将来使用。当空间有限时，考虑节省空间的存储单元，最大限度地提高小空间的存储量。记住一定要规划好床、模拟器具、轮椅、带轮工作站和其他大型设备的存放。由于 SP 要使用床和椅子，因此需要将模拟器具存放在视线之外。模拟器具及其附件需要大量空间，将配件与模拟器具一起存放将减少对身体部位和配件的混淆。拥有多个来自同一个制造商的模拟器具确实可以使配件通用，但当模拟器具看起来相同，但部件不能互换时，它可能会令人感到困惑。给设备和配件贴标签有助于确保关键部件不会丢失或错配。

还需要存储视听设备，例如服务器。这部分存储区域需要冷却和加热系统、服务器和电缆架、额外的电源插座和足够的空气循环。随着技术的进步，服务器的体积正在缩小，但是，如果是对旧空间的装修，则可能需要额外空间来储存电子设备和服务器。为这些空间和所有存储空间增加安全功能，从而确保供应和设备的安全。

视听系统

在规划和做技术预算时，要考虑满足模拟情景运行和模拟中心需求的要素。在购买视听系统之前，要确定模拟中心实际需求。是否需要录制模拟案例运行和复盘环节，为观察者实时直播，在复盘期间回放情景，并提供额外的技术，如评分、统计数据、库存、调度等？要求信息技术部门提供关于模拟空间的潜在需求预估。高校和医院可以使用其他部门的视听录制系统，这些系统适应于模拟中心，并能够以较低的成本提供。有许多成功的模拟中心都有自己的解决方案来满足他们的视听需求。商业开发的用于录制模拟情景的视听系统会消耗大量的模拟中心安装和维护预算。此外，需要分析比较不同的视听设备供应商，以找到最合适的价格和服务，来满足模拟中心的需求。使用评估工具或评价标准评估模拟拍摄系统，以协助选择合适的系统。无论该系统是商业生产的还是自制的，都要确保在每年的运营预算中规划保修、维护和技术支持。在确定大规模购买之前，可以参考其他模拟中心提供的有关操作简易性、产品稳定性和技术支持方面的资料，并询问他们是否对购买的产品和所得到的支持感到满意。

视听系统需要有计划的安装，需要联系专门从事视听设备的分包商或供应商，以提供摄像机、监视器和其他设备的安装。负责硬件安装的供应商是一个重要的选择，因为它将决定用于摄像机固定在墙壁或天花板上的支架，并决定摄像机的位置。重要的是让建筑师完成天花板上方的测量，以确保安装人员了解墙后和天花板瓷砖上方的基础设施。把麦克风放在通风口和发动机附近会干扰麦克风录制的声音。要求在安装过程中检查摄像机角度，以确定视角是否满足模拟空间的需要。例如，一个高清摄像机可以拉近足够的距离来录制医疗管理的细节，然而，同样重要的是，相机要提供足够宽的角度来显示其他空间正在发生的事情。只拍摄模拟器头部画面的相机不符合在空间中设置相机的目的。相机应该有广角镜头和变焦（PTZ）能力，以增加视角的灵活性（Eagle，2017a，2017b；Ferenc，2017）。视听设备供应商、硬件供应商/安装者和建筑师之间应该进行闭环交流。如此昂贵和复杂的技术必须能够正常运作。如果一件硬件或电缆没有体现在建筑图纸上并且没有安装，系统可能无法有效运行，未来还会导致额外的成本。在天花板上安装额外的电线，以备将来移动相机（Eagle，2017a，2017b；Ferenc，2017）。此外，当出现技术故障，并且有多个硬件、软件和安装供应商时，很难确定问题的责任和解决方案，保修和客户服务支持是最重要的。

　　对模拟中心来说，技术系统的保修可能是一笔相当大的费用。安装后的前 5 年内，保修服务和许可协议将确保在学习过程中提供支持。重要的是模拟中心的教师和工作人员要接受培训，了解如何充分使用商业开发和安装的系统。视听设备供应商将在正常营业时间提供支持，并在夜间和周末的高利害测试期间提供特殊支持。即使需要额外的成本，获得这种特殊支持也是有利的。可用的保修服务可以为模拟中心在大容量使用和高利害测试期间提供所需的支持。在高利害活动期间，如果周末系统出现问题，需要及时维修和技术支持，以确保模拟活动的继续进行。在当前的技术演进中，软件和硬件很快会被废弃和过时，因此必须制定技术升级和替换的预算计划，为目前尚未开发的技术制定计划是很重要的。最后，根据模拟中心的模拟实施量，可以考虑雇佣一个在视听系统方面有经验的模拟技术专家，他可以排除故障、监控和识别问题，拥有这些技能的人员是物有所值的。

空间

　　如前所述，模拟空间是一种有价值的资产。随着模拟技术在过去几年的发展，对高质量、高仿真模拟的需求始终如一。模拟中心需要提供高质量、高仿真的模拟情景，以满足所有参与者的教育培训需求。模拟空间的仿真度与模拟器的仿真度一样重要。复制真实的医疗环境可提高模拟中心的整体仿真度，并支持高质量、高仿真的模拟。在开始建设或改造项目时，要考虑到空间的灵活性，模拟器具的仿真度不断提高，也变得更加像机器人。目前，新型模拟器具已经具有生理性心音、肺音和肠鸣音，也可以提供面部表情、声音、体液和动作。此外，可穿戴的触觉设备为模拟参与者提供了额外的真实感，允许参与者在不伤害标准化病人的情况下完成侵入性操作。此外，虚拟现实（VR）和增强现实（AR）系统在医学教育中不断改进和普及。这种新技术的发展速度很快，增加了制定模拟中心计划的难度。模拟空间的灵活性将有助于对尚未发明的模拟技术进行规划。

地点

模拟空间的位置将决定其对参与者的可及性，也表明上级机构对模拟教学法的投入。并不是每个场所都有机会在正门建立模拟空间，然而，推广宣传模拟图片将证明对模拟的投入。当医疗机构将未使用的急诊室分配给医学教育和模拟时，模拟仿真度就会增加，因为急诊室已经建立，并提供了医院环境的外观。配置额外的空间给复盘和支持模拟室将是计划的一部分。大小型会议室、卫生间设施、通往电梯和紧急出口的通道、门的大小、存储空间、残疾人的无障碍设施和办公空间都需要在规划中加以明确。由于模拟中心常位于后走廊或地下室，参与者很难找到模拟中心，他们很难参与其中。因此，模拟中心应该设在一个显眼的位置，以方便使用。在高校或教育机构中，讨论应该集中设置模拟中心还是应该独立设置，并服务于机构的所有健康相关专业项目，还是特定学院的一个综合中心。还有作为综合中心在特定学院的位置，可能会使它很难支持与其他项目 / 学院的跨专业模拟体验。领导团队需要确定空间和位置被最佳利用，以支持当前和未来医疗卫生专业人员的教育需求。

第一个问题是空间应该有多大。空间的范围取决于模拟情景的模型和空间中计划参与者的数量。运行模拟情景的模拟空间平均为 8 ～ 10 平方米，或者最多允许 4 名参与者自由移动（图 7.3）。空间的布局将以使用平面图为依据。特殊区域需要不同的空间分配和计划。

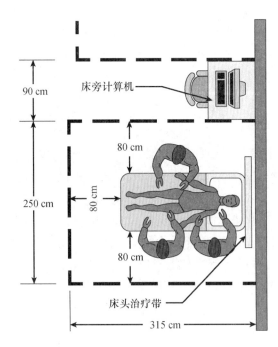

图 7.3　急诊室空间

这个计划说明如何使用空间。这种结构支持参与者在模拟空间自由移动。

客观结构化临床考试空间

模拟教学的趋势是利用客观结构化临床考试空间在本科和毕业后教育水平进行教学及测试健康保健项目。这些空间通常类似于教学提供者办公室（图 7.2）。当开发这种类型的空间时，确保每个房间有一个参与者入口和单独的标准化病人入口，这样不会限制参与者和标准化病人在走廊上互动，促进模拟的完整性。确保参与者与标准化病人、教师的轨迹分开，为参与者提供卫生间、用餐区、休闲空间等设施是必不可少的。此外，标准化病人需要卫生间、休息室和与参与者分开的更衣区。如果单向玻璃用于教师观察模拟场景，需要提醒教师单向玻璃是不隔音的，并监测教师观察区域的噪声水平。此外，当使用单向玻璃时，要安排好被观察侧的照明。例如，如果教师正在观察一个房间，房间内部的照明应该是明亮的，教师一侧的照明应该是昏暗的，自然光会改变单向玻璃的可视性，使其透明。在教师观察区铺设地毯有助于减少噪声。客观结构化临床考试活动通常需要教师、工作人员和参与者花费大量时间。在客观结构化临床考试活动期间，人员必须有舒适的空间。需要设计和建造照明、视频图像、音频耳机、教师空间和控制室，以支持终端用户在该空间待更长时间。在客观结构化临床考试的空间里，管道系统是必不可少的。每个模拟病人诊疗室需要装有冷热水的洗涤槽，以确保手卫生和其他必要的清洁。在设计客观结构化临床考试空间时，房间的设计应该灵活地模拟基础护理以外的场景，例如生活空间和急诊环境。医疗服务的不确定性要求医疗专业人员能够在其他环境中提供护理（Wheeler，2019）。规划模拟空间的灵活性，以便在不同环境中完成客观结构化临床考试，这将是宝贵资源。适当规划客观结构化临床考试区域的物品供应和设备储存，水槽周围的抽屉和橱柜可以储存健康评估设备和耗材。

客观结构化临床考试的空间经常用于标准化病人身体评估。泌尿生殖学教学协会（Genitourinary Teaching Associates，GUTA）可能会使用这个空间。在空间设计过程中，必须要考虑标准化病人和泌尿生殖学教学的私密性。在泌尿生殖学教学协会使用期间，需要遮挡摄像头。制定一个录像设备关闭计划，以应对泌尿生殖学教学的特殊要求，考虑增加隐私设置，禁用相机和麦克风。此外，考虑保护隐私的标识、门锁和百叶窗。最后，规划该区域生物危害物的储存、处置和清除。为了确保所有用户的安全，客观结构化临床考试空间必须配备生物危害锐器盒和生物危害废弃物的容器。

急诊模拟情景

在设计模拟空间时，有必要与建筑师合作，以确保空间需求得到满足。模拟空间应具有良好的照明（单向玻璃空间可调照明）、通风和模拟情景区域无障碍视野。需要规划管道系统，确保模拟情境运行期间手卫生和模拟情景后容易清理。需要充足的电力支持来维持电力和技术需求。增加四扇平移门是一个最佳的选择，以便进入模拟中心和任何个人模拟情景房间。四扇平移门便于移动和重新安置设备，每个模拟情景空间应该是 8～10 平方米，允许 2～4 个学习者在空间周围舒适地移动（图 7.3）。如果在模拟情景中对标准化病人进行身体评估，就需要保护标准化病人隐私的方法，如床间的隐私床帘。如前所述，要确保在模拟空间中规划存储、处置和清除生物危害锐器和废弃物容器的空间。应计划有和没有氧气的床头带，以便参与者在需要时给氧。可用低成本的解决方案，这并不会影响模拟的仿真度（Mücke et al.，2019）。

其他情景

其他模拟情景不属于通常模拟情景范围（如客观结构化临床考试的基础护理情景或医院的急诊情景）。其他的情景，如生活环境、公寓或家庭的特定房间，可用于创建逼真的模拟情景。这些区域包括围术期环境，如手术室、麻醉后护理病房、创客空间、虚拟现实（VR）和增强现实（AR）房间、逃生室（Brown et al.，2019）。其他的模拟情景还包括走廊、大厅、停车场或任何人们可能需要医疗服务的空间。根据模拟中心提供的项目，可能需要额外规划其他模拟情景。通过在环境中放置模拟器和其他设备，可以很容易使任何空间看起来像模拟空间。难点在于通过提供病人的声音和情景的串流及回放来保持空间的仿真度。提前规划这些类型的模拟情景可以增加模拟空间的灵活性和可用性。购买便于移动的可叠放的椅子、嵌套的桌椅、有轮子或带锁脚轮的家具，有助于灵活应用空间。例如，带有便携式灯的空间被指定为手术室，可以通过移走手术台和灯，移进沙发或餐桌，变成客厅或厨房。增加枕头、墙上的图片或模拟食物，可以增加空间的仿真度。如前所述，模拟器具有提供病人声音的功能，便携式扬声器和麦克风由商业供应，可以增强这一过程。便携式麦克风和摄像机可以记录事件，并为模拟引导者提供声音。这可以通过购买与模拟中心视听系统匹配的便携式设备，或者使用一台带有网络摄像头和基于网络的会议软件程序的笔记本电脑来实现。基于网络的会议软件程序也是完成远程医疗模拟的简单方法，这种方法日益流行。

设备和模拟器具

模拟中心最大的开支之一是技术。技术可以是视听系统、计算机、移动工作站、静脉输液泵、模拟器具、监视器和软件程序。一个反复出现的主题是模拟项目在制定高仿真模拟器具使用计划之前，就已经有高仿真模拟器具。在建立模拟中心时，购买模拟器不是最重要的。事实上，根据所提供的模拟情景，它可能是不必要的。在为模拟中心制定计划时，要确定如何操作高质量、高仿真模拟器以提供模拟情景，是需要多个高仿真模拟器，还是只需要一个高仿真模拟器和多个中等仿真模拟器。如果分娩不是模拟项目的一部分，那就没有必要购买分娩模拟器。中等仿真度的模拟器可以为产科提供模拟情景，如先兆子痫和产后出血，而且成本要低得多。此外，佩戴可穿戴设备的标准化病人可以提供更真实的情景，因为参与者可以与真实的人互动，这种可穿戴设备是在真人身上进行操作的附件。现在有很多模拟器制造商生产高仿真模拟器，能够模拟生物声音、运动，甚至面部表情。研究最适合中心提供模拟情景的模拟器，在购买之前，要考虑模拟器的投资回报。如果模拟器每年只使用一次，是否值得购买和保修？做好所有人员专业发展和培训计划，确保所有人员学会如何使用模拟器。确保使用模拟器的教师和工作人员熟悉其机制和操作。与模拟器和工作人员对实际情景进行预测试，以确保当参与者在场时，模拟情景可顺利运行。

建立一个逼真的模拟环境需要购买额外的医疗设备。需要寻找新设备和翻新设备的供应商。翻新的病床、担架和静脉注射泵都以折扣价格提供，而且往往只有有限的保修。与供应商确认采购设备的生产和型号，以确保收到的是正确的设备，而不是相似的型号。供应商所认为的等效替代品可能不是模拟中心所需要的。新购买的设备需要服务协议、预防性维修计划和购买保证，以确保项目正常运作。制定设备预防性维护和更换计划，以消除超出资金预算的意外设备需求。

在购买模拟器或技能训练器之前，建议考虑欲购物品的耐用性。例如，在一个8万美元的高仿真模拟器上使用静脉注射手臂来教静脉注射，不能满足模拟中心的需求。100 ～ 300 次静脉穿刺后需要更换静脉注射臂。然而，购买一个静脉注射任务训练器来教授静脉穿刺（500 ～ 1500 美元）将提供更多的价值，而且很容易更换或换皮。手臂上的静脉模拟器可以作为模拟情景前建立静脉通路的部位，因此，需要对皮肤进行有限的穿刺。大型项目可能需要几十个任务训练器，这会对存储产生影响。在投资前，使用评估工具比较分析这些任务训练器，从其他用户那里收集建议和评论，以确保任务训练器提供的技能的准确性。在购买之前，要确定如何使用模拟器，以及任务训练器是否更合适。考虑同时使用的用户数量，以确定需要的任务训练器的数量。

运营

一旦模拟中心计划就位，该计划的操作性将成为首要任务。随着适当的时机的出现，空间使用规划将继续进行。制定额外的运营计划将提高模拟中心的产出和容量。

模拟空间的租赁和使用

必须制定模拟中心使用的申请流程。该过程必须是政策和流程手册的一部分。为了确保任何使用模拟中心的人都遵循《INACSL 最佳实践标准》，未来的用户可能需要在模拟情景案例开发、空间需求、时间表、设备和物品清单、技术需求和成本方面获得帮助。为这些请求建立时间表将有助于安排需求的优先次序。遵循上级机构的要求，确保所有责任措施都得到保证。在签订租赁合同之前，承租人可能需要提供责任保险证明，负责结束和完成模拟中心外部活动的模拟工作人员需要了解租赁协议，并确定可计费用品和设备的使用情况。为这些活动操作模拟器的工作人员也是租赁协议的一部分，需要对模拟工作人员及活动期间的其他人员的时间收取费用。建立商业计划和费用时间表将使租赁协议合同明确模拟中心的使用成本（University of Michigan Health System，n.d.）。

商业计划

商业模式有助于建立收入资金流，并增加模拟中心的可持续性。租用模拟空间和外部机构使用模拟空间的费用因地区和上级机构而异。适用于一个模拟中心的方法不一定适用于该国其他地区的模拟中心。即使实际资金没有转手，使用业务模型的成本结构可以为上级机构提供有关内部模拟情景成本的数据。这些数据说明了投资回报、模拟中心使用情况以及模拟中心提供的教育量。此外，还可以收集数据来证明对患者护理和患者安全结局的影响。目前很难将模拟结果直接与患者的结局联系起来。然而，针对具体医疗问题的具体方案实施可以体现某种联系。例如，建立脓毒症识别模拟情景可能有助于在一段时间内快速评估和实施脓毒症治疗方案。

资产和库存跟踪

应该考虑开发或购买库存和资产跟踪系统。库存跟踪建立了监控模拟空间和情景成本的机制，这有助于平衡预算（Eliadis & Verkuyl，2019）。当向外部机构出租空间时，这些数据为领导层提供了确定预算和估计向外部机构出租费用的机制。库存管理系统有助于明确物品供应的成本，从而为调整参与者费用提供参考（Nagle，Fisher & Frazier，2018）。库存管理系统还可以在耗材供应低于标准水平时给予重新订购提示，库存系统可以直接链接到特定的供应商，自动重新订购经常使用的物品。

跟踪资产有助于确定设备的使用情况。跟踪输液泵、模拟器和医院病床的使用时间可以帮助确定更换计划或保修时间。例如，如果模拟器每天使用 2～4 个小时，那么就需要定期保修。但是，如果模拟器的技术过时、不经常使用或者正在考虑更换，那么续订保修在财务上就不合理。资产跟踪有助于确定昂贵设备的更换计划。床、静脉泵和其他大型设备需要每 3～5 年更换一次，这取决于使用情况。跟踪使用时间将有助于制定维护或更换计划。定期的设备维护和建立更换计划可以减少意外的设备维修费用。

本章小结

建立模拟中心不是一件容易的事。事先进行规划，可以使整个过程更容易且更具成本效益。但是，如果已经有一个空间在使用且模拟情景在运行，那么就需要选择一个地方开始并制定修改后的运行计划。完成需求评估和 SWOT 分析，以确定当前的差距。随着外部基础设施的发展，将制定战略计划、确立目标并编写政策和流程作为构建内容，以协助内部基础设施的建设。战略计划包括人事计划、专业发展机会、组织领导和管理。当修订后的计划准备好后，确定一个开始的日期，并从该日期开始实施新的运行计划。

在制定建筑和装修规划时，要确保涵盖人员流动路线模式、空间可用性、噪声水平和办公空间。制定商业计划将有助于增加投资回报和创收。将模拟团队的人员和具有模拟经验的建筑师作为建设团队的一部分，将确保所有的技术和使用需求都被研究到。在视听设备及模拟器的易用性和编程方面，向模拟组织的同事征求意见。地方、国家和国际模拟组织的成员资格能够增强支持性和经验丰富的同事关系网的发展。最后，需要考虑未来的技术。虚拟现实（VR）、增强现实（AR）和创客空间不断地被创新应用，为未来开发创造了新思路。

参考文献

Beroz, S., Schneidereith, T., Farina, C., Daniels, A., Dawson, L., Watties-Daniels, D., & Sullivan, N. (2020). A statewide curriculum model for teaching simulation education leaders. *Nurse Educator*, *45*(1), 56–60. http://dx.doi.org//10.1097/NNE.0000000000000661

Bethards, M. L. (2014). Apply social learning theory to the observer role in simulation. *Clinical Simulation in Nursing*, *10* (2), E65–E69. http://dx.doi.org/10.1016/j.ecns.2013.08.002

Blodgett, N. P., Blodgett, T., & Kardong-Edgren, S. E. (2018). A proposed model for simulation faculty workload determination. *Clinical Simulation in Nursing*, *18*, 20–27. https://doi.org/10.1016/j.ecns.2018.01.003

Brown, N., Darby, W., & Coronel, H. (2019). An escape room as a simulation teaching strategy. *Clinical Simulation in Nursing*, *30*, 1–6. http://dx.doi.org//10.1016/j.ecns.2019.02.002

Committee for Accreditation of Healthcare Simulation Programs. (2016). *Core Standards and Measurement Criteria*. https://www.ssih.org/Portals/48/Accreditation/2016%20Standards%20and%20Docs/Core%20Standards%20and%20Criteria.pdf

Eagle, A. (2017a). The reality of designing simulation centers. *Health Facilities Management*. https://www.hfmmagazine.com/articles/3182-the-reality-of-designing-simulation-center

Eagle, A. (2017b). Principles for efficient simulation center layouts. *Health Facilities Management*. https://www.hfmmagazine.com/articles/3184-principles-for-efficient-simulation-center-layouts

Eliadis, M., & Verkuyl, M. (2019). Balancing the budget in the simulation centre. *Clinical Simulation in Nursing*, *37* (c), 14–17. https://doi.org/10.1016/j.ecns.2019.06.005

Ferenc, J. (2017). New high-tech simulation centers provide realistic training. *Health Facilities Management*. https://www.hfmmagazine.com/articles/3002-construction-of-new-high-tech-simulation-centers-on-the-upswing

Gantt, L. (2010). Strategic planning for skills and simulation labs in colleges of nursing. *Nursing Economics*, *28*(5), 308–313.

Hober, C., & Bonnel, W. (2014). Student perceptions of the observer role in high-fidelity simulation. *Clinical Simulation in Nursing*, *10*(10), 507–514. https://doi.org/10.1016/j.ecns.2014.07.008

INACSL Standards Committee. (2016a). INACSL Standards of Best Practice: Simulation[SM] Debriefing. *Clinical Simulation in Nursing*, *12*(S), S21–S25. http://dx.doi.org/10.1016/j.ecns.2016.09.008

INACSL Standards Committee. (2016b). INACSL Standards of Best Practice: Simulation[SM] simulation design. *Clinical Simulation in Nursing*, *12*(S), S5–S12. http://dx.doi.org/10.1016/j.ecns.2016.09.005

INACSL Standards Committee. (2016c). INACSL Standards of Best Practice: Simulation[SM] Facilitation. *Clinical Simulation in Nursing*, *12*(S), S16–S20. http://dx.doi.org/10.1016/j.ecns.2016.09.007

INACSL Standards Committee. (2017). INACSL Standards of Best Practice: Simulation^{SM}: Operations. *Clinical Simulation in Nursing*, *13*(12), 681–687. http://dx.doi.org/10.1016/j.ecns.2017.10.005

Miller, Z. (2019). What is crowdfunding? The main categories of crowdfunding and how you can get involved. *The Balance Small Business*. http://www.thebalancesmb.com/a-guide-what-is-crowdfunding-985100

Mücke, U., Grigull, L., Sänger, B., Berndt, L., Wittenbecher, H., Schwarzbard, C., Bak, A., Köhler, A., Pittau, F., & Tiroke, P. (2019). Introducing low-cost simulation equipment for simulation-based team training. *Clinical Simulation in Nursing*, *38*, 18–22. http://dx.doi.org/10.1016/j.ecns.2019.09.001

Nagle, A., Fisher, S., Frazier, S., & McComb, S. (2018). Streamlining a simulation center's inventory management. *Clinical Simulation in Nursing*, *18*, 1–5. https://doi.org/10.1016/j.ecns.2018.01.001

Nye, C., Campbell, S. H., Hebert, S., Short, C., & Thomas, M. (2019). Simulation in advanced practice nursing programs: A North-American survey. *Clinical Simulation in Nursing*, *26*, 3–10. https://doi.org/10.1016/j.ecns.2018.09.005

Roussin, C., Weinstock, P. (2017). Simzones: An organizational innovation for simulation programs and centers. *Academic Medicine*, *92*(8), 1114–1120. https://doi.org/10.1097/acm.0000000000001746

Sullivan, N., Swoboda, S. M., Breymier, T., Lucas, L., Sarasnick, J., Rutherford-Hemming, T., Budhathoki, C., & Kardong-Edgren, S. (2019). Emerging evidence toward a 2:1 clinical to simulation ratio: A study comparing the traditional clinical and simulation settings. *Clinical Simulation in Nursing*, *30*, 34–41. https://doi.org/10.1016/j.ecns.2019.03.003

University of Michigan Health System. (n.d.). Improving reality: The U-M Clinical Simulation Center: A campaign to advance victories in medical education, care, research and patient safety. https://medicine.umich.edu/sites/default/files/UMHS%20Development-Clinical%20Simulation%20Center-GoSheet.pdf

Waxman, K. T. (2016). Sustaining a statewide simulation alliance. *Clinical Simulation in Nursing*, *12*(10), 448–452. https://doi.org/10.1016/j.ecns.2016.07.001

Wheeler, J. (2019). How John Barleycorn spun simulation gold. *Clinical Simulation in Nursing*, *37*, 29–31. https://doi.org/10.1016/j.ecns.2019.08.006

第**8**章 为医学专业跨专业教育设计模拟

Janice C. Palaganas，PhD，APRN，FNAP，FAAN，FSSH，ANEF
Mary Beth Mancini，PhD，RN，NE-BC，FAHA，FAAN，FSSH，ANEF
程 琳 王章娟 译；管 静 侯罗娅 审校

　　年复一年，医疗保健在持续快速变化和发展，推动健康系统、教育和患者护理技术方面向更新层次提高和进步。然而，这些进步是以一个过时的结构为基础的，因此存在很多缺陷，这也对我们目前的创新提出了很大的挑战。在过去的40年中（Thistlethwaite，2012；MacMillan & Reeves，2014），非常有必要重新审视我们在医疗保健和医学专业教育方面的百年历史结构。运用新的方法来理解这些基础差距，改革教育方法以满足当前的需求，将会提供更好的支持以达到成功的革新，如果创新足够、具有影响力，甚至可以对未来产生深远的影响。

　　使用医学模拟作为跨专业教育（interprofessional education，IPE）的平台来支持这些原有的结构，同时对我们系统和教育的结构也是一种挑战。加强跨专业模拟教育（Sim-IPE）越来越被认为是加强医疗实践的有力工具（Hinde et al.，2016；Salas & Rosen，2013；Lee et al.，2018）。为此有几点重要的原因，包括在以下几个方面增加关注度：①实现三重和四重目标；②预防保健和社区健康举措；③缩小教育与实践的差距；④对系统和技术进步的依赖需要独立的团队和沟通交流。

三重和四重目标

　　全球各地的医疗保健系统正在探索实现"三重目标"的途径，即改善医疗体验、改善人口健康和降低人均医疗费用（Berwick et al.，2008）。随着卫生技术人员的短缺以及越来越多的健康需求［World Health Organization（WHO），2010］，越来越多的组织已经意识到第四项目标——健康团队福祉，创建了"四重目标"框架（Bodenheimer & Sinsky，2014；Sikka et al.，2015）。在研究旨在实现这些目标的现有模型时，美国国家科学院发现了成功案例的一个共同点：注重团队协作 [Institute of Medicine（IOM），2016；Guraya & Barr，2018；Reeves et al.，2013]。对于当今患者护理的复杂性和专业性，我们需要团队而不是个人来管理。虽然人们越来越重视和采用 IPE 方法，但从业者仍然不确定如何与其他专业进行互动，如何有效沟通来解决患者护理和患者安全方面的冲突。不良的团队沟通和协作是导致医疗差错的主要原因之一（The Joint Commission，2020；Rodziewicz & Hipskind，2019）。跨专业教育是团队沟通与协作的前提（Freeth et al.，2008；Reeves et al.，2015）。医学模拟因其可以为任何参与体验的医疗保健专业人员提供经验，同时通过实践机会和反思聚焦于协作性医疗护理，因此逐步被公认为是 IPE 的理想媒介 [Interprofessional Education and Healthcare Simulation Collaborative（IEHSC），2012；National League for Nursing（NLN），2012；Cook et al.，2013；Palaganas et al.，2014b]。

预防保健和社区健康的举措

人们对个人的主动与被动保健有着全球的共识。如果实现了这一目标，积极主动的医疗保健可以解决许多卫生系统问题，并有可能实现最佳的患者结局（Lathrop & Hodnicki，2014）。促进初级保健和其他社区卫生改革的激励性项目越来越多（Affordable Care Act，2010；Seo et al.，2019）。社区和预防性护理活动需要跨专业协作护理（IOM，2016；Freeth et al.，2008）。模拟是一种团队建设活动，平时不在一起工作的团队可以在模拟项目中练习沟通交流，可以了解他们的工作对系统的影响，并在他们的工作网中研究改进协作的方法（Dunn et al.，2013；Scerbo et al.，2011；Reed et al.，2017）。

教育与实践的差距

学生毕业以后不能立即胜任各自的工作角色 [National Academy of Sciences（NAS），2019]，突显了教育学位的授予与实际实践之间的差距。因此，越来越多的工作单位正在为新员工进行入职培训、同伴学习和实习，以弥补这一差距。此外，刚毕业的学生在新员工入职培训中接受"真正"的指导，让他们完成与学位授予项目培训中学到的不同的任务（NAS，2019；IOM，2016；Baldwin，2007）。随着科技越来越多地融入患者的日常生活，教育方法正在迅速改变，但教育课程和方法还与过去保持一致（Curran et al.，2005；Thibault，2013）。在过去的 10 年里，已经应用模拟教学的方法来弥补教育与实践的差距。医学模拟能够让学生在实践的基础上应用新的知识。这一正式课程的缓慢变化已经促进相同工作在不同专业间的运作（WHO，2010；Schmitt et al.，2012）。但也存在一定的问题，即患者的护理工作受到团队和社会因素的影响。虽然学生可能被教育在一个特定情形中执行某种操作，但受社会过程、关系和文化影响，该学生可能无法在实践中应用这些知识。跨专业模拟教育允许学生在动态团队中练习单项任务，并探索如何在现实中应用所学到的任务（Aston et al.，2012；Palaganas et al.，2016）。

系统和技术的进步

患者护理技术在过去的 30 年中蓬勃发展，具有积极的趋势（Kirshstein & Wellman，2012；Powell-Cope et al.，2008）。患者触诊技术的进步使得医务人员无需过多的言语交流就能得到必要的信息。团队之间以及和系统之间面对面的交流正在被电子健康档案（EHR）、客户关系管理（CRM）系统以及团队协作技术和应用程序进行的通信所取代。这些进步同时也对卫生保健系统提出新的挑战，包括两个主要的方面。第一，在不良事件发生中，对患者安全来说至关重要的沟通关系的建立减少（Poole & Real，2003；Kraut et al，2002）；第二是系统，因为依赖于复杂的技术-系统以及系统-系统的集成，以至于不同系统间的无效沟通（The Joint Commission，2008；Goldschmidt，2005；Powell-Cope et al.，2008）。跨专业模拟教育可以将系统和技术集成到学习体验中，以发现这些先进的技术可能如何影响协作性护理，以及在面对这些挑战时如何确保有效的沟通。

尽管跨专业模拟教育有这些启示，但我们对于如何在跨专业教育领域高质量并切合实际地应用模拟方法的研究，仍处于起步阶段。已经有很多个人和机构在努力研究如何更好地为健康领域人才设计跨专业模拟教育方法。本章汇集了相关文献以及目前应用跨专业教育的经验，以帮助指导教育工作者利用现有知识为健康领域人员设计跨专业模拟教育方法。我们试图通过三个部分来做到这一点：首先，通过文献来收集信息；其次，为跨专业模拟教育提供一个成熟的框架；最后，解决一些你在尽最大努力的情况下可能遇到的常见挑战，并就如何克服这些挑战提出建议。

从文献中获取的信息

跨专业模拟教育的一个优势是它的灵活性，任何模拟教育者和工作人员都可以通过混合变量设计运行模拟体验：

▶ 使用你所拥有的任何设备和你可以创造和混合的任何模式。

▶ 适合您的地理和组织文化的渐进式体验。

▶ 一个或一系列事件，包括任何职业级别以及任何职业混合。

这种优势使跨专业模拟教育的结果难于推广（即如果你在你的项目中实施模拟，你会得到相同的结果吗？），因为在一个模拟体验中混杂因素是成倍增加的。

幸运的是，关于跨专业模拟教育的出版物在过去的十年里激增，包括对出版物的系统性评价。表 8.1 总结了文献中认为在跨专业模拟中有效的共同因素和主题，还包括了来自跨专业教育文献的发现，因为我们认为将跨专业教育的优点纳入到跨专业模拟

表 8.1　哪些因素可以在模拟强化的跨专业教育中起作用

文献中的建议	应用于跨专业模拟教育应考虑的因素
……**教师发展**是跨专业教育的关键	关键因素： ● 教师发展对于跨专业模拟教育是至关重要的（Buring et al.，2009；Cheng et al.，2015） ● 教师通常在基于模拟的和跨专业教育课程设计方面准备不足（Hall & Zierler，2015；Cheng et al.，2015） ● 通过持续的指导来建立一个实践共同体可以促进教师的学习（Hall & Zierler，2015） ● 在线教师发展项目是一种为教师和员工提供模拟教育的方法（Gantt et al.，2020）
……**心理安全**对于有效学习和参与跨专业模拟教育至关重要	关键因素： ● 安全的学习环境（Leclair et al.，2018） ● 心理安全是小组教育和学习的关键因素，同时也是将行为转化为临床实践的关键（Rudolph et al.，2014；Nembhard & Edmondson，2006） ● 无论结果怎样，复盘过程都允许个人表达关于心理安全的观点与想法（Roussin et al.，2018）
……模拟得越**真实**，越有助于学习	关键因素： ● "似是而非"的环境，回应，互动，熟悉与真实的设备（Edler et al.，2010） ● 真实的内容（Leclair et al.，2018） ● 真实的情景和交互（Roberts & Goodhand，2018） ● 模拟病房包括多个病人与学习小组（Gough et al.，2013） ● 虽然真实感很重要，但真实感应与目标和参与者的反馈相匹配——高度真实和复杂的模拟并不总是必要的或恰当的（Jeffries et al.，2009） ● 社会仿真度——或团体内事件的文化和社会因素的真实感——为任务提供了一种整体的方法，使情境更加真实（Sharma et al.，2011）
……将**模式**（如**模拟器**）与目标匹配以最好地实现目标	注意事项： ● 很遗憾，目前还没有强有力的证据表明哪种模式（比如模拟人、标准化病人、虚拟模型）对哪种情景案例是最好的（Palaganas，2013；Horsley et al.，2018） ● 标准化病人提供了安全和真实的学习环境（Reeves et al.，2010）
……可以通过了解**实施**因素为每一位学生规划良好的学习体验	关键因素： ● 超过两个专业，适合学习者知识和技术层次的真实病例，可以允许纠正错误的重复练习，复盘，将模拟整合入课程中（Lee et al.，2018） ● 目前存在的困难包括：没有足够的学习者或缺乏在跨专业或模拟教育的经验，学生在被观察的过程中自觉有不适感，老师需要有不同的专业背景，不良的学习态度，时间安排不合理，花费，以及学习者的被动参与（Lee et al.，2018）
……模拟的**情境**与学习者越**相关**，学习效果会越好	关键因素： ● 与学习者实践相关的情境（Sargeant，2009） ● 专注于个人背景下的跨专业协作（Paradis et al.，2014） ● 模拟情境与所有学习者有关（Owen & Schmitt，2013）

表 8.1　哪些因素可以在模拟强化的跨专业教育中起作用（续表）

文献中的建议	应用于跨专业模拟教育应考虑的因素
……**复盘**可以增强跨专业模拟教育的学习	关键因素： ● 复盘是模拟的一部分（Levett-Jones & Lapkin，2014） ● 复盘显著增强了生命体征评估、精神运动技能、心肺复苏、任务管理、团队合作、情境意识的发展（Levett-Jones & Lapkin，2014） ● 在最初模拟几个月后，复盘的效果明显（Levett-Jones & Lapkin，2014），因此你可能不会立即看到效果，这是很正常的 ● 通过在线会议的虚拟模拟中的复盘和反思日志可以巩固学习并演绎出新的理解框架（Gordon，2017）
……在跨专业模拟教育中有很多有效的**沟通讲授方法**可以将教育与临床相结合	Weller 等（2014）建议： ● 讲授有效的沟通策略 ● 团队共同训练 ● 运用模拟进行团队训练 ● 界定所包含的团队（将专业人员重新界定为一个有凝聚力的整体） ● 创建民主的团队（让每一位成员都觉得自己具有价值） ● 支持团队合作的章程 ● 在健康照护团队中建立组织文化
……如果您在设计跨专业模拟教育时**参考并跟踪最新**的关于跨专业教育以及模拟方法的**文献**和其他**专业胜任力**，这些胜任力或标准将指导您最好地实现跨专业学习	关键因素： ● 因地制宜地根据现有的模拟资源加强跨专业教育（Willhaus，2012） ● 结合跨专业教育的胜任力（IPECEP，2011a，2011b；IEHSC，2012） ● 在跨专业教育中，学习资料的复杂性、课程设计的适当性、参考特定胜任力的标准，都可以提高学习的效果（Riskiyana et al.，2018） ● 以证据为基础的标准能够为最佳实践提供标准（INACSL Standards Committee，2016a，2016b） ● 加强重症监护护士对安全用药的指导（Jansson et al.，2013）
……利用跨专业模拟教育、基于模拟的教育和跨专业教育的**优势**可以引导深度学习	Palaganas 等（2014a）提出跨专业模拟教育有以下几点优势： ● 与实际临床实践高度相似 ● 模拟评分更加客观（评估） ● 有评估精神运动技能的能力 ● 更多相关和即时的反馈 ● 学习者可以确认教育需求 ● 不同场景中的能力 ● 学生主动练习特定的技能 McGaghie 和 Issenberg 提出模拟的以下关键特点（Issenberg et al.，1999；Issenberg et al.，2005；McGaghie et al.，2006，2010）： ● 反馈和团队复盘 ● 以学习者为中心的重复与刻意练习 ● 课程整合以弥合临床教育 ● 通过观察行为进行结局评估 ● 教学情境与模拟的仿真度有关 ● 可以从操作、专业、认知和团队中获得技能

表 8.1　哪些因素可以在模拟强化的跨专业教育中起作用（续表）

文献中的建议	应用于跨专业模拟教育应考虑的因素
	• 通过延伸到转化科学，以将最佳实践迁移到临床 • 团队训练 • 高利害测试 • 承认临床经验不代表模拟的有效性 • 真实的教育和专业情境对于适应和改变情境是至关重要的 Cook 等（2011）提出基于模拟的教育对知识、技能和行为方面具有很大的影响，并且对与患者相关的临床结局具有中等影响 Hammick 等（2007）提出跨专业教育具备以下几点可以提高学习效果： • 教师和学习者的特征 • 跨专业教育体验的反馈 • 进行一对一的指导 • 主动参与 • 驱动参与者参加明确需要改变的临床实践活动 • 在模拟 / 临床技能 / 标准化病人实验室的安全和贴近临床的学习环境 • 长时间的课程可能对学生关于跨专业教育的认识具有积极影响 • 团队反思时间 • 包括社交时间的非正式学习
……如果你能在你的教育课程或组织结构、政策和过程中构建你的跨专业教育，你就增加了跨专业模拟教育成功的机会	关键因素： • 将基于模拟的学习合并到结构化工作中（Gaba，2004） • 监管机构要求跨专业教育、模拟和跨专业模拟教育（Gordon，2017） • 跨专业教育的教师发展应该包括如何安排学生的活动、如何根据学生人数设定期望、工作负荷问题（即如何整合入日程中）、处理不断变化的学习内容、建立所有学习者相关的学习体验（Breitbach et al.，2013；Stow et al.，2017） • Mafinejad 等（2016）研究了全体教员关于跨专业教育的看法并分为以下几类：教育结构、中介因素、理解力和专业认同 • Geis 等（2011）利用模拟来评估新的健康照护团队以及新的护理措施的安全性
……跨专业教育能够在无意中通过其体验来促进团队建设，并促进跨专业教育总体目标的达成	关键因素： • 分享经验可以引发团队的情谊（Leclair et al.，2018） • 通过共同经历的复盘交流促进个人的表达能力（Palaganas，2012） • 通过跨专业教育能够加强合作的态度、观点以及临床决策能力（Lapkin et al.，2013） • 感知性学习促进更多跨专业知识的掌握（Roberts & Goodhand，2018）
……纵向或频繁地使用跨专业模拟教育可以增加和保持学习能力	注意事项： • 进行跨专业模拟教育能够增强影响和效果（Leclair et al.，2018） • 持续的学习系统是学习保持和弥合教育与实践差距的关键（Stuart et al.，2015） • 模拟可以嵌入到学习系统的每一个步骤，并且持续循环（Maxworthy & Palaganas，2020）

表 8.1　哪些因素可以在模拟强化的跨专业教育中起作用（续表）	
文献中的建议	应用于跨专业模拟教育应考虑的因素
……研究和评估是模拟教育、活动以及项目成功的关键	注意事项： • 见第 2 章 • 有质量的跨专业教育和跨专业模拟教育取决于该领域建立起的研究与发现；这需要权威的研究和评估（IOM，2016） • 随着跨专业模拟教育活动的增加，这就需要我们知道如何对跨专业模拟教育效果进行评估（Boulet et al.，2011） • 许多模拟活动是超出工作职责范围的任务。随着时间的推移，项目的成功取决于时间成本、资源和资金。这些结果为项目的发展提供资金支持（Dieckmann et al.，2011；Scerbo et al.，2018） • 跨专业模拟教育不仅能够用作形成性评价，也可以用做高利害评价（例如招聘流程）（Willhaus et.al.，2014；Bell & Weinstein，2011） • 模拟学会的研究峰会提出了目前的差距（Dieckmann et al.，2011；Scerbo et al.，2018） • 医学报道机构（IOM，2016）指出差距并对结果框架提出构想
……拓展实现平台（虚拟现实、增强现实、混合现实）或许是提高跨专业模拟有效性的选择	需要考虑的关键因素： • 增强现实有三个优势：①灵活适应不同的学习群体和内容；②虽然看起来还处于原始状态，但所需练习量减少，失败率降低，实践准确性提高，加速学习，缩短学习曲线，容易捕捉学习者的注意力，更好地理解空间关系，提供一系列全新的可靠的科学探究的体验，以及学员评估水平改善；③拓宽研究关注的领域。缺点包括缺乏学习理论框架和目前学习策略的应用（Zhu et al，2014；Thistlethwaite et al.，2014） • 虚拟现实是一种可选择的有效的跨专业讨论和交流的方法，但对于老师和学生来说，学习曲线是重要的，同时也具有挑战性（Seefeldt et al.，2012）

教育设计中很重要。模拟强化的跨专业教育是由模拟与其他教学模式结合的专业的教育体验组成。根据文献（表 8.1），通过模拟与其他教学模式的结合，提高了跨专业教育的有效性（Salas & Rosen，2013）。以模拟为基础的跨专业教育是指在一定空间条件下的模拟体验。表 8.1 中包含的文献侧重于关注那些可以促进学习的因素，然而模拟、跨专业教育、模拟与跨专业教育联合等领域的文献强烈表明需要在该领域进行更严格的研究，除了前测 / 后测、态度和感知外，患者结局层面的测量和实践协作（Garbee et al.，2013）、多位点比较、复制条件和变量的详细报告、更大样本和纵向研究也是必不可少的（Horsley et al.，2018）。

指导基于模拟的跨专业教育设计的框架

虽然跨专业模拟教育可以促进患者安全、医疗保健、系统改善和工作文化，但如

果在没有依据的情况下轻率行事，则会损害基于模拟的跨专业教育的初衷（Kaba &
Beran，2014；Kaba et al.，2016）。换句话说，它会对模拟教育产生消极的态度，强化
对其他专业的错误刻板印象，并在团队中引发消极的情绪和态度。有效学习体验的关
键是教育者如何仔细开发跨专业模拟的过程以及促进有意义的学习交流，例如复盘等。
框架的使用有助于促进对教育设计的思考。

我们在这里提出了基于模拟的跨专业教育框架，用于跨专业模拟教育的发展（图
8.1）。该框架很好地结合了 NLN Jeffries 模拟理论（见第 2 章），提供了一种详细的开
发方法，同时考虑到了护理教育模拟框架（NESF；即关注教师、学生、教育实践、结
果和模拟设计的特点）。在跨专业模拟教育中，涉及多个专业和不同层次，从而形成了
护理教育模拟框架的多层次。一些要素在层次之间有所不同（例如教育水平），一些要
素相互联系（例如教师的人口学资料），其他要素应保持不变（例如专业间的目标）。
基于模拟的跨专业教育框架应该更加详细，以解释不同专业目标间的差异、关联和相
似之处。

在描述这个框架之前，了解各医学专业中各种学习类型的差异是很重要的。在
跨专业教育中，区分了多专业学习（multiprofessional learning，MPL）和跨专业学习
（interprofessional learning，IPL）的区别。MPL 是指不同专业的人同时在同一个房间
学习（例如，有护士、医生和营养师在场的糖尿病讲座）（Freth et al.，2008；Reeves
et al.，2013）。IPL 是设计一个通过交互和讨论而实现的结构化的体验式学习的过

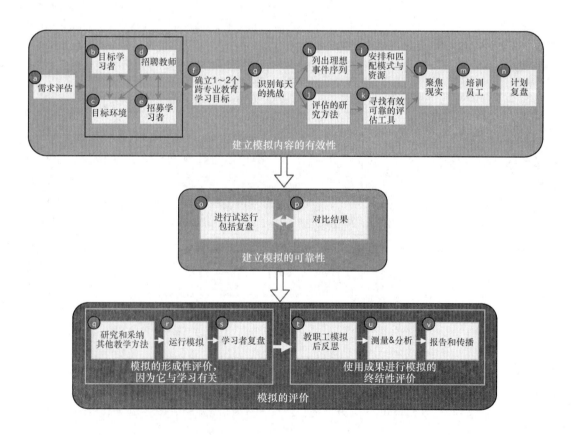

建立模拟的内容效度	a	需求评估	需要评估每组学员的需求及组织的需求（例如认证、风险管理案例）
	b	目标学习者	什么专业及什么水平的学员将参与此模拟？每个角色的任务是什么？（从此处着手，而不是考虑有谁是可以参加的？）
	c	目标环境	何时何地在"发生"下确定需求？（从此处着手，而不是考虑有哪些可用于模拟的房间）
	d	招聘师资	筛选及新聘教师。注意承诺和影响力。在时间和预期的资金方面保持清醒的头脑（您可能没有资金）。师资角色清晰（例如，如果他们没有经过模拟或复盘的培训，他们将作为内容专家——你将在他们的帮助下开发模拟课程及运行模拟课堂，当关于专业内容的问题提出来时，你请他们回答——这是一个引导的环节，而不是说教）。关键点：在每个小组中发现和招募最受欢迎的老师 / 执业者，而不是把感兴趣的人都纳入（感兴趣的老师不一定有影响力）
	e	招募学习者	首先从"b"中招募您确定的目标学员。计划是具有挑战的，向已招募进来的教师寻求帮助。将学员需求分享给项目主管 / 部门领导以获得他们的支持。阅读 Kaba 和 Beran（2014）撰写的关于有效招募学员的 12 个秘诀
	f	确立 1～2 个跨专业教育学习目标	为避免将注意力放在某个单一学科，所有代表不同学员专业的老师应该达成共同的跨学科教育目标。一个 20 分钟的模拟有 1～2 个学习目标足矣。学习目标需要满足 SMART 标准。在模拟中寻找方法植入机会以达成学习目标。学习目标应该是显著且具有挑战性的，是学员在复盘环节想要讨论的内容。提前计划复盘。查阅跨专业教育与协作网页上的跨专业教育核心胜任力清单
	g	识别每天的挑战	模拟体验应让学员感觉真实且符合各专业的实际情况。模拟体验应具有一定的挑战性，让各专业的学员产生想要强烈讨论的想法，但是不能太具有挑战性，以至于引发一个造成心理创伤的体验。请阅读心理安全相关文献（Rudolph et al.，2014；Nembhard & Edmondson，2006）
	h	列出理想事件顺序	一个理想的行为进程是什么样的？列出所有的可能性并为每个参与者设计模拟中的互动内容。这部分内容可能会在模拟试运行时修改和发现潜在的行为
	i	安排和匹配模式与资源	寻找能最佳呈现学习目标和符合已设计好的模拟事件的设备（从此处着手，而不是受限于你所拥有的模拟人）。富有创造性（例如，跨专业教育通常包含沟通交流——考虑使用标准化病人、标准化家庭 / 执业者）
	j	评估的研究方法	您将如何评估您教学课程的有效性？对于您的单位、您的项目和您自己来说最有用的评估方法是什么？在现有的文献中一个主要研究空白是你如何看到你所提供的教育被应用到临床实践中。邀请你的评估部门帮助你建立一个稳健的评估计划
	k	寻找信度、效度的评估工具	寻找评估工具。不要自创或修改，这样会被质疑工具的效度（无论这个工具是否真的能评价您想评价的内容）和信度（一个人的评价是否与另一个人不同）。邀请你的研究部门和图书馆员加入。寻找最适合的评价工具。访问 nexusipe.org 查看跨专业教育的评价工具清单。访问 harwardmedsim.org 查看复盘评价工具
	l	聚焦现实	与所有教师一起在模拟环境下检阅模拟案例的每一步。请老师们记录模拟案例中无聊和漏掉的部分。重新审视他们的专业可能采取的行动，并开发提示性语言或操作来引导模拟场景，重新调整模拟目标，将工作人员纳入进去
	m	培训员工	从控制区一步一步审查模拟案例进程
	n	计划复盘	模拟结束后通常有复盘。在复盘环节应用学员在模拟中的体验来触发有关学习目标的讨论，探讨在每个学员的实践中遇到的挑战是怎样的。开发的模拟案例是否帮助达成了之前确立的学习目标，模拟案例中是否有足够多的机会引发复盘

建立模拟的信度	o	进行试运行，包括复盘	招募试运行的学员。注意建立心理安全的环境（Rudolph et al., 2014）、对每个专业均等的机会（Palaganlas, 2013）、模拟时间、模拟器与学员行动的交互。模拟案例试运行包括模拟前介绍（模拟案例运行之前的时间）、模拟和复盘。在案例试运行的最后，分配时间给样本学员做反馈。我们推荐至少进行 1 次案例试运行，2 次更好。虽然您可能没那么多时间，有些标准化病人培训项目推荐进行 6 次案例试运行以使案例更可靠
	p	对比结果	基于 6 次跨专业教育的模拟试运行的反馈信息进行反复修改（无论是试运行、试点还是实际的教学）。比较评价内容和实际发生的行为。比较复盘环节的谈话主题。对案例和复盘进行修改和补充，直到其可以最好地满足对教学目标、仿真度和学员参与度的需要
形成性评价	q	研究和采纳其他教学方法	跨专业模拟教育与其他教学方法相结合有明显的教学促进作用（Salas & Rosen, 2013）。考虑在教学方法中加入模拟——例如播客、阅读、讲座。保持对从复盘环节得来的内容的文献与研究主题的持续关注，有利于您与学员分享您的新发现。检视您的新发现是否与文献中的内容相吻合。由于新增的教学方法可能在评价时产生偏倚，因此需要谨慎审查您的评价计划。为您新增的教学方法寻找评价办法
	r	运行模拟	在建立有效的案例和复盘内容后，同时完成了试运行以保证有效性后，您可以开始您的课程
	s	学习者复盘	记录学员的反应并确认在此之后案例是否需要进行修改。在复盘结束阶段问问您自己：学员是否按您的意图参与到对学习目标的讨论中？他们是否真的想要讨论这些内容？
终结性评价	t	教职工模拟后反思	问一问是否觉得学员可以应用今天讨论的内容。是否存在偏倚？哪些方面做得好？哪些方面需要进一步提高？哪些地方需要修改？我们需要做任何补充吗？教学目标是否达成？哪些内容是不必要并可以去掉的？心理环境是否安全？是否有关于真实度的质疑？我们是否按时结束？有哪些需要改进的行动计划？
	u	测量 & 分析	核对从所用评价工具中获取的结果。从学员反馈、表现、学习收获及课程目标的角度来看，课程是否有效？多有效？是否能进一步提升？
	v	报告和传播	设计一个交流计划，邀请参与跨专业模拟教育的教师与员工共同分享评价结果。询问他们对于所发现的内容的反思。提供关于结果的 3 个关键点的总结。考虑发布或展示您的成果，您可以邀请您的研究部门或者模拟研究员来协助您。您已经拥有了帮助您建立模拟教育和促进医学专业教育方面的信息

图 8.1　基于模拟的跨专业教育（Sim-BIE）——一个发展框架

经 Palaganas J. C.（2012）的许可改编。Exploring healthcare simulation as a platform for interprofessional education（博士论文）. Lama Linda University, California.

程，来自两个或两个以上专业的学生彼此间进行相互学习，以达成有效合作并促进健康（WHO，2010）。可以将 MPL 和 IPL 之间的这种差异带入到模拟环境。例如，可以在现场创建一个心脏骤停的模拟，护士、医生、呼吸治疗师和药剂师可以像在实际临床环境中那样进行复苏。模拟结束后，讲授高级生命支持的演算。这是多专业学习（MPL）。下面以一个跨专业模拟教育的例子举例，在这个例子中，同样的心脏骤停模拟可以由其他的医疗从业人员和家庭来创建。这个场景包含了团队协作和沟通的需求，接下来应该对这些团队进行聚焦的复盘，这些机会需要从不同的角度进行协作。这是跨专业学习（IPL），在模拟中可以看作跨专业模拟教育（IEHSC，2012）。跨专业模拟教育框架旨在指导如何在考虑这些因素的情况下有效地设计模拟。它的目的是在创建跨专业模拟教育时帮助指导您的思维，并帮助您实现可能的最佳结局，而不是一个严格的必须做的清单。

迎接基于模拟的跨专业教育的挑战

尽管文献提供了大量的关于跨专业教育的好处的证据，也在上一节中提供了一个框架来帮助实施跨专业模拟教育，但实现这些获益的同时也伴随着挑战。

本节将讨论教师们和跨专业教育的拥护者们在学术环境或临床实践中实现有效和高效的跨专业教育过程中遇到的五个常见挑战。

1. 每个医学专业教育项目都要求在不同课程上花费一定的时间。此外，不同的模拟项目以及不同的州在模拟上投入的时间是不一样的，我们该如何处理这个问题呢？

注意事项

这个挑战（在不同项目中要求不同）几十年来一直被描述为医学专业跨专业教育真正的障碍。Baldwin（2007）和 Baldwin 及 Bald win（2007）注意到早期和持续性合作教育的必要性。为了达成这个目标，来自不同项目的跨专业教育的拥护者应该组建一个计划委员会，确立一个明确的声明和时间表。通过讨论与跨专业教育相关的"什么是可能的"和"什么是不可能的"开放和诚实的对话开始，设计跨专业教育的特征，这是很有益的。

▶ 跨专业教育是一个独立的体验还是贯穿于整个课程体系中的每一个参与项目的体验？

▶ 是否有现有的可以整合到跨专业教育的活动？

▶ 跨专业教育体验将采用哪种形式？沉浸在模拟中心，或是在临床现场，或是基于屏幕的体验，还是这些形式的组合？

▶ 对于所有学生而言，这些体验是自愿的还是强制的？

这些必不可少的主题，需要从每个项目拥有的资源以及每个项目的认证要求的角度进行讨论，而不是基于个人的假设或是惯例和传统。必须愿意质疑现状。这将需要花费一些时间使得团队去建立信任并具有开放的心态，从而超越"这就是我们经常做的"阶段。开始进行时可能很困难，但是这里有大量的资源可以帮助您（表 8.2）。

举例

起步。在起步阶段，Buring 等（2009 年）建议将跨专业教育明确表述为课程的目标或作为机构战略计划的一部分。此外，一旦建立了跨专业教育计划团队，该团队应：

表 8.2 跨专业模拟教育的关键资源

	模拟	跨专业教育
专业协会	国际医学模拟协会（SHS）：ssih.org 国际护理临床模拟教学协会（INACSL）：inacsl.org 美国护理联盟模拟创新资源中心（NLN）：sirc.nln.org 欧洲模拟协会：sesam-web.org	美国跨专业实践与教学中心（NCIPE）：nexusipe.org 促进跨专业教育中心：caipe.org
学术期刊	*Simulation in Healthcare*（医学模拟） *Clinical Simulation in Nursing*（护理临床模拟） *Advances in Simulation*（模拟的前沿进展） *BMJ Simulation & Technology Enhanced Learning*（英国医学杂志模拟和技术）	*Journal of Interprofessional Care*（跨专业护理杂志） *Journal of Interprofessional Education & Practice*（跨专业教育和实践杂志） *Journal of Research in Interprofessional Practice and Education*（跨专业教育和实践研究杂志）
评价工具	INACSL 知识库：inacsl.org/resources/repository-of-instruments	NCIPE 知识库：nexusipe.org/adcancing/assessment-evaluation
综合开创性报告：	跨专业教育和医疗保健模拟协作（2012）、来自于 2012 年跨专业教育和医疗保健模拟协作组织的共识报告、医学模拟协会 跨专业教育专家协作小组（2011a）、基于团队的能力：为教育和临床实践建立共享的基础、跨专业教育协作 跨专业教育专家协作小组（2011b）、跨专业协作实践的核心能力：专家小组的报告、跨专业教育协作 世界卫生组织、为了健康一起工作和学习（1988）、世界卫生组织 世界卫生组织、跨专业教育和合作实践行动框架（2010） 医学研究所（2016）、测量跨专业教育对协作实践和患者愈后的影响、医学研究所	
其他关键资源：	医疗研究和医疗质量机构：https://www.ahrq.gov/teamstepps/index.html 　TeamSTEPPS 是一个以证据为基础的团队协作系统，旨在提高沟通和团队协作能力。所有资料都可在网上查阅 　美国医学院校协会（AAMC）：https://www.mededportal.org/collection/interprofessional-education/ 　跨专业教育在美国医学院校协会的医学教育门户提供跨专业教育和学习模块的途径 　眼视光学协会的学校和学院（ASCO）：https://optometriceducation.org/library-resources/ipe-toolkit 　眼视光学协会的学校和学院（ASCO）为眼视光学教育提供了有效的跨专业和协作实践经验一个免费的指南。其他医学专业的学校可以利用这一资源来深入了解和培养跨专业的学生互动 　跨专业教育中心：https://ipe.utoronto.ca/tools-resources/tools-toolkits	

表 8.2　跨专业模拟教育的关键资源（续表）	
模拟	跨专业教育
	跨专业教育中心提供了全套免费的工具、资源和工具包，包括实施指南、面试指南和评估工具
	国际护理临床模拟教学协会（INACSL）:https://www.nursingsimulation.org/article/S1876-1399%2816%2930132-3/fulltext
	国际护理临床模拟教学协会（INACSL）提供了模拟促进跨专业教育最佳实践标准的文章链接
	美国护理联盟（NLN）- 跨专业教育工具包和愿景描述：http://www.nln.org/docs/default-source/default-document-library/ipe-ipp-vison.pdf?sfvrsn=8
	有一份 PDF 版本的"有效的跨专业教育和护理教育的协作经验实践指南"，这个工具包 / 愿景描述的链接也在这份 PDF 文件中
	密歇根大学：http://ipetoolkit.umich.edu
	密歇根大学提供了一份跨专业教育课程配置工具包
	华盛顿大学
	https://collaborate.uw.edu/resources-and-training/online-training-and-toolkits/faculty- development-ipe-training-toolkit/
	华盛顿大学为跨专业教育的师资培养提供资源和培训资料
	https://collaborate.uw.edu/resources-and-training/online-training-and-toolkits/ipe-facilitation-training-toolkit/
	此链接提供的资源和培训材料旨在帮助跨专业教育的师资了解促进跨专业教育学习小组所面临的挑战

①确定适当的跨专业教育概念和主题；②基于等效的教育水平，确定哪些学生应该参与；③确定跨专业教育课程发生的时间和地点；④确定跨专业教育课程的模拟引导者人选。

Buring 等（2009）建议逐步实施跨专业教育。他们建议遵循"从小处开始，慢慢进行"的原则。他们指出，这将使跨专业教育被认可、被称赞，并在需要时进行修改，以获得成功。最后，他们强烈主张推行强有力的教师发展项目，以支持跨专业教育的教师教学，并为参与跨专业教育倡议的教师立项。

在现有活动的基础上创建。Zamjahn 等（2018）描述了使用模拟来评估跨专业教育的使用，提高了护理、职业治疗和呼吸治疗的学生在呼吸治疗设备和技术方面的知识和技能，并促进了合作性行为。为了达到扩展跨专业教育机会的目的，现有的高仿真模拟体验与职业治疗和护理本科生项目的跨专业教育中也加入了呼吸治疗项目。研究报告指出，学生对跨专业教育体验的评价表明，跨专业教育增加了其对其他专业的所执行的临床操作的了解，学生在未来更有可能与这些专业人员进行合作。

创建共同核心课程。Baldwin 和 Baldwin（2007）、Patten 和 Fieler（2019）以及

Stephenson 等（2019）提供了开发共同核心课程的一些例子，说明如何为医学各学科的学生制定贯穿整个项目的共同核心课程。Baldwin 和 Baldwin（2007）发现，此类课程包括针对所有健康领域的学生共享的低年级科学课程，以及以行为科学和社区健康的内容和技能为特色的共有课程，每个课程在战略高度从入学到结束项目都有植入。

Patten 和 Fieler（2019）描述将跨专业模拟教育整合到现有的护理放射科学和呼吸护理学生的课程中。这个项目基于跨专业教育的核心能力，包括改善团队合作、沟通交流、对于价值观和道德规范的互相尊重，以及了解其他人的角色和责任。他们分享了三个适用于所有相关专业的模拟案例。

Stephenson 等（2019）使用了一种分级方法，让教育工作者随着时间推移积累经验和专业知识。他们开发项目以满足国际护理临床模拟教学协会（INACSL）和国际医学模拟协会（SSH）的跨专业教育和模拟的标准。这些培训课程包括了对模拟教育的介绍、情境案例开发、模拟运行、复盘、评价、研究和可持续性。

在现有的临床活动中增加跨专业教育。Deutschlander 等（2012）在他们的研究性文章中回顾了在医学专业预注册项目实施跨专业教育的两种常见形式。第一种模式是课程外模式，在这种模式下，跨专业教育内容的课程被开发为"对现有课程的补充"（France & Payne，2017）。第二种是交叉课程模式（也称为"集中课程模式"）。在这种模式中，临床和非临床学科的特定课程被转换为各种项目和课程的联合跨专业教育课程（France & Payne，2017）。对于这两种方式，研究人员介绍了一种新的策略去实施跨专业教育——跨专业增强方法。这种方法利用了现有的特定学科的设置，并且通过三种跨专业策略——指导、研讨会和在线讨论的形式去进行补充。与课程外和交叉模式相比，这种跨专业增强的模式可以在不重构课程设置的情况下有效地提供跨专业实践的课程内容。

关于何时计划并启动跨专业教育项目，France 和 Payne（2017）建议应根据所涉及项目的优势和挑战，谨慎选择特定的方法。另外，他们建议在选择阶段允许有足够的时间，因为这最终会节约在实施阶段的时间并避免复杂性。

2. 领导层希望我这样做，但教师和员工似乎不支持。我如何争取他们的支持？

注意事项

尽管关于跨专业教育和模拟的讨论相当多，但在一些机构中也不过是空谈而已。要在医疗专业人员的初始和继续教育方面作出实质性改变并不容易。它需要时间和精力来克服"我们一直是这样做的"的心态。要获得同事和上级的支持，你可以采取很多步骤。这些步骤需要时间来得到结果，通常包括寻求教育和激励他人打开思维以新的方式去做事。当试图获得对跨专业模拟教育的支持时，可能包括在以下方面做出努力：

▶ 提供一个目前有关跨专业教育如何促进患者安全和健康结局的研究概述。

▶ 进行反馈（例如午餐时、正式会议、站立交谈的演示），解释跨专业教育，以及如何利用模拟来创造真实的学习体验。

▶ 描述跨专业教育的目的和目标，以便于其他人可以出具有依据的决定，而不是基于对未知的恐惧而反对。

▶ 提供跨专业团队工作领域的专业性发展。

▶ 从本机构和其他机构中找出支持促进患者安全和跨专业教育的拥护者，他们可以和你一起证明跨专业模拟教育是有效的并可以有效地实施。

举例

Buring 等（2009）建议，为了获得认可，拥护跨专业教育的教师和管理人员需要引领和支持跨专业教育的启动。他们还指出，为了实施跨专业教育项目，拥护者很可能需要与跨专业教育项目规划启动人之外的医疗保健项目相关人员建立良好的关系。

多个医疗专业组织提供的工具包也支持这种方法的重要性（表 8.2）。例如，NLN 工具包（NLN，n.d.）指出："建立一个具有共同的跨专业教育愿景、充满热情的总体机构，对于支持项目的协调至关重要。通过使利益相关的管理者、工作人员、教师和学生之间形成承诺，协调会更有效率，影响组织文化和课程改革的机制也更容易发挥作用"（p. 11）。

3. 一旦我们开发了一个跨专业教育情境案例，进行预演会有什么好处呢？

注意事项

"预演"的定义是一种实践练习或排练（Merriam-Webster，n.d.）。在与真正的学习者运行一个场景之前，与参与模拟的教师和工作人员进行一次实践或演习是很重要的。虽然在一些人看来，有经验的教师没有穿彩排服就出现在一个跨专业教育的模拟现场看起来是合理的，但是跨专业教育的场景是更加复杂的，并且一般拥有多种任务或技术部分 / 演员，比一堂在传统教室里的授课更为复杂（Alinier，2011）。与学员展示前进行预演或实践，可以最大程度地增加成功的机会（例如，检查是否有合适的物资供应和可用的设备），将遗漏或错误的可能性降至最低，并让教师培养同志情谊和团队精神，从而在练习中达成很好的合作。

举例

Banks 等（2019）在针对护理和社会工作专业学生的跨专业教育的研究中发现了与不同专业学生合作时面临的挑战。他们指出，一门学科常用的教学 / 学习策略对另一门学科来说并不熟悉，并且在模拟场景的开发过程中做出了一些假设。社工专业学生不了解护理学生对情境-背景-评估-建议模式（situation-background-assessment-recommendations，SBAR）SBAR 沟通模式和医学术语的使用，这显然是一个可以延伸到实践中的问题；因此，在复盘环节确认和讨论这一问题是很重要的。然而，由于学生们的技能水平并不相当，它限制了跨专业教育活动的有效性。床旁报告与病室外报告的过程也被认为是一个让人困惑的领域，因为规划者在模拟之前没有就如何处理这一问题达成一致。规划者认为学生们应该知道如何完成交接报告。然而，在模拟过程中，学生对交班流程感到困惑，在患者面前进行报告时表现出不自在。这一经验证明了在实际模拟之前进行预演的重要性。

INACSL（2016；2016b）已经建立了模拟最佳实践标准。INACSL 关于模拟设计的标准如下：基于模拟的经验是为了满足确定的目标和优化预期结果而设计的。本标准的第 11 条是：在全面实施前先进行基于模拟体验的试运行。达成这个标准需要具备两个必需元素：①在设计完成后，对整个基于模拟的体验进行测试，以确保它实现了预期目的，提供了实现目标的机会，在与参与者一起使用时是有效的。②在试运行中，识别出基于模拟体验的任何令人困惑、缺失或不完善的元素，并在真正运行模拟之前进行纠正。

在模拟过程中，许多事情都可能出错。Dieckmann 等（2010）提供了如何处理这些情况的窍门和技巧。

4. 可以使用哪些评估工具来评估跨专业教育？

注意事项

在任何跨专业教育活动的最初规划阶段，都应该考虑评估问题。表 8.2 列出了许多包含评估工具的工具包。NLN（n.d.）指出，学习者和环境的差异很大，要开发一个单一的评估工具来衡量跨专业教育活动的有效性。在创建评估工具时，根据您的目的定制现有工具或从一系列选项中选择一个时，NLN 工具包提供了以下建议

▶ 首先要明确您的评估目的，并确定衡量成功的指标。可以使用对照表来确保这个工具直接列举了所有关键的元素。

▶ 评估应该考虑所有重要的结果。只关注与情感结果相关的结果——如态度、感知、信念或学习者的感受——并不能提供有关行为、系统或系统结局改变的信息。由于跨专业教育的总体目标是改善以团队为基础、以患者为中心的医疗护理，评估在衡量影响时应始终考虑这一目标。

▶ 多种评估方法比单一评估更加有用。

举例

一个评估跨专业教育团队能力的评估工具的例子是 Jefferson 的团队合作观察指南（JTOG）（Lyons et al.，2016）。这个简短的（14 个问题）有效的工具被用于测量跨专业教育的团队核心胜任力，评估团队协作的行为。有独立版本的工具可以用来评估学生在团队中的表现，可以在 https://jdc.jefferson.edu/cgi/viewcontent.cgi.com 上访问

JTOG 的概述。查看表 8.2 评估工具资源库。

5. 如果我们没有资金聘请教师或购置模拟设备怎么办？

注意事项

基于模拟的跨专业教育可能需要使用大量的经费资源——如使用高仿真的沉浸式设备。然而，有一些只需要很少资源的基于模拟的跨专业教育方法。这些包括并不仅限于使用付费或志愿者形式的标准化病人或戏剧学生，以及基于屏幕的模拟（NLN，2012）。Banks 等（2019 年）在他们的研究中，将护理专业学生和社工专业学生在跨专业教育场景中使用高仿真模拟人与使用标准化病人进行比较，发现社工专业学生更喜欢使用标准化病人。因此，虽然模拟设备是有用的，但基于模拟的跨专业教育并不依赖于一定水平的模拟设备。需要深刻理解有效的基于案例的学习活动的构建，这些活动明确地指向实现与跨专业合作实践能力相关的特定学习目标。

考虑到需要额外的师资或者技术支持，开发一个商业方案是向管理部门合理论证增加资金的有效手段。也就是说，模拟可以被认为是当前正在进行的活动的替代，而不是补充。重新分配现有资源可以是一种选择。

举例

很有可能你的组织已经花费了很多资金来解决沟通不良和教育不佳的问题，而你正在花时间做其他低薪员工就可以做或协助做的工作。研究结果成本和你的时间成本与教育成本的对比可以帮助资助你的项目的需求。

资金的缺乏往往源于规避成本的心态。试着将这种思维转变为投资节约成本的思维方式。

使用结构化方法来寻求对跨专业教育的支持是有用的。下面的参考文献中包含了如何这样做的示例。Bukhari 等（2017）提供了一个框架，说明如何明确培训成本的价值。Larsen 和 Schultz（2014）讨论了医学模拟项目的投资回报和预期回报。全球医学模拟网络提供了一个工具包，可以帮助您向您的领导"展示您的情况"：http://www.gnsh.org/gnsh-toolkit/making-the-case/。

本章小结

现有的研究明确表示，跨专业教育是实现高质量跨专业合作实践的关键。跨专业教育可以促进对合作的理解，并对患者安全产生影响。它还可以阐明团队合作的概念，理解和尊重个人，包括他们的角色和观点。然而，在被单独教授时，在实践中存在的社会和心理细微差别可能会阻碍对这些理解的应用或维持。跨专业模拟教育具有强大的能力，能够体现现实中的合作需求和挑战。借助本章提供的资源，只需要一点儿创造力和与他人合作的意愿，就可以在医疗专业人员发展和胜任力保持中做出改变，从而最大限度地提高患者安全和改善患者结局。

　　提供真正的跨专业教育并不容易。重要的是，要记住没有适合所有情况的完美解决方案。然而，大量的资源已经被开发出来，用于回答问题和协助教育者面对与实施基于模拟的跨专业教育计划相关的挑战。如果您在开发您的跨专业模拟教育时有足够的思考（例如，使用一个如"基于模拟的跨专业教育框架"这样的框架）、来自多个相关专业人员的反馈、为常见的挑战做好准备，那么所提供的跨专业教育的潜力就是可以实现的。

参考文献

Affordable Care Act. (2010). Patient protection and affordable care act. *Public Law*, *111*(48), 759–762. Available: http://www.alpinehr.com/news/PPACA.pdf

Alinier, G. (2011). Developing high-fidelity health care simulation scenarios: A guide for educators and professionals. *Simulation & Gaming*, *42*(1), 9–26. https://doi.org/10.1177/1046878109355683

Aston, S. J., Rheault, W., Arenson, C., Tappert, S. K., Stoecker, J., Orzoff, J., ... & Mackintosh, S. (2012). Interprofessional education: a review and analysis of programs from three academic health centers. *Academic Medicine*, *87*(7), 949–955. https://doi.org/10.1097/ACM.0b013e3182583374

Baldwin, D. C. Jr. (2007). Some historical notes on interdisciplinary and interprofessional education and practice in health care in the USA. *Journal of Interprofessional Care*, *21*, 23–37. https://doi.org/10.1080/13561820701594728

Baldwin, D. C. Jr., & Baldwin, M. A. (2007). Interdisciplinary education and health team training: A model for learning and service. *Journal of Interprofessional Care*, *21*, 52–69. https://doi.org/10.1080/13561820701579992

Banks, S., Stanley, M. J., Brown, S., & Matthew, W. (2019). Simulation-based interprofessional education: A nursing and social work collaboration. *Journal of Nursing Education*, *58*(2), 110–113. https://doi.org/10.3928/01484834-20190122-09

Bell, M. D., & Weinstein, A. (2011). Simulated job interview skill training for people with psychiatric disability: Feasibility and tolerability of virtual reality training. *Schizophrenia Bulletin*, *37*(S2), S91–S97. https://doi.org/10.1093/schbul/sbr061

Berwick, D. M., Nolan, T. W., & Whittington, J. (2008). The triple aim: Care, health, and cost. *Health Affairs*, *27*(3), 759–769. https://doi.org/10.1377/hlthaff.27.3.759

Bodenheimer, T., & Sinsky, C. (2014). From triple to quadruple aim: Care of the patient requires care of the provider. *Annals of Family Medicine*, *12*(6), 573–576. https://doi.org/10.1370/afm.1713

Boulet, J. R., Jeffries, P. R., Hatala, R. A., Korndorffer Jr, J. R., Feinstein, D. M., & Roche, J. P. (2011). Research regarding methods of assessing learning outcomes. *Simulation in Healthcare*, *6*(7), S48–S51. https://doi.org/10.1097/SIH.0b013e31822237d0

Bukhari, H., Andreatta, P., Goldiez, B., & Rabelo, L. (2017). A framework for determining the return on investment of simulation-based training in health care. *INQUIRY: The Journal of Health Care Organization, Provision, and Financing*, *54*. https://doi.org/10.1177/0046958016687176

Buring, S. M., Bhushan, A., Broeseker, A., Conway, S., Duncan-Hewitt, W., Hansen, L., & Westberg, S. (2009). Interprofessional education: definitions, student competencies, and guidelines for implementation. *American Journal of Pharmaceutical Education*, *73*(4), 59. https://doi.org/10.5688/aj730459

Breitbach, A. P., Sargeant, D. M., Gettemeier, P. R., Ruebling, I., Carlson, J., Eliot, K., ... & Gockel-Blessing, E. A. (2013). From buy-in to integration: Melding an interprofessional initiative into academic programs in the health professions. *Journal of Allied Health*, 42(3), 67E–73E. Available: https://www.ingentaconnect.com/content/asahp/jah/2013/00000042/00000003/art00015#Data

Cheng, A., Grant, V., Dieckmann, P., Arora, S., Robinson, T., & Eppich, W. (2015). Faculty development for simulation programs: Five issues for the future of debriefing training. *Simulation in Healthcare*, 10(4), 217–222. https://doi.org/10.1097/SIH.0000000000000090

Cook, D. A., Hamstra, S. J., Brydges, R., Zendejas, B., Szostek, J. H., Wang, A. T., ... & Hatala, R. (2013). Comparative effectiveness of instructional design features in simulation-based education: Systematic review and meta-analysis. *Medical Teacher*, 35(1), E867–E898. https://doi.org/10.3109/0142159X.2012.714886

Cook D. A., Hatala R., Brydges R., Zendejas B., Szostek J. H., Wang A. T., Erwin P. J., Hamstra S.J. (2011). Technology-enhanced simulation for health professions education: a systematic review and meta-analysis. *JAMA*, 306(9), 978–988. doi:10.1001/jama.2011.1234

Couto, T. B., Kerrey, B. T., Taylor, R. G., FitzGerald, M., & Geis, G. L. (2015). Teamwork skills in actual, in situ, and in-center pediatric emergencies: Performance levels across settings and perceptions of comparative educational impact. *Simulation in Healthcare*, 10(2), 76–84. https://doi.org/10.1097/SIH.0000000000000081

Curran, V. R., Deacon, D. R., & Fleet, L. (2005). Academic administrators' attitudes towards interprofessional education in Canadian schools of health professional education. *Journal of Interprofessional Care*, 19(sup1), 76–86. https://doi.org/10.1080/13561820500081802

Deutschlander, S., Suter, E., & Lait, J. (2012). Models in interprofessional education: The IP enhancement approach as effective alternative. *Work*. 41(3), 253–260. https://doi.org/10.3233/WOR-2012-1293

Dieckmann, P., Lippert, A., Glavin, R., & Rall, M. (2010). When things do not go as expected: Scenario life savers. *Simulation in Healthcare*, 5(4), 219–225. https://doi.org/10.1097/SIH.0b013e3181e77f74

Dieckmann, P., Phero, J. C., Issenberg, S. B., Kardong-Edgren, S., Østergaard, D., & Ringsted, C. (2011). The first Research Consensus Summit of the Society for Simulation in Healthcare: Conduction and a synthesis of the results. *Simulation in Healthcare*, 6(7), S1–S9. https://doi.org/10.1097/SIH.0b013e31822238fc

Dunn, W., Deutsch, E., Maxworthy, J., Gallo, K., Dong, Y., Manos, J., ... & Brazil, V. (2013). Systems integration. In A. I. Levine, S. DeMaria, A. D. Schwartz, & A. J. Sim (Eds.), *The comprehensive textbook of healthcare simulation* (pp. 121–133). Springer. https://doi.org/10.1007/978-1-4614-5993-4_10

Edler, A. A., Chen, M., Honkanen, A., Hackel, A., & Golianu, B. (2010). Affordable simulation for small-scale training and assessment. *Simulation in Healthcare*, 5(2), 112–115. https://doi.org/10.1097/SIH.0b013e3181c76332

France, N. E., & Payne, C. (2017). Nursing faculty considerations in closing the gaps of interprofessional education. *Health and Interprofessional Practice*, 3(2), eP1126. https://doi.org/10.7710/2159-1253.1126

Freeth, D. S., Hammick, M., Reeves, S., Koppel, I., & Barr, H. (2008). Effective interprofessional education: development, delivery, and evaluation. John Wiley & Sons.

Gaba, D. M. (2004). The future vision of simulation in health care. *BMJ Quality & Safety*, 13(suppl 1), i2–i10. https://doi.org/10.1136/qshc.2004.009878

Gantt, L. T., Robey, W. C., Langston, T., & Bliley, L. (2020). Simulation faculty and staff development: An interprofessional, online approach. *Journal of Interprofessional Education & Practice*, 19. https://doi.org/10.1016/j.xjep.2019.100310

Garbee, D. D., Paige, J., Barrier, K., Kozmenko, V., Kozmenko, L., Zamjahn, J., ... & Cefalu, J. (2013). Interprofessional team-work among students in simulated codes: A quasi-experimental study. *Nursing Education Perspectives, 34*(5), 339–344. https://doi.org/10.1097/00024776 201309000-00011

Geis, G. L., Pio, B., Pendergrass, T. L., Moyer, M. R., & Patterson, M. D. (2011). Simulation to assess the safety of new health-care teams and new facilities. *Simulation in Healthcare, 6*(3), 125–133. https://doi.org/10.1097/SIH.0b013e31820dff30

Goldschmidt, P. G. (2005). HIT and MIS: implications of health information technology and medical information systems. *Communications of the ACM, 48*(10), 68–74. https://doi.org/10.1145/1089107.1089141

Gordon, R. M. (2017). Debriefing virtual simulation using an online conferencing platform: Lessons learned. *Clinical Simulation in Nursing, 13*(12), 668–674. https://doi.org/10.1016/j.ecns.2017.08.003

Gough, S., Jones, N., & Hellaby, M. (2013). Innovations in interprofessional learning and teaching: Providing opportunities to embed patient safety within the pre-registration physiotherapy curriculum. *A Pilot Study. Physical Therapy Reviews, 18*(6), 416–430. https://doi.org/10.1179/1743288X13Y.0000000103

Guraya, S. Y., & Barr, H. (2018). The effectiveness of interprofessional education in healthcare: a systematic review and meta-analysis. *Kaohsiung Journal of Medical Sciences, 34*(3), 160–165. https://doi.org/10.1016/j.kjms.2017.12.009

Hall, L. W., & Zierler, B. K. (2015). Interprofessional education and practice guide no. 1: Developing faculty to effectively facilitate interprofessional education. *Journal of Interprofessional Care, 29*(1), 3–7. https://doi.org/10.3109/13561820.2014.937483

Hammick, M., Freeth, D., Koppel, I., Reeves, S., & Barr, H. (2007). A best evidence systematic review of interprofessional education: BEME Guide no. 9. *Medical Teacher, 29*(8), 735–751. https://doi.org/10.1080/01421590701682576

Hinde, T., Gale, T., Anderson, I., Roberts, M., & Sice, P. (2016). A study to assess the influence of interprofessional point of care simulation training on safety culture in the operating theatre environment of a university teaching hospital. *Journal of Interprofessional Care, 30*(2), 251–253. https://doi.org/10.3109/13561820.2015.1084277

Horsley, T. L., O'Rourke, J., Mariani, B., Doolen, J., & Pariseault, C. (2018). An integrative review of interprofessional simulation in nursing education. *Clinical Simulation in Nursing, 22*, 5–12. https://doi.org/10.1016/j.ecns.2018.06.001

Institute of Medicine. (2016). Measuring the impact of interprofessional education on collaborative practice and patient outcomes. *National Academy of Science.*

INACSL Standards Committee. (2016a). INACSL Standards of Best Practice: Simulation[SM] simulation-enhanced interprofessional education (Sim-IPE). *Clinical Simulation in Nursing, 12*(S), S34–S38. http://dx.doi.org/10.1016/j.ecns.2016.09.011

INACSL Standards Committee. (2016b). INACSL Standards of Best Practice: Simulation[SM] simulation design. *Clinical Simulation in Nursing, 12*(S), S5–S12. https://www.inacsl.org/INACSL/document-server/?cfp=INACSL/assets/File/public/standards/SOBPEnglishCombo.pdf

Interprofessional Education and Healthcare Simulation Collaborative. (2012). A consensus report from the 2012 Interprofessional Education and Healthcare Simulation Collaborative. *Society for Simulation in Healthcare.*

Interprofessional Education Collaborative Expert Panel. (2011a). Team-based competencies: Building a shared foundation for education and clinical practice. *Interprofessional Education Collaborative.*

Interprofessional Education Collaborative Expert Panel. (2011b). Core competencies for interprofessional collaborative practice: Report of an expert panel. *Interprofessional Education Collaborative.*

Issenberg, S. B., Mcgaghie, W. C., Petrusa, E. R., Lee Gordon, D., & Scalese, R. J. (2005). Features and uses of high-fidelity medical simulations that lead to effective learning: A BEME systematic review. *Medical Teacher, 27*(1), 10–28. https://doi.org/10.1080/01421590500046924

Issenberg, S. B., McGaghie, W. C., Hart, I. R., Mayer, J. W., Felner, J. M., Petrusa, E. R., . . . & Gordon, D. L. (1999). Simulation technology for health care professional skills training and assessment. *JAMA, 282*(9), 861–866. https://doi.org/10.1001/jama.282.9.861

Jansson, M., Kääriäinen, M., & Kyngäs, H. (2013). Effectiveness of simulation-based education in critical care nurses' continuing education: A systematic review. *Clinical Simulation in Nursing, 9*(9), E355–E360. https://doi.org/10.1016/j.ecns.2012.07.003

Jeffries, P. R., Bambini, D., Hensel, D., Moorman, M., & Washburn, J. (2009). Constructing maternal-child learning experiences using clinical simulations. *Journal of Obstetric, Gynecologic, & Neonatal Nursing, 38*(5), 613–623. https://doi.org/10.1111/j.1552-6909.2009.01060.x

Kaba, A., & Beran, T. (2014). Twelve tips to guide effective participant recruitment for interprofessional education research. *Medical Teacher, 36*(7), 578–584. https://doi.org/10.3109/0142159X.2014.907489

Kaba, A., Beran, T. N., & White, D. (2016). Accuracy of interpreting vital signs in simulation: An empirical study of conformity between medical and nursing students. *Journal of Interprofessional Education & Practice, 3*, 9–18. https://doi.org/10.1016/j.xjep.2016.03.002

Kirshstein, R., & Wellman, J. (2012). Technology and the broken higher education cost model: Insights from the Delta Cost Project. *Educause Review, 47*(5), 12–14.

Kraut, R., Kiesler, S., Boneva, B., Cummings, J., Helgeson, V., & Crawford, A. (2002). Internet paradox revisited. *Journal of Social Issues, 58*(1), 49–74. https://doi.org/10.1111/1540-4560.00248

Lapkin, S., Levett-Jones, T., & Gilligan, C. (2013). A systematic review of the effectiveness of interprofessional education in health professional programs. *Nurse Education Today, 33*(2), 90–102. https://doi.org/10.1016/j.nedt.2011.11.006

Larsen, T. A., & Schultz, M. A. (2014). Transforming Simulation Practices—A Quest for Return on Expectations. *Clinical Simulation in Nursing, 10*(12), 626–629. https://doi.org/10.1016/j.ecns.2014.09.004

Lathrop, B., & Hodnicki, D. R. (2014). The Affordable Care Act: Primary care and the doctor of nursing practice nurse. *Online Journal of Issues in Nursing, 19*(2), 7.

Lee, C. A., Pais, K., Kelling, S., & Anderson, O. S. (2018). A scoping review to understand simulation used in interprofessional education. *Journal of Interprofessional Education & Practice, 13*, 15–23. https://doi.org/10.1016/j.xjep.2018.08.003

Leclair, L. W., Dawson, M., Howe, A., Hale, S., Zelman, E., Clouser, R., . . . & Allen, G. (2018). A longitudinal interprofessional simulation curriculum for critical care teams: Exploring successes and challenges. *Journal of Interprofessional Care, 32*(3), 386–390. https://doi.org/10.1080/13561820.2017.1405920

Levett-Jones, T., & Lapkin, S. (2014). A systematic review of the effectiveness of simulation debriefing in health professional education. *Nurse Education Today, 34*(6), E58–E63. https://doi.org/10.1016/j.nedt.2013.09.020

Lyons, K. J., Giordano, C., Speakman, E., & Horowitz, J. A. (2016). Jefferson Teamwork Observation Guide (JTOG): An instrument to observe teamwork behaviors. *Journal of Allied Health, 45*(1), 49–53. https://www.ingentaconnect.com/content/asahp/jah/2016/00000045/00000001/art00010

MacMillan, K., & Reeves, S. (2014). Interprofessional education and collaboration: the need for a socio-historical framing. *Journal of Interprofessional Care, 28*(2), 89–91. https://doi.org/10.3109/13561820.2014.885335

Mafinejad, M. K., Ahmady, S., Arabshahi, S. K. S., & Bigdeli, S. (2016). Interprofessional education in the integrated medical education and health care system: A content analysis. *Journal of Advances in Medical Education & Professionalism, 4*(3), 103.

Maxworthy, J., & Palaganas, J. C. (in press). In J. C. Palaganas, M. E. Mancini, & B. Ulrich.

Mastering Simulation: A Handbook for Success (2nd ed.) Sigma Theta Tau.

Merriam-Webster. (n.d.). Dry run. Retrieved June 5, 2020 from https://www.merriam-webster.com/dictionary/dry%20run

McGaghie, W. C., Issenberg, S. B., Petrusa, E. R., & Scalese, R. J. (2006). Effect of practice on standardised learning outcomes in simulation-based medical education. *Medical Education*, *40*(8), 792–797. https://doi.org/10.1111/j.1365-2929.2006.02528.x

McGaghie, W. C., Issenberg, S. B., Petrusa, E. R., & Scalese, R. J. (2010). A critical review of simulation-based medical education research: 2003–2009. *Medical Education*, *44*(1), 50–63. https://doi.org/10.1111/j.1365-2923.2009.03547.x

National Academies of Sciences, Engineering, and Medicine. (2019). Strengthening the Connection Between Health Professions Education and Practice: Proceedings of a Joint Workshop. Washington, DC: The National Academies Press. https://doi.org/10.17226/25407

National League for Nursing. (2012). A nursing perspective on simulation and interprofessional education: A report from the National League for Nursing's think tank on using simulation as an enabling strategy for IPE. Retrieved from https://www.semanticscholar.org/paper/A-Nursing-Perspective-on-Simulation-and-Education-A-Willhaus/4e0f1a5e1080dd41bd6d6ae07594009f4d0e6cae

National League for Nursing. (n.d.). Guide to effective interprofessional education experiences in nursing education. Retrieved June 5, 2020 from http://www.nln.org/docs/default-source/default-document-library/ipe-toolkit-krk-012716.pdf?sfvrsn=2

Nembhard, I. M., & Edmondson, A. C. (2006). Making it safe: The effects of leader inclusiveness and professional status on psychological safety and improvement efforts in health care teams. *Journal of Organizational Behavior*, *27*(7), 941–966. https://doi.org/10.1002/job.413

Owen, J. A., & Schmitt, M. H. (2013). Integrating interprofessional education into continuing education: A planning process for continuing interprofessional education programs. *Journal of Continuing Education in the Health Professions*, *33*(2), 109–117. https://doi.org/10.1002/chp.21173

Palaganas, J. C. (2012). *Exploring healthcare simulation as a platform for interprofessional education (Publication No. ED551790) [Doctoral dissertation, Loma Linda University]*. ProQuest Dissertations & Theses Global.

Palaganas, J. (2013). Using Health Care Simulation for Interprofessional Education and Practice. In B. Ulrich, & M. E. Mancini (Eds.), *Mastering Simulation, 2014 AJN Award Recipient: A Handbook for Success* (pp. 175–201). Sigma Theta Tau.

Palaganas, J. C., Maxworthy, J. C., Epps, C. A., & Mancini, M. E. (2014a). Defining excellence in simulation programs. Lippincott Williams & Wilkins.

Palaganas, J. C., Epps, C., & Raemer, D. B. (2014b). A history of simulation-enhanced interprofessional education. *Journal of Interprofessional Care*, *28*(2), 110–115. https://doi.org/10.3109/13561820.2013.869198

Palaganas, J. C., Brunette, V., & Winslow, B. (2016). Prelicensure simulation-enhanced interprofessional education: a critical review of the research literature. *Simulation in Healthcare*, *11*(6), 404–418. https://doi.org/10.1097/SIH.0000000000000175

Paradis, E., Reeves, S., Leslie, M., Aboumatar, H., Chesluk, B., Clark, P., … & Kitto, S. (2014). Exploring the nature of interprofessional collaboration and family member involvement in an intensive care context. *Journal of Interprofessional Care*, *28*(1), 74–75. https://doi.org/10.3109/13561820.2013.781141

Patten, D. A., & Fieler, G. (2019). A method to implement interprofessional simulations into established curriculum: Process and survey of student responses for Nursing, Radiologic Science, and Respiratory Care. *Journal of Allied Health*, *48*(2), 65E–68E.

Poole, M. S., & Real, K. (2003). Groups and teams in health care: Communication and effectiveness. *Handbook of Health Communication*, 369–402.

Powell-Cope, G., Nelson, A. L., & Patterson, E. S. (2008). Patient care technology and safety. In *Patient safety and quality: An evidence-based handbook for nurses*. Agency for Healthcare Research and Quality.

Reed, T., Horsley, T. L., Muccino, K., Quinones, D., Siddall, V. J., McCarthy, J., & Adams, W. (2017). Simulation using TeamSTEPPS to promote interprofessional education and collaborative practice. *Nurse Educator*, 42(3), E1–E5. https://doi.org/10.1097/NNE.0000000000000350

Reeves, S., Perrier, L., Goldman, J., Freeth, D., & Zwarenstein, M. (2013). Interprofessional education: Effects on professional practice and healthcare outcomes. *Cochrane Database of Systematic Reviews*, 3. https://doi.org/10.1002/14651858.CD002213.pub3

Reeves, S., Palaganas, J., & Zierler, B. (2015). Synthesis of interprofessional education (IPE) reviews. In Committee on Measuring the Impact of Interprofessional Education on Collaborative Practice and Patient Outcomes, Board on Global Health, Institute of Medicine (Eds.), *Measuring the impact of interprofessional education on collaborative practice and patient outcomes* (pp. 93–100). National Academies Press.

Riskiyana, R., Claramita, M., & Rahayu, G. R. (2018). Objectively measured interprofessional education outcome and factors that enhance program effectiveness: A systematic review. *Nurse Education Today*, 66, 73–78. https://doi.org/10.1016/j.nedt.2018.04.014

Roberts, F. E., & Goodhand, K. (2018). Scottish healthcare student's perceptions of an interprofessional ward simulation: An exploratory, descriptive study. *Nursing & Health Sciences*, 20(1), 107–115. https://doi.org/10.1111/nhs.12393

Rodziewicz, T. L., & Hipskind, J. E. (2019). Medical error prevention. In *StatPearls [Internet]*. StatPearls Publishing.

Roussin, C. J., Larraz, E., Jamieson, K., & Maestre, J. M. (2018). Psychological safety, self-efficacy, and speaking up in interprofessional health care simulation. *Clinical Simulation in Nursing*, 17, 38–46. https://doi.org/10.1016/j.ecns.2017.12.002

Rudolph, J. W., Raemer, D. B., & Simon, R. (2014). Establishing a safe container for learning in simulation: The role of the presimulation briefing. *Simulation in Healthcare*, 9(6), 339–349. https://doi.org/10.1097/SIH.0000000000000047

Salas, E., & Rosen, M. A. (2013). Building high reliability teams: Progress and some reflections on teamwork training. *BMJ Quality & Safety*, 22(5), 369–373. https://doi.org/10.1136/bmjqs-2013-002015

Sargeant, J. (2009). Theories to aid understanding and implementation of interprofessional education. *Journal of Continuing Education in the Health Professions*, 29(3), 178–184. https://doi.org/10.1002/chp.20033

Scerbo, M. W., Calhoun, A. W., Paige, J. T., Sanko, J., & Sokolowski, J. (2018). The Second Society for Simulation in Healthcare Research Summit: Beyond our boundaries. *Simulation in Healthcare*, 13(3S), S1–S6. https://doi.org/10.1097/SIH.0000000000000330

Scerbo, M. W., Murray, W. B., Alinier, G., Antonius, T., Caird, J., Stricker, E., ... & Kyle, R. (2011). A path to better healthcare simulation systems: Leveraging the integrated systems design approach. *Simulation in Healthcare*, 6(7), S20–S23. https://doi.org/10.1097/SIH.0b013e318227cf41

Schmitt, T. L., Sims-Giddens, S. S., & Booth, R. G. (2012). Social media use in nursing education. *OJIN: The Online Journal of Issues in Nursing*, 17(3).

Seo, V., Baggett, T. P., Thorndike, A. N., Hull, P., Hsu, J., Newhouse, J. P., & Fung, V. (2019). Access to care among Medicaid and uninsured patients in community health centers after the Affordable Care Act. *BMC Health Services Research*, 19(1), 291. https://doi.org/10.1186/s12913-019-4124-z

Seefeldt, T. M., Mort, J. R., Brockevelt, B., Giger, J., Jordre, B., Lawler, M., ... & Svien, L. (2012). A pilot study of interprofessional case discussions for health professions students using the virtual world Second Life. *Currents in Pharmacy Teaching and Learning*, 4(4), 224–231. https://doi.org/10.1016/j.cptl.2012.05.007

Sharma, S., Boet, S., Kitto, S., & Reeves, S. (2011). Interprofessional simulated learning: The need for 'sociological fidelity.' *Journal of Interprofessional Care*, 25(2), 81–83. https://doi.org/10.3109/13561820.2011.556514

Sikka, R., Morath, J. M., & Leape, L. (2015). The Quadruple Aim: Care, health, cost and meaning in work. *BMJ Quality & Safety*, 24(10), 608–610. https://doi.org/10.1136/bmjqs-2015-004160

Stephenson, E., Poore, J., Byrne, B., Dwyer, J., Ebert, D., Hasty, G., Schroedle, K., Turner, J., & Cooper, D. (2019). Interprofessional educator development course for simulation. *Journal of Continuing Education in Nursing*, 50(10), 463–468. https://doi.org/10.3928/00220124-20190917-08.

Stow, J., Morphet, J., Griffiths, D., Huggins, C., & Morgan, P. (2017). Lessons learned developing and piloting interprofessional handover simulations for paramedic, nursing, and physiotherapy students. *Journal of Interprofessional Care*, 31(1), 132–135. https://doi.org/10.1080/13561820.2016.1251404

Stuart, G., Triola, M., & Larson, T. (2015). *Enhancing health professions education through technology: Building a continuously learning health system [Conference proceedings]*. Arlington, VA, United States. https://macyfoundation.org/assets/reports/publications/macy_foundation_monograph_oct2015_webpdf.pdf

The Joint Commission on Accreditation of Healthcare Organizations. (2008). Sentinel Event Alert 42: Safely implementing health information and converging technologies. Retrieved from https://www.jointcommission.org/en/resources/patient-safety-topics/sentinel-event/sentinel-event-alert-newsletters/sentinel-event-alert-issue-42-safely-implementing-health-information-and-converging-technologies/

The Joint Commission. (2020). National Patient Safety Goals Effective January 2020. Retrieved from: https://www.jointcommission.org/-/media/tjc/documents/standards/national-patient-safety-goals/npsg_chapter_hap_jan2020.pdf

Thibault, G. E. (2013). Reforming health professions education will require culture change and closer ties between classroom and practice. *Health Affairs*, 32(11), 1928–1932. https://doi.org/10.1377/hlthaff.2013.0827

Thistlethwaite, J. (2012). Interprofessional education: A review of context, learning and the research agenda. *Medical Education*, 46, 58–70. https://doi.org/10.1111/j.1365-2923.2011.04143.x

Thistlethwaite, J. E., Forman, D., Matthews, L. R., Rogers, G. D., Steketee, C., & Yassine, T. (2014). Competencies and frameworks in interprofessional education: a comparative analysis. *Academic Medicine*, 89(6), 869–875. https://doi.org/10.1097/ACM.0000000000000249

Weller, J., Boyd, M., & Cumin, D. (2014). Teams, tribes and patient safety: overcoming barriers to effective teamwork in healthcare. *Postgraduate Medical Journal*, 90(1061), 149–154. https://doi.org/10.1136/postgradmedj-2012-131168

Willhaus, J., Burleson, G., Palaganas, J., & Jeffries, P. (2014). Authoring simulations for high-stakes student evaluation. *Clinical Simulation in Nursing*, 10(4), E177–E182. https://doi.org/10.1016/j.ecns.2013.11.006

Willhaus, J. (2012). Working toward interprofessional education with simulation. *Nursing Education Perspectives*, 33(2), 134. https://doi.org/10.1016/j.ecns.2012.02.001

World Health Organization. (1988). Learning Together to Work Together for Health. *World Health Organization*.

World Health Organization. (2010). Framework for Action on Interprofessional Education and Collaborative Practice. *World Health Organization*.

Zamjahn, J. B., Beyer, E. O., Alig K. L., Mercante, D.E., Carter, K. L., & Gunaldo, T. P. (2018). Increasing awareness of the roles, knowledge, and skills of respiratory therapists through an interprofessional education experience. *Respiratory Care*, 63(5), 510–518. https://doi.org/10.4187/respcare.05869

Zhu, E., Hadadgar, A., Masiello, I., & Zary, N. (2014). Augmented reality in healthcare education: an integrative review. *PeerJ*, 2, e469. https://doi.org/10.7717/peerj.469

第 9 章　高级护理实践教育中胜任力导向的客观结构化考试以及案例模拟场景设计

Pamela Slaven-Lee，DNP，FNP-C，FAANP，CHSE
Carol F. Braungart，DNP，ACNP-BC，FNP-BC
仝贝贝　译；侯罗娅　管　静　审校

标题为《护理的未来：由医学院引领变革，促进健康》（*The future of nursing*：*leading change，advancing health by the institute of medicine*）（IOM，2011）的报告呼吁加强对开业护士（nurse practitioner，NP）的培养，以提供安全的、高质量的护理服务。为 NP 学生提供额外的体验式学习机会，以及为 NP 项目提供一种用于规范临床胜任力评估和评价的方法是应对这一呼吁的关键。多年来，客观结构化临床考试（objective structured clinical examination，OSCE）一直被用作健康保健提供者技能表现的衡量标准。在 NP 教育中，体验式学习方法应该结合美国开业护士教师机构核心竞争力（NONPF，2012）（框 9.1）、美国护理学院协会高级护理实践临床博士教育要素（AACN，2006）（框 9.2）以及普通高级实践注册护士（APRN）博士水平胜任力（AACN，2017）（框 9.3）等要求，为 NP 教育提供课程设计的框架。与其他教学方法一样，OSCE 的案例模拟场景应与学生具体的、可测量的短期及长期学习成果相关，并根据案例背景进行设计，以强化讲授和临床学习效果，并与参与者的知识和经验水平相适应。

《INACSL 模拟最佳实践标准[SM]：模拟设计》（2016b）将客观结构化临床考试（OSCEs）作为胜任力导向 NP 教育的一部分，并为临床案例模拟场景的开发提供了框架（Jeffries et al.，2019）［详见 https://www.nursingsimulation.org/article/S1876-1399（16）30126-8/fulltext］。在将 INACSL 的设计标准系统地应用于 AACN APRN 的博士水平胜任力评价时，可以使用模拟进行标准化的胜任力体验评价。系统有效的模拟设计有助于实现学习成果（INACSL，2016b），NP 教育者必须遵守《INACSL 最佳实践标准：

框 9.1　美国开业护士教师机构核心竞争力

1. 理论基础
2. 领导力
3. 质量
4. 实践调查
5. 技术与信息素养
6. 政策
7. 健康服务系统
8. 职业道德
9. 独立实践

摘自：National Organization of Nurse Practitioner Faculties（2012）. Nurse Practitioner Core Competencies.
网址：https://www.nonpf.org/resource/resmgr/competencies/npcorecompetenciesfinal2012.pdf

框 9.2　美国护理学院协会高级护理实践博士教育要素

要素 1：实践背后的理论基础
要素 2：质量改进的组织和系统领导力以及系统思维
要素 3：循证实践的临床学术和分析方法
要素 4：改进医疗保健服务和促进医疗保健转型的信息系统 / 技术和患者护理技术
要素 5：健康保健宣传政策
要素 6：提高患者以及人口健康的跨专业合作
要素 7：改善全民健康的临床预防和人口健康
要素 8：高级护理实践课程

摘自：American Association of Colleges of Nursing（AACN，2006）.Essentials of doctoral education for advanced nursing practice.
网址：https://www.pncb.org/sites/default/files/2017-02/Essentials_of_DNP_Education.pdf

框 9.3　美国护理学院协会高级实践注册护士的 8 个胜任力领域

1. 患者护理
2. 实践知识
3. 基于实践的学习和改进
4. 人际关系和沟通技巧
5. 职业素养
6. 基于系统的实践
7. 跨专业教育
8. 个人及专业发展

摘自：American Association of Colleges of Nursing（AACN，2017）.Common advanced practice registered nurse doctoral-level competencies.
网址：http://www.aacnnursing.org/Portals/42/AcademicNursing/pdf/Common-APRN-Doctoral-Competencies.pdf.

模拟》中针对结果和目标、引导、复盘、参与者评价、职业操守、基于模拟强化的跨专业教育（Sim-IPE），以及 APRN 案例情境和 OSCEs 设计中的模拟操作的标准。本章为 NP 教育 OSCEs 和案例模拟情境的设计提供了一个框架，重点在模拟设计和胜任力导向教育的最佳实践。

开业护士教育的课程框架

根据 AACN（2004）关于高级实践护士教育的立场声明，临床型护理博士学位（doctor of nursing practice，DNP）被确立为护理实践最高学位，是 NP 的入门级学位，并得到了 NONPF（National Panel for NP Practice Doctorate Competencies,2006）的支持。美国护理学院协会高级护理实践博士教育要素（AACN，2006）和 NONPF NP 核心胜任力（2012）共同为所有以 NP 为重点的 DNP 项目提供了课程预期的框架。高级护理实践博士教育要素文件建立了期望 DNP 毕业生展示的成果，包括"在其专业领域恰当地使用完善的评估技能和基于生物物理学、社会心理学、行为学、社会政治学、文化、经济和护理科学等的实践"（AACN，2006，p. 16）。NONPF NP 核心胜任力（2012）为 NP 项目制订了指导方针，培养 MSN 和 DNP 等不同水平的毕业生以独立执业者的身份执业，NP 项目课程强调独立性和专业实践、以证据为基础、以患者为中心和信息素养。无论学位是什么，也不管关注哪类人群，在完成 NP 项目后，NP 毕业生必须具备 NONPF 的 9 项核心胜任力。因此，NP 教育者应提供足够的体验式学习机会，以获得 AACN 和 NONPF 提到的高级实践的基本胜任力。

胜任力导向的开业护士教育和模拟

与《INACSL 模拟最佳实践标准》的宗旨类似（2016b），胜任力导向的教育强调课程设计、实施、评价以及对一个计划好的课程体验的评估。胜任力导向教育认为学生在离开学习环境之前将展示已经获得的基本胜任力，所以预设目标必须与项目成果保持一致，胜任力导向的模拟活动方可开展。学术期望，或学术标准，通常是基于结果检核表，用来说明 NP 学生从获取知识到技能训练和知识应用的过程。胜任力导向教育要求从基于结果的评估方法转变为基于胜任力的评估（Hodges et al.，2019）。基于结果的检核表可以用来证明获得的技能，而对于知识、技能、能力和行为的掌握则需要替代的评估和评价方法。

胜任力导向教育中面临的主要挑战在于如何定义和测量一种特定的胜任力。将胜任力定义为"健康专业人员的一种可观察到的能力，综合了知识、技能、态度等多个组成部分"（AACN，2017），来自 25 个涉及教育、执照、注册、APRN 认证等组织的 8 个领域内的 29 个胜任力（框 9.3）。每个胜任力需要在两个时间点进行评价，即在学生第一次临床实习（时点 1，T1）和培训项目完成时（时点 2，T2），并且每个时间点都有特定的时间进展指标。采用具有 T1 和 T2 指标的胜任力是 NP 模拟项目的第一步，实施这些胜任力是本章其余部分的重点。

高级护理实践教育中胜任力导向案例模拟场景和客观结构化临床考试的设计步骤

本章阐述了在胜任力导向案例模拟场景和客观结构化临床考试的设计，以及如何将《INACSL 最佳实践标准：模拟设计》（2016b）系统地应用于普通 APRN 博士级别能力的培养及考核（AACN，2017）。APRN 标准化模拟路径（pathway to assessment of competency through standardized simulation，APRN PACTSS）模型提出并概述了进行胜任力评价的 11 个步骤（图 9.1），符合《INACSL 最佳实践标准：模拟设计》11 个标准，见 https://www.nursingsimulation.org/article/S1876-1399（16）30126-8/fulltext。PARN PACTSS 模型展示了某个胜任力评价的线性进展流程，即从确定领域、胜任力、时间进展指标、情境概念，以及应用 INACSL 标准为 NP 胜任力设计模拟活动。本章详细介绍了为患者护理领域（domain of patient care，DPC）胜任力 1（competency 1，C1）而设计的 OSCE 案例模拟情境的开发过程。C1 是指"进行全面的基于证据的评估"（AACN，2017，p. 4）。TI 表现指标是"使用模板并在指导下对只有 1 ～ 2 个现存问题的患者进行集中评估"（AACN，2017，p. 4）。

高级执业注册护士胜任力评价的标准化模拟模式

基于以学生为中心的学习理念，Slaven-Lee 和 Braungart 提出了评价高级实践护士胜任力的标准化模拟模式，该模式假设概念为 NP 教育者提供了一个情境，引导学生如何内化他们的自我学习。作为一种以学生为中心的学习方法，模拟模式并不打算教授疾病和鉴别诊断等概念，但情境的概念可以提供一种方法，使得胜任力可以学习、展示和具备被测量的可能性。NP 教育者面临着在相对较短的时间内教授超负荷内容的挑

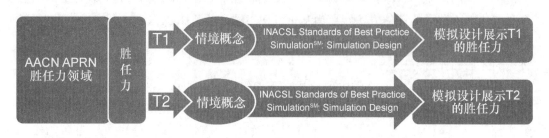

图 9.1　高级实践注册护士标准化模拟胜任力评估路径（APRN PACTSS）

T1：时点 1；T2：时点 2（出自：AACN，2017），普通高级执业注册护士博士水平的胜任力。详见 https://www.aacnnursing.org/Portals/42/AcademicNursing/pdf/Common-APRN-Doctoral-Competencies.pdf

战，所以他们可能会牺牲学生的学习体验，被迫在模拟体验中包含尽可能多的学习内容。反过来，站在学生的角度上，当面对大量的学习内容时，NP 学生主要在记忆学习内容而不是将学习内容进行概念化（Wright，2011），概念化是获得胜任力的关键。为了满足 APRN 对胜任力的要求，在案例模拟情境和 OSCEs 的设计中，案例情境是根据课程需求选择的，可以评估学生的知识、经验和胜任力水平（T1 或 T2）。案例情境确定后，与 INACSL 设计标准一致的 APRN PACTSS 模式即可被用于设计特定的模拟模式，为参与者展示该胜任力提供机会。本章其余部分概述了 APRN PACTSS 模式在患者护理领域（patient care domain，PCD）胜任力 1（C1）于学生第一次临床实习时（T1）的应用。

第 1 步：确定领域、胜任力和情境概念

为了满足 INACSL 设计标准的第一个标准，NP 教育者必须进行需求评估，以提供设计良好的基于模拟体验需求的基础证据（INACSL，2016b，p. S6）。课程是一种设计好的教育体验，需要采用逻辑和系统的方法进行开发。通常，课程框架可提供一个完整的学习体验的概述，包括基本内容、项目成果、基本要素和认证机构要求的胜任力。基本内容，包括对内容的评估，是课程设计和持续质量改进的组织方法。课程框架能够使 NP 教育者确保教学内容是临床经验的补充，并支持强大的知识库的开发，有助于技能发展和决策技能的培养（Fowler et al.，2018）。在本科护理课程中的内容构建和组织的概念选择方面，Giddens 等（2012）提倡在课程纳入概念的选择上采用基准化分析法进行。为了确保纳入的概念能代表 APRN 实践的对胜任力的要求，NP 教育者必须时刻关注当前的健康保健需求，以及如何最好地实现这些需求（Thomas et al.，2016）。

举例

在回顾 DNP 项目家庭护理开业护士（family nurse practitioner，FNP）课程框架的轨迹后，NP 教育者确定有必要为学生提供一个体验式学习机会，以评估在患者护理领域内的特定时间段中的胜任力（PCD 中，T1 的 C1）。项目评估数据显示，在第一期 FNP 的 3 门临床课程的第 6 周，学生学习了关于腰痛（low back pain，LBP）评估的知识。此外，LBP 在初级保健情境中很常见（St. Sauver et al.，2013），因此 NP 必须具备有效和准确评估腰痛的能力。这些因素证明了选择 LBP 作为模拟活动的案例情境是合理的。

第 2 步：培训目标与表现评价指标保持一致

"可测量的目标"的构建是满足 INACSL 设计标准所必需的第二个标准（INACSL，2016b）。目标应基于情境而设计，与所选择的领域和胜任力相关，并在指标所设定的参数内反映学习者的知识和经验。这些目标应足够广泛，能够反映模拟的目的，并且

要足够具体，使参与者清楚地理解教育者对他们的期望（INACSL，2016b）。一般来说，任何模拟活动的目标数量应限制在 3 ～ 4 个（INACSL，2016b）。

举例

可设定以下可测量目标：

1. 在初级保健情境中引发成人腰痛患者的阳性或阴性的主观数据。
2. 在初级保健情境中，对腰痛的成年患者进行有针对性的体检。
3. 使用病史和体检模板，准确、简明地记录主观和客观的评估结果。

第 3 步：选择教学或测试的形式

经过深思熟虑地设定目标后，NP 教育者应考虑最有可能实现目标的模拟的形式，以及实现的目标是为了教学还是为了测试。因此，必须确定模拟是形成性评价还是终结性评价。根据 INACSL 的设计标准，模拟采用的形式应"基于模拟体验的目的、理论和方式"（INACSL，2016b，pp. S6-S7）。

模拟的终结性评价

终结性评价注重结果而不是学习过程，测量在课程或项目结束时目标的实现情况，通常以等级、分数或能力认证的形式判断学习成效。许多 NP 教育者擅长使用模拟方法进行形成性评价，并通过反馈来改善学习效果和学生表现。由于终结性评价必须是精心设计的，并对测量工具的信度和效度有很高要求（O'Leary，2015），很少有人充分准备或有充分条件通过使用模拟进行终结性评价（Oermann et al.，2016）。因为模拟环境中唯一的变量是参与者，所以终结性评价中对模拟环境的控制和规范化是极具挑战性的（McGaghie & Issenberg，2009）。所有其他条件必须具有一致性和可重复性。参与者、引导者和（或）标准化病人（SPs）不能提供可能影响评价结果的信息而损害评价的完整性。

美国护理联盟（National League for Nursing，NLN）提倡测试的公平性，建议采用多种来源的证据进行胜任力评价（NLN，2012），可包括也可不包括终结性模拟评价。但是，高利害模拟或有重大后果、影响或等级的模拟评价不应单独用于胜任力评价（INACSL，2016b）。此外，由于设计的原因，高利害的终结性模拟案例情境和 OSCEs 未能提供一个安全的体验式学习平台（Willhaus et al.，2014）。

模拟的形成性评价

形成性评价注重学习过程而非结果，主要包括了教与学，它通常发生在课程和项目期间。主动学习的环境为形成性模拟提供了一个实现 APRN 胜任力所必需的协作性学习机会。虽然形成性评价不会产生等级或评估分数，但检核表之类的测量工具可以为参与者和引导者提供重要的信息，以指导学生掌握技能，告知其当前的学习状态，并可避免更正式的终结性评价潜在的负面影响（Couto et al.，2019）。此外，参与者在可控的环境中通过直接观察 SP 进行评估，可早期识别高风险学生并提高临床胜任力（Robbins & Hoke，2008）。

举例

为了教学和学习的目的，选择 OSCE 作为形成性评价的方式。在第 2 期 FNP 的 3 门临床课程的第 6 周，LBP 内容被讲授后，将 OSCE 纳入课程。在初级保健环境中，形成性评价的 OSCE 要求参与者评估出现腰痛的 SP，并使用病史和体检模板记录他们的评估结果。

第 4 步：设计案例模拟情境

第 4 步涉及为形成性评价 OSCE 案例模拟情境编写脚本，该脚本为模拟提供案例情境（INACSL，2016b）。故事需明确 SP 脚本和确定的情境，并为 SP 提供标准化的线索、反应和引导参与者的行为。在案例模拟情境中嵌入关键操作和表现测量标准，可根据目标行动和措施编制一份具体的案例技能检核表。标准化病人教育协会为案例模拟情境开发提供了系统和全面的模板（Bohnert et al.，2018），并计划将该模板与《INACSL 最佳实践标准：模拟》一起使用，该模板有助于确保案例的相关信息在引导者、SP 教育者和 SP 之间的交流。

举例

标准化病人教育者协会（Association of Standardized Patient Educators，ASPE）的案例模板用于编写形成性评价 OSCE 案例模拟情境，应包括 LBP 患者在初级保健诊所的临床表现和疾病进展。系统评估（review of systems，ROS）和体格检查（physical examination，PE）的几个要素（如诱发髌反射、进行直腿测试等）被确定为关键操作和表现考核指标。它们与线索相关联，嵌入到案例情境中，并用于开发一个具体案例的技能清单。

第 5 步：增加体验的现实感

直觉告诉我们模拟的现实感和学习目标的实现之间存在正相关。但是，涉及高仿真模拟的研究发现，与低仿真模拟相比，高仿真模拟在提高学生知识或技能方面并没有明显优势（Cheng et al.，2015；Massoth et al.，2019）。尽管如此，如果模拟出的效果与现实很接近，参与者可忽视对高仿真模拟的不信任感，并完全投入到模拟中，就像是真实的一样（Muckler，2017）。为了实现目标，教育者应考虑在物理仿真度、概念仿真度和心理仿真度上增加模拟的现实感（INACSL，2016b）。

SP 和负责培训 SP 的教育者需在模拟活动之前仔细审查案例材料，以增加 SP 和参与者之间现实对话带来的心理仿真度（Lewis et al.，2017）。模拟设计决定了 SP 的行为和反应的标准化程度。终结性评价的模拟设计要求对 SP 进行培训，规范其行为方式，使所有参与者在评价中都有公平和平等的机会。然而，形成性评价的模拟设计允许培训 SP 根据参与者需求做出更多真实和灵活的反应和行为。

模拟活动的物理环境应该与患者在现实生活中遇到的环境相一致。为确保概念仿真度，案例模拟情境应描述真实的案例背景、鉴别诊断和临床表现。案例场景和检核表的所有组成部分都应该由课程主要负责人（subject matter expert，SME）审查（INACSL，2016b）。引导者和课程主要负责人应在关键操作和表现考核方面达成共识。

举例

形成性评价 OSCE 在一个有初级保健检查室模拟设备的房间里进行，每位参与者与 SP 接触时间被限制在 20 分钟内，以复制初级保健办公室典型的就诊场景，比如 LBP。由具有评估和管理 LBP 专业知识的 NP 审查案例模拟情境和相关检核表。SP 和 SP 教育者会仔细审查案例模拟情境和检核表，以确保所需的 SP 反应和行为与叙述的案例模拟情境相一致。

第 6 步：致力于以学生为中心的学习为主导

NP 教育者通过各种促进方法引导模拟活动的进展，并引导参与者进行批判性和反思性思考，这对达到学习目标至关重要。以学生为中心的学习方法为促进基于模拟的教学培训提供了一个框架（INACSL，2016b），该方法是指学习者对学习负起责任，学习者主动参与具有必要性，学习者之间具有平等性，老师作为引导者帮助学生融合情感和认知领域的学习（O'Neill & McMahon，2005）。根据 INACSL 的设计标准，引导方法应该是"以参与者为中心，由目标、参与者的知识或经验水平和预期的结果驱动"（INACSL，2016b，p. S8），详见《INACSL 最佳实践标准：模拟引导》。

在胜任力导向的案例模拟情境和 OSCE 设计中，引导者参与程度由模拟设计和参与者的知识和经验水平决定。在评价胜任力时，T1 阶段的形成性评价设计标准要高于 T2 阶段的终结性评价设计标准，并且引导者参与程度与其知识和经验成反比（INACSL，2016b）。以学生为中心的学习方法要求参与者不承担引导者的角色（Wright，2011），这对那些经验丰富的 NP 教育者和临床专家来说是一个挑战。然而，"势均力敌"对于以学生为中心的学习和提供安全的学习平台都至关重要。

举例

所有引导者都要参加模拟引导的培训课程，并且在此期间，他们会回顾以学生为中心的学习原则。引导者需针对 LBP 评估提供基于证据的资源，并准备为学习者提供必要的指导从而实现学习目标。主要的教师引导者提供必要的资源，维持以学生为中心的引导方法。此外，引导者由参与者和教师引导者进行评估。

第 7 步：模拟前介绍有助于学生的学业成功

创建一个安全的学习平台对于优化学习环境至关重要，维持心理安全可以快速提高健康领域中跨专业学生的临床技能（Henricksen et al.，2017）。在模拟前的介绍环节向参与者提供一致的相关准备信息是创建这种安全学习环境的基础。如果学生不能亲自参加模拟前介绍，教育者则应为学生提供一份记录或书面版的模拟前介绍。参与者和引导者应在模拟之前回顾所有的模拟前介绍的材料（INACSL，2016b），参与者应有时间提前熟悉被评价的领域和胜任力，以及案例的情境概念。模拟前介绍应包括但不限于以下内容：

- ▶ 模拟设计的描述（形成性评价还是终结性评价）
- ▶ 概述模拟活动所需的空间、设备和技术要求
- ▶ 与案例情境概念相关的具体案例资料的准备
- ▶ 所需材料和循证临床资源
- ▶ 被评价和（或）评估的领域和胜任力
- ▶ 目标和预期成果
- ▶ 教师／引导者、参与者和标准化病人的角色／期望［详见《INACSL 最佳实践标准：模拟引导》（INACSL，2016b，p. S8）］
- ▶ 评估／评价方法
- ▶ 为复盘和（或）反馈制订的计划
- ▶ 评估／评价数据使用说明
- ▶ 对职业素养、信任和尊重的期望［详见《INACSL 最佳实践标准：模拟引导》（INACSL，2016b，p. S8）］
- ▶ 对于着装的期望
- ▶ 安全政策和规章制度

举例

在模拟活动前几周，引导者和参与者可以访问提前录制的模拟前介绍。模拟活动前 1 周，参与者将被邀请参加一个网络研讨会，会议期间，主要的教师引导者将介绍模拟活动的资料，参与者可以进行提问。网络研讨会会被记录下来，可进行回放。在形成性评价 OSCE 开始之前，模拟前介绍的材料将被再次快速进行回顾，借此机会熟悉实际的物理环境并可提出问题。

第 8 步：复盘和（或）提供反馈

体验式学习需要对行为进行反思性分析（Kolb，1984）。在模拟环境中，可以通过结构化的复盘或反馈引导这种反思。在设计模拟时，应同时确定复盘和反馈方法，两者在方法和期望成果上有明显不同，但两者都应基于最佳实践而设计［详见《INACSL

最佳实践标准：模拟复盘》（INACSL，2016b，p. S8）]。临床决策能力、实现学习过程的最终目标是在复盘环节中培养的（Dreifuerst，2009），并且被证明可显著提高 NP 学生的批判性思维（Morse，2015）。在小组形式中，复盘通常用于形成性评价机制，而关于参与者相对于目标的表现的反馈则是在终结性评价之后，在个人基础上给出的（McGaghie et al.，2010）。

举例

参与者被告知，在模拟活动完成之后，他们需要采用促进卓越和模拟反思性学习（promoting excellence and reflective learning in simulation，PEARLS）框架做一个小组的复盘。PEARLS 是专门为形成性评价 OSCE 模拟设计中用于复盘患者护理领域 T1 阶段的胜任力 C1 设计的。该框架将有助于确保参与者经验的标准化，并可减少引导者之间的复盘风格和结构的可变性（Eppich & Cheng，2015）。参与者不会因为个人表现在同学面前被批评，但他们会在个人反馈的环节中获得与目标相关的表现反馈。

第 9 步：评估

在选择模拟设计时，必须规划参与者、引导者、案例模拟场景设计、模拟设施和支持团队的评估和评价计划［详见参与者评价标准（INACSL，2016a）］。尽管在健康保健专业人员的教育中，OSCE 已被证明是评价临床技能的可靠、有效方法（Goh et al.，2019），但是关于 OSCE 评价 NP 教育临床胜任力的研究是有限的。因此，NP 教育者必须考虑 OSCE 课程整合和模拟方法中的数据可以回答哪些问题，以及模拟活动中的检核表、评分表或其他可用评价工具的有效性和可靠性。同样，在案例模拟情境设计、设施、引导者、支持团队评价和评估中产生的数据也应考虑测量工具的局限性，然后进行解释。

举例

为了客观反映参与者 LBP 概念相关的知识和技能学习情况，教育者使用技能检核表对参与者进行评价，该检核表是基于满足每个目标所需的关键操作和表现测量指标设计的。此检核表可被用 PCD T1 阶段 C1 的部分评价，因为 LBP 可作为"集中评价只有 1 ～ 2 个现存问题的患者"的情境（AACN，2017，p. 4）。参与者有机会完成关于模拟设计、复盘体验、反馈研讨会和设施的匿名调查，该调查也询问了学生在模拟活动中准备的材料是否有用。学生们认为模拟活动使他们掌握了评估腰痛的能力，并提高了他们在临床环境中评估腰痛患者的能力，但所有评估数据由于缺乏效度和信度而只能进行谨慎地解释。

第 10 步：提供准备和资源材料

除了具体的目标外，还应告知学员 APRN 评价的胜任力、案例情境以及与学员在项目中的进展相关的预期表现。模拟活动应该整合到课程中，使案例情境与教学课程保持一致或在教学课程中充分涵盖，而通过模拟接诊患者增加学生的临床经验。在终结性评价的情况下，检核表和其他测量工具不会提前告知参与者，但是在形成性评价的情况下，可根据数据收集的目的和工具的局限性决定是否提前告知参与者。此外，还应提供病史和体检模板的副本，以及大致的预期。

举例

在参与者完成涵盖腰痛评估概念的高级健康评估课程，并在成人初级保健环境中完成约 100 小时的学习后，方可参加模拟活动。用电子文件夹存放准备材料，包括模拟前介绍环节（或为学生准备的预备会议）的录音。虽然没有提前告知学生具体案例的技能检核表，但在录音的前言中详细列出了对腰痛患者 ROS 和肌肉骨骼检查的期望。

第 11 步：试运行

试运行至关重要，以确保案例模拟场景各要素之间、案例模拟情境与检核表之间的一致性，以及案例模拟场景与 SP 和引导者对参与者满足每个目标所需要素的理解的一致性（INACSL，2016b）。试运行可以发现在对话、描述临床表现和症状，以及提供线索过程中暴露出来的破坏／威胁现实感的问题，并对其加以预防和解决。将参与者的行动转换到检核表的过程必须是清晰、简洁和可复制的。

举例

安排在成人初级保健环境中完成了约 150 小时临床学习的 APRN 学生进行一项试运行。负责引导模拟的教师、SP、SP 教育者以及模拟设施的主管将参与此次试运行。主要的教师引导者和模拟设施的主管合作创建一次试运行计划，以解决任何可能在模拟活动中出现的问题。

本章小结

NP 教育者应对公众负责，应该确保在课程完成后，毕业生能够提供安全、有效和高质量的患者护理。为此，必须建立一个流程，以确保临床胜任力被系统地展示、评估和评价（National Task Force on Quality Nurse Practitioner Education，2016）。PRN PACTSS 模拟模式，通过应用《INACSL 最佳实践标准：模拟设计》（2016b）评估 AACN 普通高级实践注册护士博士级别的胜任力（2017），证明了标准化的模拟体验是一种手段，能够证实胜任力。在 NP 教育中需要进一步研究定义胜任力的知识、技能、态度及有效和可靠的测量方法（Frank et al.，2010）。

参考文献

American Association of Colleges of Nursing (AACN). (2004). AACN position statement on the practice doctorate in nursing. https://www.aacnnursing.org/Portals/42/News/Position-Statements/DNP.pdf

American Association of Colleges of Nursing (AACN). (2006). The essentials of doctoral education for advanced nursing practice. https://www.aacnnursing.org/Portals/42/Publications/DNPEssentials.pdf

American Association of Colleges of Nursing (AACN). (2017). Common advanced practice registered nurse doctoral-level competencies. https://www.aacnnursing.org/Portals/42/AcademicNursing/pdf/Common-APRN-Doctoral-Competencies.pdf

Bohnert, C., Bolyard, B., Gregory, H., Lewis, K., MacAulay, R., Miller, J., Owens, J., Owens, T., & Wallace, A. (2018, August). Association for Standardized Patient Educators Case development template. Retrieved from https://www.aspeducators.org/resources

Cheng, A., Lockey, A., Bhanji, F., Lin, Y., Hunt, E. A., & Lang, E. (2015). The use of high-fidelity manikins for advanced life support training—A systematic review and meta-analysis. *Resuscitation*, 93, 142–149. https://doi.org/10.106/j.resuscitation.2015.04.004

Couto, L. B., Durand, M. T., Wolff, A. C. D., Restini, C. B. A., Faria Jr., M., Romão, G. S., & Bestetti, R. B. (2019). Formative assessment scores in tutorial sessions correlates with OSCE and progress testing scores in a PBL medical curriculum. *Medical Education Online*, 24(1), 1560862. https://doi.org/10.1080/10872981.2018.1560862

Dreifuerst, K. T. (2009). The essentials of debriefing in simulated learning: A concept analysis. *Nursing Education Perspectives*, 30(2), 109–114.

Eppich, W., & Cheng, A. (2015). Promoting Excellence and Reflective Learning in Simulation (PEARLS): Development and rationale for a blended approach to health care simulation debriefing. *Simulation in Healthcare*, 10(2), 106–115. https://doi.org/10.1097/sih.0000000000000072

Fowler, T., Conner, R., & Smith, W. (2018). Master of science in nursing and doctor of nursing practice clinical curriculum map. *Journal of Nursing Education*, 57(7), 440–445. https://doi.org/10.3928/01484834-20180618-11

Frank, J. R., Snell, L. S., Cate, O. T., et al. (2010). Competency-based medical education: Theory to practice. *Medical Teacher* (32), 638–645.

Giddens, J. F., Wright, M., & Gray, I. (2012). Selecting concepts for a concept-based curriculum: Application of a benchmark approach. *Journal of Nursing Education*, 51(9), 511–515. https://doi.org/10.3928/01484834-20120730-02

Goh, H. S., Zhang, H., Lee, C. N., Wu, X. V., & Wang, W. (2019). Value of nursing objective structured clinical examinations. *Nurse Educator*, 44(5), E1–E6. https://doi.org/10.1097/nne.0000000000000620

Henricksen, J. W., Altenburg, C., & Reeder, R. W. (2017). Operationalizing healthcare simulation psychological safety. *Simulation in Healthcare*, 12(5), 289–297. https://doi.org/10.1097/sih.0000000000000253

Hodges, A., Konicki, A. J., Talley, M. H., Bordelon, C. J., Holland, A. C., & Galin, F. S. (2019). Competency-based education in transitioning nurse practitioner students from education into practice. *Journal of the American Association of Nurse Practitioners*, 31(11), 675–682. https://doi.org/10.1097/JXX.0000000000000327

Institute of Medicine. (2011). *The future of nursing: Leading change, advancing health.* The National Academies Press.

INACSL Standards Committee. (2016a). INACSL Standards of Best Practice: Simulation℠ participant evaluation. *Clinical Simulation in Nursing*, 12, S26–S29. https://doi.org/10.1016/j.ecns.2016.09.009

INACSL Standards Committee. (2016b).

INACSL Standards of Best Practice: Simulation[SM] design. *Clinical Simulation in Nursing*, *12*, S5-S12. https://doi.org/10.1016/j.ecns.2016.09.005

Jeffries, P., Bigley, M., McNelis, A., Cartier, J., Pintz, C., Slaven-Lee, P., & Zychowicz, M. (2019). A call to action: Building evidence for use of simulation in nurse practitioner education. *Journal of the American Association of Nurse Practitioners*, *31*(11), 627–632. https://doi.org/10.1097/JXX.0000000000000335

Kesten, S., Brown, F., & Meeker, C. (2015). Assessment of APRN student competency using simulation: A pilot study. *Nursing Education Perspectives*, *36*(5), 332–334. https://doi.org/10.5480/15-1649

Kolb, D. (1984). *Experiential learning theory: Experience as the source of learning and development*. Prentice Hall.

Lewis, K., Bohnert, C., Gammon, W., Holzer, H., Lyman, L., Smith, C., Thompson, T., Wallace, A., & Gliva-McConvey, G. (2017). The Association of Standardized Patient Educators (ASPE) Standards of Best Practice (SOBP). *Advances in Simulation*, *2*(10). https://doi.org/10.1186/s41077-017-0043-4

Massoth, C., Roder, H., Ohlenburg, H., Hessler, M., Zarbock, A., Popping, D. M., & Wenk, M. (2019). High-fidelity is not superior to low-fidelity simulation but leads to overconfidence in medical students. *BMC Medical Education*, *19*(1). https://doi.org/10.1186/s12909-019-1464-7

McGaghie, W. C, Issenberg, S. B, Petrusa, E. R., & Scalese, R, J. (2010). A critical review of simulation-based medical education research: 2003–2009. *Medical Education*, *44*(1), 50–63. https://doi.org/10.1111/j.1365-2923.2009.03547.x

McGaghie, W. C., & Issenberg, S. B. (2009). Simulations in assessment. In S.M. Downing & R. Yudowski (Eds.). *Assessment in health professions education* (pp. 245–268). Routledge.

Morse, K. J. (2015). Structured model of debriefing on perspective transformation for NP students. *Clinical Simulation in Nursing*, *11*(3), 172–179. https://doi.org/10.1016/j.ecns.2015.01.001

Muckler, V. C. (2017). Exploring suspension in disbelief during simulation-based learning. *Clinical Simulation in Nursing*, *13*(1), 3–9. https://doi.org/10.1016/j.ecns.2016.09.004

National League for Nursing. (2012). *Fair Testing Guidelines for Nursing Education*. Retrieved from http://www.nln.org/docs/default-source/default-document-library/fairtestingguidelines.pdf?sfvrsn=2

National Organization of Nurse Practitioner Faculties. (2012). *Nurse Practitioner Core Competencies*. Retrieved from https://www.nonpf.org/resource/resmgr/competencies/npcorecompetenciesfinal2012.pdf

National Panel for NP Practice Doctorate Competencies. (2006). *Practice Doctorate Nurse Practitioner Entry Level Competencies*. Retrieved from https://www.pncb.org/sites/default/files/2017-02/NONPF_DNP_Competencies.pdf

National Task Force on Quality Nurse Practitioner Education. (2016). *Criteria for Evaluation of Nurse Practitioner Programs* (5th ed.). American Association of Colleges of Nursing and National Organization of Nurse Practitioner Faculties.

Nye, C., Campbell, S. H., Hebert, S. H., Short, C., & Thomas, M. (2019). Simulation in advanced practice nursing programs: A North-American survey. *Clinical Simulation in Nursing*, *26*, 3–10.

Oermann, M., Kardong-Edgren, S., & Rizzolo, M. (2016). Summative simulated-based assessment in nursing programs. *Journal of Nursing Education*, *55*(6), 323–328.

O'Leary, F. (2015). Simulation as a high stakes assessment tool in emergency medicine. *Emergency Medicine Australasia*, *27*(2), 173–175. https://doi.org/10.1111/1742-6723.12370

O'Neill, G., & McMahon, T. (2005). Student centered learning: What does it mean for students and lecturers? Emerging issues in the practice of university learning and teaching (pp. 1–10). AISHE. Here is the source: http://eprints.teachingandlearning.ie/3345/1/O%27Neill%20and%20McMahon%

202005.pdf

Pfeiffer, M. L. (2019). Evaluating and managing low back pain in primary care. *Nurse Practitioner*, *44*(8), 40–47. http://dx.doi.org/10.1097/01.NPR.0000574664.42110.77

Robbins, K., & Hoke, M. M. (2008). Using objective structured clinical examinations to meet clinical competence evaluation challenges with distance education students. *Perspectives in Psychiatric Care*, *44*(2), 81–88.

Rutherford-Hemming, T., Nye, C., & Coram, C. (2016). Using simulation for clinical practice hours in nurse practitioner education in the United States: A systematic review. *Nurse Education Today*, *37*, 128–135. https://doi.org/10.1016/j.nedt.2015.11.006

St. Sauver, J., Warner, D. O., Yawn, B. P., Jacobson, D. J., McGree, M. E., Pankratz, J. J., Melton 3rd, L. J., Roger, V. L., Ebbert, J. O., & Rocca, W. A. (2013). Why patients visit their doctors: assessing the most prevalent conditions in a defined American population. *Mayo Clinic Proceedings*, *88*(1), 56–67. https://doi.org/10.1016/j.mayocp.2012.08.020

Thomas, P., Kern, D., Hughes, M., & Chen, B. (2016). *Curriculum development for medical education: a six-step approach* (3rd ed.). Johns Hopkins University Press.

Warren, J. N., Luctkar-Flude, M., Godfrey, C., & Lukewich, J. (2016). A systematic review of the effectiveness of simulation-based education on satisfaction and learning outcomes in nurse practitioner programs. *Nurse Education Today*, *46*, 99–108.

Willhaus, J., Burleson, G., Palaganas, J., & Jeffries, P. (2014). Authoring simulations for high-stakes student evaluation. *Clinical Simulation in Nursing*, *10*(4), E177–E182. https://doi.org/10.1016/j.ecns.2013.11.006

Wright, G. B. (2011). Student-centered learning in higher education. *International Journal of Teaching and Learning in Higher Education*, *23*(3), 92–97.

第**10**章 模拟及其在促进安全、优质患者护理中的价值

Carol F. Durham，EdD，RN，FAAN，FSSH，ANEF

Jennifer T. Alderman，PhD，RN，CNL，CNE，CHSE

管 静 译；董 旭 仝贝贝 审校

当前复杂的医疗环境要求学术机构和实践机构的医疗专业人员对新的医疗服务供给模式有更深入的理解［National Academies of Sciences，Engineering，and Medicine（NASEM），2019］。大约二十年前，医疗专业教育委员会（Committee on the Health Professions Education）根据医学临床教育的新愿景定义了医疗专业人员的"胜任力"。"医疗专业人员应被教育为以跨学科（跨专业）团队成员的身份，提供以患者为中心（以人为中心）的护理，并强调循证实践、质量改进方法和信息学"（Greiner & Knebel，2003，p. 3）。目前大多数医疗专业学生正在接受有关这些胜任力的教育，以适应复杂的工作环境。现在的医疗从业人员和那些在医疗服务队伍中工作多年的医疗人员可能经历了不同的教育，但是现在的医疗环境仍然需要他们继续参与和学习。在学术机构和实践机构之间营造协作学习氛围是弥合这一差距的重要方法（NASEM，2019）。

即使在这种充满挑战的复杂环境下，对于医学教育而言仍是一个激动人心的时刻，因为我们拥有的丰富资源可以教育和改变我们提供高质量和安全照护的方式。我们在学术机构和实践机构之间创建综合的教育方法模型时，可以参考以下 4 个经典和开创性的报告：《人皆犯错》（*To Err is Human*）（Kohn et al.，1999）；《跨越质量鸿沟》（*Crossing the Quality Chasm*）［Institute of Medicine（IOM），2001］；《医疗专业教育：通向质量的桥梁》（*Health Professions Education：A Bridge to Quality*）（Greiner & Knebel，2003）；《新世纪的医疗专业人员：在相互依赖的世界中转变教育以加强卫生系统》（*Health Professionals for a New Century：Transforming Education to Strengthen Health Systems in an Interdependent World*）（Frenk et al.，2010）。这些报告证明了团队合作、沟通和协作的重要性，*To Err is Human* 描述了糟糕的团队合作对患者发病率和死亡率的影响；*Crossing the Quality Chasm* 呼吁团队训练，以实现医疗环境中的真实性；*Health Professions Education* 将团队合作确定为所有医疗专业学生的核心胜任

力；*Health Professionals for a New Century*：*Transforming Education to Strengthen Health Systems in an Interdependent World* 指出医学教育与医疗服务系统的复杂性不匹配。过时和碎片化的课程使毕业生不能为当前的医疗环境做好准备。Frenk 等将这些问题定义为"……系统性的：胜任力与患者需求不匹配；糟糕的团队合作；职业地位的持续性别分层；狭隘的技术聚焦，缺乏对更广泛背景的理解；暂时的而非持续性的护理；以牺牲初级保健为代价的医院导向；专业劳动力市场的数量与质量失衡；改善医疗卫生系统绩效方面的领导力不足"（2010，p. 1 Executive Summary）。由于技术和知识的更新、资金的积累以及专业人员和患者的改变，迫切需要在全球范围内重新设计医学教育。

尽管教育工作者和实践者都认同这些概念的重要性，但变革的步伐却很缓慢。仅有少部分区域开始实施患者安全提升行动，多数还是对采取患者安全行动犹豫不决，这可能是因为缺乏在自己的组织中重建解决方案的意识，或是因为其他的制度障碍。如何更好地整合学术机构和实践机构中丰富的教育资源仍是要面临的挑战。护士质量和安全教育委员会（Quality and Safety Education for Nurses，QSEN）、美国跨专业实践和教育中心（National Center for Interprofessional Practice and Education，nexusipe.org）和跨专业教育合作组织（Interprofessional Education Collaborative，IPEC）等组织都是教育工作者和实践领导者可以利用的资源库。本文将简要概述这些关键资源以及如何将它们融入到模拟教学体验中。

资源组织

护士质量和安全教育委员会（QSEN）

QSEN 项目由 Robert Wood Johnson 基金会资助，在 2005—2012 年分为 3 个阶段进行。QSEN 的总体目标是应对挑战，让未来的护士（所有医疗服务提供者）具备不断提高医疗系统服务质量和安全所需的知识、技能和态度（knowledge，skills，and attitudes，KSA）（https://qsen.org/about-qsen/project-overview/）。QSEN 拓展了 IOM 卫生职业教育报告（*Health Professions Education Report*）提出的 5 项胜任力（Greiner & Knebel，2003）：以患者为中心的护理、团队合作和协作、循证实践、质量改进和信息学、增加安全性。根据预注册项目和研究生课程对胜任力的定义和 KSA 进行分级（Cronenwett et al.，2007）。在设计模拟时，重要的是要检查 QSEN 胜任力，并考虑哪些 KSA 目标可以促进安全和优质护理的发展。

美国跨专业实践和教育中心（National Center Nexus）

北美一直是跨专业教育（IPE）的领导者。认证机构增加的跨专业认证要求正在驱动跨专业教育整合到大多数医疗专业项目中。2012 年建立的美国跨专业实践和教育中心指导在全美使用跨专业教育和协作实践来提高医疗服务的质量和安全。美国跨专业实践和教育中心的既定目标是缩小"美国医疗专业教育和医疗服务供给"之间的差距（nexusipe.org）。应届毕业生通常需要几个月的时间才能在实践中变得自信。这种学术和实践之间的差距可能对患者的体验和安全构成威胁。医务人员与教育工作者共同提高模拟情境的真实性，将使学习者能够更好地为临床实践做准备。模拟情境不仅要涵盖技术性技能，还应包括团队合作、实践环境和系统思维。医务人员与教育工作者的合作可以使教育与临床实践相结合，缩小教育与临床实践之间的差距，从而形成一个准备充分的专业队伍。美国跨专业实践和教育中心也提供了许多资源以协助学术领域和临床实践领域进行模拟设计，以便将更有意义的学习整合到跨专业模拟教学中。

在 20 世纪 90 年代初期，美国医疗保健体系的重组削弱了采用跨专业医学教育和照护方法改善患者安全的有力证据，取而代之的是重新提出医生监督（Wears & Sutcliffe，2020）。分级护理方法对患者安全至关重要，因此，2011 年 IPEC 的胜任力框架应运而生，为跨专业医学教育提供了通用语言和核心胜任力。IPEC 的 4 个核心胜任力是：①跨专业实践的价值观 / 道德规范；②角色 / 职责；③跨专业沟通；④团队和团队合作（IPEC，2016）。价值观 / 道德规范胜任力是指当医疗专业人员与团队成员建立信任关系时，他们的工作效率最高。角色 / 职责胜任力描述了在许可的最大范围内执业并了解彼此的角色，通过在正确的时间给予患者正确的治疗以提供更安全的患者照护。医疗服务中不良事件的主要风险之一是沟通不畅。因此，跨专业沟通胜任力对促进有效沟通具有重要意义，包括主动聆听和安全的患者交接。最后，团队和团队合作胜任力旨在通过强调团队成员相互理解、团队发展以及成为高效团队的策略增加团队的责任感（IPEC，2016）。IPEC 胜任力可以用于旨在提高患者安全的模拟设计。

患者安全、跨专业教育和模拟

事实证明，从预注册和从业人员的层面，对医疗卫生专业人员进行培训，可以改善他们的沟通、对不同角色的了解以及合作态度，从而改善患者结局和护理质量（Reeves et al.，2015）。

使用前面列出的组织所提供的资源和框架，可以将患者安全与跨专业教育、模拟联系起来。患者安全研究表明，安全是其所在系统的产物，而系统旨在实现结果（The W. Edwards Deming Institute，2020）。综合考虑专业团队所有成员的意见有利于团队蓬勃发展［Agency for Health-care Research and Quality（AHRQ），2018］。尽管与患者相关的质量和安全问题具有复杂性，且解决方案是多因素的，但将患者安全科学知识与跨专业教育、模拟的教学 / 学习方法结合在一起是非常重要的。教育需要超越临床内容，以帮助学习者学习如何在团队中运用他们的专业知识。专业内（来自同一专业的专业人员）和跨专业（来自不同专业背景的专业人员）的模拟经验使学习者可以在近似未来实践环境的团队中发展和完善他们的知识和技能。正如 Tanner 所述，在开发以患者安全为重点的模拟中，要考虑如何鼓励学习者培养注意"患者发生了什么"或

"患者状况如何"的技能（Tanner，2006）。理想的模拟情境将使学习者在复盘中应用他们的专业知识，并反思其对患者、家庭和团队的影响。Tanner 的模型已成功用于促进教育和实践的模拟学习中（Hines & Wood，2016；Letcher et al.，2017）。

医疗服务错误

医疗服务错误是威胁患者安全的重要因素，并为学术领域和实践领域的教育工作者提供了丰富的资源，他们可以使用模拟教学方法进行协作并创造有意义的学习经验。"医疗差错"指的是医疗团队导致的错误和未遂事件，术语"医疗服务错误"比"医疗差错"更适合指代患者安全威胁因素。2000 年，IOM 的 *To Err is Human* 尝试量化医疗服务错误导致的死亡人数。每年有 44 000 ～ 400 000 人死于医疗服务错误是一个有争议的话题（Kohn et al.，1999；James，2013）。Sunshine 等（2019）报道了 1990—2016 年美国药物治疗副作用导致大约 123 603 例死亡。读者可以通过查阅文献了解这些数据的统计过程。但最重要的是必须减少可预防的伤害。在 2000 年 IOM 报告之后，为减少可预防伤害的案例，患者安全和质量改进措施大幅度增加。值得注意的是，虽然患者结局的确有所改善，比如 Pronovost 等（2006）证明导管相关的血流感染发生率降低了 66%，但是这种模拟和安全科学的教育实践尚未得到广泛应用。

Tanner 的模型（2006）第一次注意到了患者安全问题。医疗服务造成的伤害已经存在了几个世纪（Wears & Sutcliffe，2020）。例如，匈牙利医生 Ignaz Semmelweis 在 1847 年注意到两个病房的产妇死亡率差异很大（Wears & Sutcliffe，2020），研究后他发现进行尸检的医学生直接照顾产妇与产妇死亡率有关（Wears & Sutcliffe，2020）。因此，他制定了手部消毒措施，并证明这种方法可以降低产褥热导致的产妇死亡率（Wears & Sutcliffe, 2020）。同样，英国外科医生 Joseph Lister 将巴斯德的研究成果（即微生物在发酵中的作用）应用于伤口护理，以降低坏疽的发生率（Wears & Sutcliffe，2020），这一发现最终成为无菌技术的基础（Wears & Sutcliffe，2020）。在研究不良事件时，人们意识到可以通过"注意""运用专业知识"以及"跨专业团队之间的沟通与协作"来避免不良事件带来的伤害。因此，需要不断地向学习者强调通过"观察"和"注意"确定伤害源的价值，从而预防伤害发生。改善患者护理和安全的策略性模拟可以使学习者掌握如何避免伤害并提高护理质量的技能。

医学专业教育和临床实践中的模拟

模拟是护理质量和患者安全运动的关键组成部分。模拟是医学专业教育和临床实践中经常使用的教学方法。通常，模拟主要用于教授对专业知识发展必不可少的技术性技能，而沟通、协作、团队合作、对自己态度和偏见的自我意识等非技术性技能对患者安全同样重要。模拟允许医学专业学生和医疗从业者在复杂的患者照护情况下相互学习、交流和了解（INACSL，2016a）。有大量的文献支持模拟对提高学习者和从业者知识、技能和态度的有效性（INACSL，2016b）。学术机构和实践机构的教育者需要熟练进行模拟教学，以满足不断发展的复杂的医疗服务需求（NASEM，2019）。

医学专业教育中的模拟

护理和临床医学是两类长期使用模拟的医学专业。美国国家护理委员会（National Council of Council of Nursing）资助了一项全美范围多中心的预注册护理项目纵向模拟研究，以检验模拟是否可以替代传统临床时间。研究发现，如果模拟质量较高，50%的模拟可以代替预注册项目中的传统临床实践时间（Hayden et al.，2014）。护理教育者使用模拟来强调质量和安全，因为模拟是交互式的，并以学习者为中心（INACSL，2016b）。许多医学专业教育项目，如临床医学、药学、护理将客观结构化临床考试（OSCEs）形式的模拟用于评价技能熟练度（Sollid et al.，2019）。

为了提高患者安全，模拟已被用于帮助医学专业的学生识别和学习他们对错误的反应（Palominos et al.，2019）。错误情境可以根据教育者观察或参与的临床案例、描述不良事件的患者病例和（或）AHRQ 的 M&M 网站（2015）（死亡率和发病率在网上随处可见；https://www.ahrq.gov/cpi/about/otherwebsites/webmm.ahrq.gov/index.html）设计。这些案例提供了专家对安全的分析、评论和观点，可用作创建错误情境的平台，且无需使用自己所在机构的案例。错误案例研究是使用模拟重现学生或实践者在现实生活中发生的情境。

模拟可以提供心理安全的学习环境，安全的环境在错误识别情境中至关重要，因为如果学生犯了错误，他们会感到更脆弱。在心理安全的环境中，学习者可以放松地承担风险，表达脆弱性，讨论他们在模拟过程中的行为。建立心理安全的学习环境可以让学生和从业者进行反思，从错误中学习，并从富有经验的教育工作者那里获得建设性的反馈（Palominos et al.，2019）。

如果在模拟中建立了心理安全，它可能更容易转移到临床实践中，从而提高患者安全。Edmondson（2012）提出心理安全的 4 个属性，即任何人都可以：

▸ 提问而不显得愚蠢

▸ 寻求反馈，而不必担心被认为无能

▸ 有礼貌地提出批评，但不要表现得消极

▸ 提出创新想法，但不会被认为具有破坏性

这通常是人类互动模式中的一种常见的范式转变，在这种互动中，反馈常常是批评性的，创新通常被认为是有问题的，所有这些都威胁着心理安全。为了使参与者能够学习如何应对心理安全威胁，需要开发和完善非技术性技能的模拟。威胁患者安全相关的示例包括：当医生意识到安全风险时，因为太害怕而不敢说出来；对药物剂量命令提出质疑；或要求其他医生遵守执业标准，如洗手标准。

临床实践模拟

许多医疗系统都将模拟应用于临床环境，包括用于技能培训的模拟实验室或模拟情境。在工作日时，轮班的工作人员会在实际的临床环境中进行原位模拟（Villemure et al.，2016）。原位模拟已被有效地用于改善沟通和团队合作，还被证明可以提高工作满意度、员工在职率和团队对重大临床事件（如复苏）的响应时间。原位模拟可以识别潜在的安全威胁，并降低围生期损害（Villemure et al.，2016）。传统上，学术领域和实践领域是分开运行的，因此他们之间存在鸿沟。然而，当前的医疗系统需要更精细的合作，以培养下一代医疗专业人员。

使用模拟弥合学术与实践之间的鸿沟

学术领域与实践领域之间存在巨大的鸿沟（Huston et al.，2018）。新上岗的医疗专业人员带着最新的关于质量和安全的知识加入到多年来一直以不变的方式进行实践的医疗队伍中（NASEM，2019）。当两种世界观碰撞时，常常会发生沟通方面的问题，导致护理质量降低和不安全的患者照护（NASEM，2019）。这些新成员可能会发现，如果他们没有机会通过模拟演练使用语言和专业知识改变实践的策略，那么他们为了适应和生存，更容易遵循糟糕的实践。两个典型的学生故事已经说明了使用模拟进行跨专业团队培训的作用（框 10.1）。

文献尚未显示模拟与改善患者安全之间的明确关系（Sollid et al.，2019）。但有证据表明，将模拟中获得的知识从学术领域转移到临床实践的过程需要改进，并且学术

框 10.1　学生示例故事

示例 1

经过一个学期的跨专业模拟学习后，一名护生正在为刚结束床旁操作的患者进行护理。护生关注到患者的疼痛程度和失血情况，能够表达关切，并提出与医生、患者的照料者沟通交流。活动结束后，护生要求通过复盘对这个案例进行讨论。学生所选的课程是围绕 IPEC 能力和 TeamSTEPPS® 的使用设计的。TeamSTEPPS 是为医疗专业人员提供工具的循证课程，能够提高他们的团队合作、沟通和协作能力，从而优化患者的结局（TeamSTEPPS，2019）。TeamSTEPPS 工具的使用是学生在上个学期通过沉浸式跨专业模拟患者护理情境所学到的，它包括 CUS 词汇（我很担心，我很不舒服，这是一个患者安全问题）、私下讨论和复盘等。根据学生的说法，模拟培训使护生成为更好的沟通者和团队成员。

示例 2

在跨专业课程之后，一名护生以注册护士助理的角色照顾一名患者。患者病情正在恶化，医疗小组已经被呼叫到病房。当团队到达时，护生发现和身边的医学生在上个学期一起上过跨专业课程。然后，护生开始使用 SBAR 模板（情况-背景-评估-建议）与医学生沟通患者的情况。同样，他们已经在上学期通过沉浸式模拟患者护理情境多次学习和"排练"这种沟通技巧。模拟培训能够使这些非技术性技能在这些学生的实践中变得更加普遍，使得学生即使在复杂的医疗系统中，也有能力进行有效的沟通、协作和团队合作，从而为患者提供安全和优质护理。

领域和实践领域之间强有力的合作关系可以更好地完成转移过程，包括在研究中合作，显示模拟与改善患者安全之间具有更好的联系（Adamson，2015；NASEM，2019）。此外，教育工作者与医疗系统领导者之间需要合作，让教育工作者了解医疗服务系统的重新设计和新兴趋势；同样，医疗系统领导者也需要努力了解新员工的教育和培训内容（NASEM，2019）。学术领域和实践领域之间的持续合作可以使下一代医疗服务提供者做好准备，以应对现在和未来医疗环境中的挑战（NASEM，2019）。

使用模拟专家提供的最新框架可以帮助弥合学术领域与实践领域之间的鸿沟。为了提高患者安全，专家们确定了 5 个模拟可以实现的主题（Sollid et al.，2019），包括技术性技能、非技术性技能、系统监测、评估和有效性。技术性技能类的患者安全问题包括技术性能力（临床技能）、新技术的引入、高风险 / 低频问题、实施和对患者的学习。非技术性技能包括患者安全问题，如专业层次和隔离导致的护理服务分散、医疗环境中典型活动和非典型活动之间的转换、缺乏共识（沟通、协作和团队合作）、无效的错误监控和检测，以及当前医疗环境的复杂性。与系统监测相关的患者安全问题包括系统复杂性（对安全科学缺乏了解）（Wears & Sutcliffe，2020），患者对安全性的感知与系统内干预措施之间缺乏联系、培训方案与患者安全结果无关，以及对当前系统内患者安全问题的意识不足。就评估和有效性而言，专家们对标准化的指标和方法缺乏共识，导致无法提出解决方案和实施战略（Sollid et al.，2019）。这些作者认为，前 3 个主题描述了需要考虑的内容；而评估和有效性不是独立的主题，相反地，它们应该包含在技术性技能、非技术性技能和系统监测三大主题里。

技术性和非技术性技能

模拟是解决与技术性和非技术性技能相关的患者安全问题以及系统监测问题的实用方法。在培训项目中使用经过验证的模拟情境案例评价表现和胜任力是使用模拟改善与技术性技能相关的患者安全问题的一种方法（Sollid，2019）。其他使用模拟提高技术性技能的示例包括即时培训、事后模拟、错误培训和针对特定患者的模拟。模拟可以增强非技术性技能，如沟通、协作和团队合作精神。模拟是教授 TeamSTEPPS® 的有效方法，TeamSTEPPS® 是在医疗组织中经常使用的团队培训方法。理想情况下，模拟可以兼顾技术性和非技术性技能，因为两者都是最佳医疗团队运行必不可少的，并以积极的方式影响护理质量和患者安全（Sollid et al.，2019）。

全球医疗模拟网络（GNSH.org）是国际模拟组织和公司组成的联盟，它们能够以单一组织无法做到的方式利用多个组织和部门。GNSH 已开发了患者护理方案，可用于加强团队之间的沟通与协作，并提升核心团队和应急团队之间的合作。"每周 30 分钟的团队参与计划"聚焦护理领域的挑战（如败血症、医院获得性感染和用药错误），以一段讲述患者故事的视频开始，随后是临床信息讨论环节，引导者会指导跨专业团队思考患者的病情发展，并讨论每个团队成员最关心的事情。团队参与的过程中还会有其他的患者故事视频，同时团队还会讨论从这个案例中学到的内容，以改善在类似情况下的护理，并在结束时考虑可能导致此结果的系统问题。这项全球倡议可以提升医疗系统所有团队的技术性和非技术性技能，从而提高护理质量和安全性。

系统监测

系统监测是另一种可以使用模拟来提高患者安全的方式（Sollid et al.，2019）。模拟需要被重新定义为系统级的患者安全工具，而不仅仅是针对学术和临床环境的教育方法（Stone et al.，2016）。当模拟只关注护理服务的单一方面时，就会错过检视系统流程的机会（Cheng et al.，2015）。在整个系统中培训医护人员可能比小范围培训团队对患者安全的影响更大（Sollid et al.，2019）。医疗服务改善研究所（Institute for Healthcare Improvement，IHI）建议，组织应让所有员工定期进行模拟，评估案例中出现的问题，以帮助员工实践期望的行为，以便在需要时准确应用并成为规范（Frankel et al.，2017，p.13）。

当使用系统监测方法来提高患者安全时，必须对个人、团队和组织进行评估，了解医疗组织中 3 个级别之间的相互作用，以规划如何最佳地实施患者安全措施。事实证明，通过模拟可以发现 3 个级别的潜在问题。这种三方综合的方法将为组织提供最佳机会，以最大限度地发挥患者安全计划的效果。实际上，基于模拟的系统监测是医疗组织的风险管理标准（Sollid et al.，2019）。从风险管理的角度来看，模拟可用于重新创建前哨事件，并分析根本原因，以发现人为和系统问题（Cheng et al.，2015）。新技术可以在模拟情境中测试，以确定如何将它整合到现有的系统中。还可以使用模拟检查新流程，以识别潜在的安全威胁或确定医疗人员的角色。潜在错误是指组织过程和（或）系统中未识别的，并且导致错误发生的缺陷（Reason，1995）。这些潜在的安全威胁可能隐藏在工作流程中，成为工作的一部分，直到发生错误。模拟可用于检测临床环境或新设计的临床空间中的潜在安全威胁（Cheng et al.，2015）。

系统监测也可以作为发现组织各个层面问题的第一步，有效地进行需求评估（Sollid et al.，2019）。组织可以深入研究需求评估并开发模拟项目，以实际解决与患者安全相关的技术性或非技术性问题（Sollid et al.，2019）。模拟项目应整合到医疗机构的患者安全基础制度中，以透明的方法在整个组织内传播，同时扩散模拟项目的结果（Stone et al.，2016）。

弥合鸿沟

学术-实践伙伴关系并不是一个新概念，它已经在许多地区成功实施（Davis et al.，2019；Peterson & Morris，2019；Phillips et al.，2019），也被证明可以提升护理质量和患者安全［American Association of Colleges of Nursing（AACN），2016；Phillips et al.，2019］。AACN 和美国护士行政人员组织（American Organization of Nurse Executives，AONE）为学术-实践合作提供了 8 项指导原则（AACN & AONE，2012）。学术-实践伙伴关系可分为全面的或聚焦的（Peterson & Morris，2019）。全面的伙伴关系涉及

广泛的目标，如推进教育、实践、循证实践和研究。聚焦的伙伴关系通常是为了满足特定需求而形成的，如劳动力短缺或医学专业学生的临床实习场所稀缺（Peterson & Morris，2019）。

　　为提高患者安全，Sollid 等（2019）确定了 3 个模拟可以解决的主题，包括技术性技能、非技术性技能和系统监测。利用这些主题、AACN 和 AONE（2012）的指导原则，以及 QSEN、美国跨专业实践和教育中心及 IPEC 等组织的资源，教育工作者、医疗组织管理人员、临床领导者可以共同制订合作计划。这将需要来自学术和实践环境的专门的和有组织的回应（Huston et al.，2018）。教育工作者在教学和模拟最佳实践标准方面的专业知识与实践者在患者照护和模拟方面的临床专业知识相结合，有助于创造稳健、创新的模拟学习体验，从而提高复杂医疗系统的护理质量和患者安全。

本章小结

　　虽然护理质量和患者安全运动已经有二十多年的历史，但多个组织（如 IHI、IPEC、AHRQ 和 NASEM）指出护理质量和患者安全还需要进一步提升。通过涵盖跨专业教育、实践和模拟的多因素方法，医疗专业人员可以相互学习、合作和了解，以提供安全的护理（World Health Organization，2010）。模拟是一种有效的教学方法，可以提高医疗专业学生和从业人员的知识、技能和态度。通过学术 – 实践伙伴关系，教育工作者和护理实践者可以开展模拟与改善患者结局相关性的研究。教育和实践需要不断适应持续变化的医疗环境，并认真思考未来发展规划。学术和实践环境之间的持续关系对于学生和医疗专业人员的教育至关重要（NASEM，2019）。

参考文献

Adamson, K. (2015). A systematic review of the literature related to the NLN/Jeffries Simulation Framework. *Nursing Education Perspectives*, *36*(5), 281–291. Retrieved from http://doi/10.5480/15-1655

Agency for Healthcare Research and Quality. (2019). TeamSTEPPS 2.0. Retrieved from https://www.ahrq.gov/teamstepps/instructor/index.html

Agency for Healthcare Research and Quality. (2018). Understand the science of safety. Retrieved from https://www.ahrq.gov/hai/cusp/modules/understand/index.html

Agency for Healthcare Quality and Research. (2015). AHRQ WebM&M. Retrieved from https://www.ahrq.gov/cpi/about/otherweb-sites/webmm.ahrq.gov/index.html

American Association of Colleges of Nursing. (2016). Advancing healthcare transformation: A new era for academic nursing. Retrieved from http://www.aacnnursing.org/portals/42/publications/aacn-new-era-report.pdf

American Association of Colleges of Nursing and American Organization of Nurse Executives. (2012). Guiding principles to academic-practice partnerships. Retrieved from https://www.aacnnursing.org/Academic-Practice-Partnerships/The-Guiding-Principles

Cheng, A., Grant, V., & Auerbach, M. (2015). Using simulation to improve patient safety:

Dawn of a new era. *JAMA Pediatrics*, *169*(5), 419–420. doi: 10.1001/jamapediatrics. 2014.3817.

Cronenwett, L., Sherwood, G., Barnsteiner, J., Disch, J., Johnson, J., Mitchell, P., Sullivan, D. T., & Warren, J. (2007). Quality and safety education for nurses. *Nursing Outlook*, *55*(3), 122–131. doi:10.1016/j. outlook.2007.02.006

Davis, K. F., Harris, M., & Boland, M. G. (2019). Ten years and counting: A successful academic-practice partnership to develop nursing research capacity. *Journal of Professional Nursing*, *35*, 473–479. https://doi. org/10.1016/j.profnurs.2019.04.013

Edmondson, A. C. (2012). *Teaming: How organizations learn, innovate, and compete in the knowledge economy*. Jossey-Bass Publisher.

Frankel, A., Haraden, C., Federico, F., & Lenoci-Edwards, J. (2017). *A framework for safe, reliable, and effective care [White paper]*. Institute for Healthcare Improvement and Safe and Reliable Healthcare. http:// www.ihi.org/resources/Pages/IHIWhite Papers/Framework-Safe-Reliable-Effective-Care.aspx

Frenk, J., Chen, L., Bhutta, Z. A., Cohen, J., Crisp, N., Evans, T., Finberg, H., Garcia, P., Yang, K., Kelley, P., Kistnasamy, B., Meleis, A., Naylor, D., Pablos-Mendez, A., Reddy, S., Scrimshaw, S., Sepulveda, J., Serwadda, D., & Zurayk, H. (2010). Health professionals for a new century: transforming education to strengthen health systems in an interdependent world. *The Lancet*, *376*(9756), 1923–1958. https://doi.org/10.1016/S0140-6736(10)61854-5

Greiner, A. C., & Knebel, E. (Eds.) (2003). *Health professions education: A bridge to quality*. The National Academies Press.

Hayden, J., Smiley, R. A., Alexander, M., Kardong-Edgren, S., & Jeffries, P. (2014). The NCSBN National Simulation Study: A longitudinal, randomized, controlled study replacing clinical hours with simulation in prelicensure nursing education. *Journal of Nursing Regulation*, *5*(2), S3–S64. https:// doi.org/10.1016/S2155-8256(15)30062-4

Hines, C. B., & Wood, F. G. (2016). Clinical judgment scripts as a strategy to foster clinical judgments. *Journal of Nursing Education*, *55*(12), 691–695. https://doi. org/10.3928/01484834-20161114-05

Huston, C. L., Phillips, B., Jeffries, P., Todero, C., Rich, J., Knecht, P., Sommer, S., & Lewis, M. P. (2018). The academic-practice gap: Strategies for an enduring problem. *Nursing Forum*, *53*(1), 27–34. doi: 10.1111/ nuf.12216

INACSL Standards Committee. (2016a). INACSL Standards of Best Practice: SimulationSM: Simulation-enhanced interprofessional education (Sim-IPE). *Clinical Simulation in Nursing*, *12*(S), S34–S38.

INACSL Standards Committee (2016b). INACSL Standards of Best Practice: SimulationSM. *Clinical Simulation in Nursing*, *12*(S), S5–S38.

Institute of Medicine (US) Committee on Quality of Health Care in America. (2001). *Crossing the quality chasm: A new health system for the 21st century*. The National Academies Press. https://pubmed.ncbi.nlm. nih.gov/25057539/

Interprofessional Education Collaborative. (2016). *Core competencies for interprofessional collaborative practice: 2016 update*. Interprofessional Education Collaborative. https://nebula.wsimg.com/2f68a39520b033 36b41038c370497473?AccessKeyId= DC06780E69ED19E2B3A5&disposition=0& alloworigin=1

James, J. (2013). A new, evidence-based estimate of patient harms associated with hospital care. *Journal of Patient Safety*, *9*(3), 122–128. doi:10.1097/ PTS.0b013e3182948a69

Kohn, L. T., Corrigan, J. M., & Donaldson, M. S. (1999). *To err is human: Building a safer health system*. The National Academies Press. https://pubmed.ncbi.nlm.nih. gov/25077248/

Letcher, D. C., Roth, S. J., & Varenhorst, L. J. (2017). Simulation-based learning: Improving knowledge and clinical judgment within the NICU. *Clinical Simulation in Nursing*, *13*(6), 284–290.

National Academies of Sciences, Engineering, and Medicine. (2019). *Strengthening the connection between health professions education and practice: Proceedings of a joint workshop*. Washington, DC: The National Academies Press. https://doi.org/10.17226/25407 https://pubmed.ncbi.nlm.nih.gov/25057539/

Palominos, E., Levett-Jones, T., Power, T., & Martinez-Maldonado, R. (2019). Healthcare students' perceptions and experiences of making errors in simulation: An integrative review. *Nurse Education Today*, *77*, 32–39. doi:10.1016/j.nedt.2019.02.013

Peterson, K. S., & Morris, B. C. (2019). Creating synergy between academia and practice: The Arizona State University and Mayo Clinic Arizona Model. *Journal of Professional Nursing*, *35*, 305–313. doi: 10.1016/j.profnurs.2019.01.003

Phillips, J. M., Phillips, C. R., Kauffman, K. R., Gainey, M. G., & Schnur, P. L. (2019). Academic-practice partnerships: A win-win. *Journal of Continuing Education in Nursing*, *50*(6), 282–289. doi: 10.3928/00220124-20190516-09

Pronovost, P., Needham, D., Berenholtz, S., Sinopoli, D., Chu, H., Cosgrove, S., Sexton, B., Hyzy, R., Welsh, R., Roth, G., Bander, J., Kepros, J., & Goeschel, C. (2006). An intervention to decrease catheter-related bloodstream infections in the ICU. *New England Journal of Medicine*, *355*, 2725–2732. http://dx.doi.org/10.1056/NEJMoa061115

Reason, J. (1995). Understanding adverse events: Human factors. *Quality in Health Care*, *4*, 80–89. doi:10.1136/qshc.4.2.80

Reeves, S., Boet, S., Zierler, B., & Kitto, S. (2015). Interprofessional Education and Practice Guide No. 3: Evaluating interprofessional education. *Journal of Interprofessional Education*, *29*(4), 305–312. doi: 10.3109/13561820.2014.1003637

Sollid, S. J. M., Dieckman, P., Aase, K.,

Soreide, E., Ringsted, C., & Ostergaard, D. (2019). Five topics healthcare simulation can address to improve patient safety: Results from a consensus process. *Journal of Patient Safety*, *15*(2), 111–120. Doi:10.1097/PTS.0000000000000254

Stone, K. P., Patterson, M. D., Reid, J. R., Geis, G. L., & Auerbach, M. (2016). Simulation to improve patient safety in pediatric emergency medicine. *Clinical Pediatric Emergency Medicine*, *17*(3), 185–192. Doi:10.1016/j.cpem.2016.05.008

Sunshine, J. E., Meo, N., Kassebaum, N. J., Collison, M. L., Mokdad, A. H., & Naghavi, M. (2019). Association of adverse effect of medical treatment with mortality in the United States: A secondary analysis of the global burden of diseases, injuries, and risk factors study. *JAMA Network Open*, *2*(1), 1–14. http://dx.doi.org/10.1001/jamanetworkopen.2018.7041

Tanner, C. A. (2006). Thinking like a nurse: A research-based model of clinical judgment in nursing. *Journal of Nursing Education*, *45*(6), 204–211. Doi: 10.3928/01484834-20060601-04

The W. Edwards Deming Institute. (2020) W. Edwards Deming Quotes. Retrieved from https://quotes.deming.org/authors/W._Edwards_Deming/quote/10141

Villemure, C., Tanoubi, I., Georgescu, M., Dube, J. N., & Houle, J. (2016). An integrative review of in situ simulation training: Implications for critical care nurses. *Canadian Journal of Critical Care Nursing*, *27*(1), 23–31. PMID: 27047999

Wears, R. L., & Sutcliffe, K. M. (2020). *Still not safe: Patient safety and the middle-managing of American medicine*. Oxford University Press.

World Health Organization. (2010). Framework for action on interprofessional education and collaborative practice. *World Health Organization*. https://www.who.int/hrh/resources/framework_action/en/

第11章 促进学生学习和参与的虚拟模拟及基于游戏的学习

Eric B. Bauman, PhD, RN, FSSH, EMT-P

Gregory E. Gilbert, EdD, MSPH, PStat®

Penny Ralston-Berg, MS

金尚佳 杨聪颖 译；仝贝贝 金晓燕 审校

护理等高等教育领域正在迅速接受各种形式的虚拟学习，如虚拟模拟、虚拟现实、增强现实和混合现实（Becnel，2019）。这些辅助学习方法并不是一时的流行。相反，就像模拟一样，它们一直存在，而迅速利用它们的院校将在21世纪为学生提供决定性的优势（Johnson，2019）。本章重点讨论作为促进学习和参与的学习方法——虚拟模拟和基于游戏的学习。Lopreiato（2016）提供了以下与模拟相关的定义：

1.虚拟模拟发生在"……一个真人操作模拟系统。"

2.虚拟现实指"利用计算机技术创造一个互动的三维世界，其中的物体具有空间临场感。"

3.增强现实被定义为："一种通过将合成刺激叠加在现实世界的物体上，使人类平常感觉不到的信息变得可以感知的虚拟现实。"

在这些不同形式的虚拟学习中，基于游戏的学习观念被用来增强学习体验（Bauman，2016；Bauman & Games，2011；Deterding et al.，2011；Games & Bauman，2011；Poundstone，2006；Sicart，2008）。相关证据表明，这些教学方法是护理教育中有效的教学形式（Foronda et al.，2020）。

与此同时，游戏和虚拟环境可被用于评估学习的机器，这意味着游戏和虚拟环境有可能基于学习者的行为和表现产生大量的数据。然而，这些数据对评估学习的掌握程度有意义吗？如果要衡量掌握程度，就必须明确其定义。为了确保收集的数据合适和评价有意义，教育工作者必须考虑教学的最终目标、在学习系统中取得进步所需的掌握程度、希望保留的技能和知识、特定的学习主题或内容以及学习本身的情景（Lineberry et al.，2019）。将这些因素纳入评价设计和实施中，教育工作者可以确保收集到的数据能够为学习者提供有用且有意义的反馈，并帮助他们朝着最终目标进步。在游戏和虚拟模拟中，评估情况可以促进刻意练习，而习得程度则代表了评价的结果。

作为刻意练习的环境

虚拟模拟和游戏，特别是基于游戏的学习，展现了一个将已知的刻意练习（deliberate practice，DP）技术引入并整合到课程中的机会。需要承认的是，游戏和模拟在根本上是有区别的。然而，无论是使用模拟人或标准化病人进行面对面的角色扮演，还是使用数字游戏领域进行的模拟，当利用游戏机制引导学习者 / 玩家达到与课程目标一致的预期结果时，模拟教学的效果会变得更加显著。游戏机制提供了一套规则和相关结果（奖励或其他）的系统，用于管理和确定玩家或学习者暂时的活动（Bauman，2016；Bauman & Games，2011；Deterding et al.，2011；Games & Bauman，2011；Poundstone，2006；Sicart，2008）。

McGaghie 等（2011）认为"……DP 的目标是不断提高技能"，并提供了刻意练习范例的 9 个重要元素。在这里，我们将简要回顾这些方面：

1. 积极的学习者处于一个允许集中注意力的环境中。

2. 明确的、与临床相关的目标。相关的目标应该具有内在的激励作用，所以它们不仅要符合课程计划，而且要与未来的实践有关。

3. 适当的难度水平不仅能吸引学习者，还能使他们达到当前知识基础的顶峰，从而激发他们获取更多知识的动力。这增加了他们的知识基础，使他们为未来的课程目标和最终的实践做好准备。

4. 集中重复性练习的机会。与技能发展相关的一次或几次重复性练习并不能保证胜任力的获得，更无法掌握。所有的学习者都需要多次重复性练习才能获得胜任力，甚至需要更多的重复性练习才能最终掌握。

5. 测量和分析学习者重复性练习的能力对于向学习者和教师提供反馈是至关重要的。

6. 基于重复测量和分析的反馈可以评价学生在整个课程中的发展轨迹，并为持续的课程或课程监督提供可能，从而可确定需要不断改进的教学领域，支持学生的学习过程。

7. 持续的信息性反馈，反过来会通过辅导、指导和补救促进技能持续提升和错误纠正。

8. 持续的表现评价，加上情境练习，为激励学习者超越基本胜任力水平并最终达到掌握的程度提供了可能性。

9. 为今后能够掌握特定领域而增强相应内容的准备，而不是简单的社会化或内容介绍，使学习者能够在早期技能发展的基础上，更好地为更多且更复杂的内容做准备。

既然已经谨慎地回顾了游戏机制和刻意练习的作用，让我们关注利用游戏机制和游戏（数字游戏和沉浸式虚拟现实环境等数字环境）的模拟如何更好地促进刻意练习。我们将通过回顾 McGaghie 等（2011）关于刻意练习的要素的讨论来做到这一点。

关于动机和专注

数字游戏、模拟和沉浸式数字环境（如虚拟现实）可以让学习者磨练他们对手头任务的专注力——通过不间断地沉浸在学习场景中以及认知负荷减少，发展独特技能（Turan et al., 2018）。此外，积极的学习者有可能超越培训任务本身，在一个显著增强的情境环境中发展其他技能。当课程利用沉浸式虚拟现实等工具时，这种情境环境可能能为学生提供临床临场感（Samosorn et al., 2020）。

关于情境目标

研究表明，三维体验比二维体验更能满足学生的学习需求，但会造成学生轻微的运动不适，这种不适被称为"晕屏"（Hanson et al., 2019）。就像 Hanson 等（2019）的实验中将数字环境用于支持沉浸式学习体验，当游戏领域（或数字学习环境）和支持学习体验的展开叙述都处于合适的位置时，目标才能与当前课程、未来学习经验和真正的实践相关联，使得数字环境达到最佳效果。这通常也适用于数字游戏。应创造数字空间，以便准确地代表对未来的基础科学的理解和临床实践环境。从基于游戏和模拟的学习角度来看，在这些创设的环境中，对细节的关注会保证环境仿真度，而反过来环境仿真度又会推动心理仿真度的提高（Bauman，2007）。通过精心制作支持数字游戏领域中的学习体验的展开叙述，我们可以创造特别设计的体验（Squire，2006），为未来的实践提供有意义的体验。因为模式识别（图像识别）是与表现相关的一个强有力的决定因素（Gee，2003），具有临床相关体验的准确环境更有可能激励学习者。

关于难度

那些利用游戏通关机制的学习和模拟，让学习者通过基于技能发展的课程和基于实践总结的操作方法而进步。在设计良好的游戏和虚拟环境中，初级的游戏关卡或表现通常是有教程的。例如，许多电子游戏允许玩家在教程关卡中使用辅助工具，通过展开式叙述推动初学者进步。这种教程风格通常出现在多关卡游戏的首个关卡中，被称为演练（Consalvo，2003）。当玩家在游戏的某个关卡或课程中表现出精通时，脚手架（提供的线索）就会减少，难度就会增加。从表演或刻意练习中获得的教训和掌握的经验，为在更困难的游戏水平中获得新的体验奠定了基础（Guardiola & Natkin，2005）。在传统的基于模拟人的模拟中，教程模拟经常发生在教师床边引导学习者的场景里。高阶（或"有经验的"）模拟在没有教师在场的情况下发生。这并不是说教师不再参与教学的体验；相反，教师的角色转变为促进学习者对模拟或游戏体验进行反思

（Bauman，2007）。

为了让玩家或学习者保持参与感，游戏课程或关卡应该逐步变得更具挑战性。Gee（2004，p.19）认为，当学生感到"愉快的挫败"时，基于游戏的学习效果最好，因为学习体验发生在"外部边缘"，但仍在他们的能力水平之内。游戏和虚拟环境能够利用游戏关卡，基于之前的游戏和积累的知识、技能和能力，提供可行的、可完成的体验。

关于集中重复性练习

游戏、虚拟现实和其他数字环境本质上就是学习机器。设计良好的游戏不仅提供了呈现情境和有序目标的进阶式学习机会，而且学习者可以随时随地重复学习（Küçük et al.，2016）。数字环境可为学习者的表现提供反馈，不仅使游戏和虚拟现实提供了不受实体实验室或教室时间和空间限制的重复的结构化练习来促进表现，而且还鼓励超越胜任力并向专家水平发展的刻意练习（Bauman，2007，2012；Gee，2003，2004；Squire，2006）。在游戏过程中，玩家如果没有达到之前关卡的目标，就不能升级到新的关卡。未能达到关卡目标会让玩家进行进一步的练习，特别是当失败让人感到"愉快的挫败"时，玩家会被由衷地激励着去达到下一个关卡水平。

关于测量、反馈和评价

当代的数字环境是很棒的学习工具，因为如果设计得当，可持续地对学习者的表现进行测量、反馈和评价。从最简单的游戏计分机制以及统计任务完成时间，到更复杂的矩阵，如眼球跟踪和各角度的动作捕获，评价学习者体验和表现的数据量或衡量标准都在以指数级的速度增长。

利用游戏机制的数字环境很容易记录重复性练习和相关变量，如任务完成时间或状态持续时间。所谓"任务完成时间"，是指学习者在具体学习项目中投入的时间长短。"状态持续时间"指的是一个更离散的参数，记录玩家或学习者在某个任务或从一个关卡到另一个关卡所花费的时间。这是两个记录变量的简单示例。在数字环境中，自主复杂的评估、提示和促进纠错反馈也是可能的。例如，在虚拟现实环境中，可以创建并记录冲突警告和索引，同时强制纠正不良表现，并基于优秀的表现设置"挫败"。此外，还可以捕捉整个虚拟现实场景的视频，学习者和教师可以单独或一起重温表现并进行复盘。这种模式与在床旁现场复盘或通过视频进行复盘截然不同。在刚才提供的示例中，学习者和教师可重新进入过去的实际表现中，以同步的方式回顾整个环境和经历。这在错误减少、刻意练习和复盘中代表了一种全新范式。

走向掌握性学习

Reigeluth（2012）描述了后工业化教育和培训需要一种新的范式，在这种范式中，衡量学生进步的不是花费的时间（例如，学习的天数或接受培训的小时数），而是完成了什么具体的学习。他认为，为了最大限度地提高学习效果，教育工作者必须提供以习得为基础、以学习者为中心的系统，让学习者与现行的标准找差距，而不是通过完成了多少学时数来判定是否进步（Reigeluth，2012）。这与 Lineberry 等（2019，p. 272）对衡量掌握性学习和表现进步的指标描述一致。

掌握性学习发生在一个更大的教学环境中。Reeves（2006）指出"……任何学习环境的成功都取决于八个关键因素之间的充分协调：①目标；②内容；③教学设计；④学习者任务；⑤教师角色；⑥学生角色；⑦技术支持；⑧评价"（p. 294）。Reeves 还认识到，教育工作者往往关注预期结果或目标，以及内容的教授、设计和活动。Reeves（2006）补充说，这样做的话，评价可能会偏离方向——评价的是最容易评价的目标或任务，而不一定是衡量表现。学习者的表现可能更难衡量，需要集中精力和设计。当通过各种活动和评价将目标和表现二者相结合时，教育工作者可以确保学习者具备在未来的教学单元或在工作场所中取得成功的必要先决条件。

Lineberry 等（2019）将评价描述为"掌握性学习系统的基石"（p. 272）。如前所述，必须根据明确的目标来仔细设计表现和掌握情况的评价方案。基于这些目标，教学的目的是允许重复性练习、反馈，并在掌握的基础上进步（Lineberry et al.，2019）。Dunn 等（2017）在针对医疗模拟和掌握的讨论中，也描述了这些相同的关键元素：明确的学习目标、适当的内容、带有即时反馈的评估和可重复的表现，以证明达到掌握的水平（p. 159）。为了有效地衡量学生的表现，并使他们达到精通的水平，Lineberry 等（2019）概述了评价的这些必要特征：

> ➤ 充足的内容允许重复和重新测试
> ➤ 衡量学习者在规定内容之外的表现
> ➤ 提供一个学习者不太可能死记硬背的真正的掌握能力测试（p. 273）

调动学生参与活动的内在积极性

Padilha 等（2019）指出，知识和临床推理的发展取决于学生的内在和外在因素。我们认为，在数字化学习方案中引入游戏机制会让内容更有趣，并提供激励，促使学习者采取积极的行为。我们还认为，更深层次的基于教学游戏的学习范式将奖励循环从有形奖励的外在系统转移到促进参与度的内在奖励模式，即奖励来自于掌握。正是基于目标的设计，并在沉浸式体验中有针对性地整合游戏机制，才能通过更多内在动机提高用户参与度。以这种方式设计的虚拟模拟、虚拟体验、增强现实体验和混合现实体验可以通过沉浸式体验促进更深度的学习，并促进参与度（Dede et al.，2017）。因此，此类体验可以被利用来增加机会，以内在激励的方式让学生参与进来，发展新知识，深化现有知识，并朝着掌握主题的方向进步（Padilha et al.，2019）。

基于游戏的学习并不总是有趣或好玩的。相反，回想一下我们之前关于愉快的挫败感的讨论和主张（Gee，2004）。此外，能够将注意力集中在游戏或更沉浸于数字环境中的学习者会受到自我行为意识的激励。游戏范式中的玩家或学习者在游戏中有很强的自我决策感，从而也促进了进一步的参与和投入。在游戏中，实现和展示对内容的精通具有即时和情境价值。换句话说，在数字游戏领域中的掌握是过渡性的——它与对未来教育目标以及现实世界的专业目标和实践期望的掌握有关。游戏和沉浸式虚拟环境利用精心设计的游戏并将其策略性地融合到课程中，有潜力成为获得和展示胜任力的机器（Bauman et al.，2017；Deterding，2015）。

弥合数字原住民与数字穴居人之间的鸿沟

21 世纪初，Prensky（2001a）引入了"数字原住民"和"数字移民"这两个术语来区分成长在数字时代和数字时代之前的学生。21 世纪初，第一代学生在智能技术的陪伴下成长。这些学生一生都在使用数字时代的工具和玩具（Prensky，2001a）。正如Prensky 所指出的，这种区别很重要，因为由于持续沉浸在数字时代，当代学生处理和思考问题的方式与他们的父母完全不同（Prensky，2001a，2001b），这种科技后果对学习有重要的影响（Gilbert & Bauman，2020）。

我们认为需要更多的术语来完整地描述数字环境。这些术语包括"数字穴居人""数字移民""数字失调"和"数字协调"。数字移民是指从一个数字层次或阶层迁移到另一个数字层次或阶层的行为。一个不能、不愿或没有能力进行数字移民的人是数字穴居人。当一个数字阶层的成员与另一个数字阶层相互作用时，就会发生数字失调。当一个数字阶层与相同的数字阶层相互作用时，就会出现数字协调（Gilbert & Bauman，2020）。

不同层次之间的数字环境的区别很重要，原因有以下几个方面。第一个区别发生在数字穴居人使用其熟悉的教学法来教授数字原住民或数字移民，或者用数字原住民或数字移民熟悉的教学法教授数字穴居人。有一个例子可以说明这种经历，有些读者可能很熟悉，那就是要求那些没有数学天赋的人上数学课，而这些数学课是由那些认为数学天赋是理所当然的人教授的。这种数字失调对学习过程是破坏性的。这三种学习者所期望的是以一种他们习惯和舒适的方式来学习，数字穴居人希望使用传统的教学方法，数字移民可能更善于适应传统教学法或适合数字时代的当代学习理论，如Bauman 的分层学习模型（Bauman's layered learning model，BLLM）。该模型采用了一种协同的方法来选择、利用和融合教育技术，其中理论、模型和技术的组合可能适合最大限度地提高学习效果。BLLM 既不质疑教学方法，也不质疑学习者在数字环境的哪个层次。我们认为，实现数字环境的和谐对于最大限度地促进学习机会是必要的，并承认这可能要求教师积极跟上数字移民的脚步，避免落后于数字环境的发展。我们还敦促数字原住民和成功的数字移民提供一系列最适合并有吸引力的教学方法（Bauman，2016；Bauman et al.，2014；Bauman et al.，2017；Felszeghy et al.，2019；

Gilbert & Bauman，2020）。

各种轶事证据表明，数字穴居人在面对数字化课程进化时将会抵制变革。例如，数字穴居人的教师不太可能在校园里使用平板电脑。他们也不太可能接受基于游戏的教学活动和其他数字解决方案作为课程的补充，或作为传递核心内容的新技术。这是一个突出的问题，因为利用经验的当代学习方法，如混合现实作为学习补充，已被证明比单独使用教科书更有效（Weng et al.，2018）。同样，学生中的数字穴居人可能会发现，即使不是不可能，也很难参与并接受不熟悉的数字学习平台，比如学习管理系统。这些学生可能也会抵制教育工具和技术，如基于游戏的学习和模拟，特别是当这些体验包含虚拟现实、增强现实和人工智能等新技术时（Gilbert & Bauman，2020）。为了弥合数字穴居人、数字移民和数字原住民之间的鸿沟，教师必须在教学方法的选择上更适切。

本章小结

虚拟仿真、虚拟现实、增强现实和混合现实可以为学习者、教育工作者和机构提供一种基于证据的、有效的、可论证的、更好的教学方法，这是一种具有成本效益的可重复标准化培训方法（Hauze et al.，2019；Pottle，2019）。游戏和沉浸式虚拟环境（如虚拟现实和其他新兴的引人入胜的技术，利用游戏设计的方法和精心设计且策略性整合的课程）有潜力促进参与，并成为获得和展示胜任力的强大机器（Bauman et al.，2017；Deterding，2015）。模拟的力量与掌握性学习相结合，可以改善整个组织的系统表现并受到持续关注（Dunn et al.，2017）。我们认为，利用基于游戏学习的数字环境或虚拟模拟能够促进刻意练习的机会，以促进掌握性学习。有趣的是，数字模拟和基于游戏的学习似乎遵循着与基于模拟人的模拟相同的轨迹，尽管速度要快得多。

Gaba（2004）在讨论模拟、沉浸感和仿真度的效力时指出"……经验表明，沉浸式模拟的参与者很容易放下怀疑，说话和行动就像他们在实际工作中一样。"我们还未达到《星际迷航》（Star Trek）中的"全息甲板"那样基于模拟人的模拟，但在不断发展的数字体验中，我们可能会做到这一点。这将给学术领域带来新的伦理挑战。

当学生被置于与实际临床教学环境没有区别的环境中时，在道德教育实践方面意味着什么？人们已经达成共识，强迫学生在没有安全保障的情况下做出即将超越其知识水平的表现是不道德的。作为教育者，我们一定要小心不要造成伤害。我们可能会在学生参与越来越逼真的基于游戏的模拟情景时伤害到他们。在这些情景中，虽然风险实际上很低，但由于我们拒绝让他们知道他们实际上并没有参与现实世界的临床决策情况，当学生做出错误的临床决策时，他们可能会认为这会导致很严重的后果而受到打击。

在基于模拟的教学和学习的最佳实践的背景下，刻意练习和掌握性学习需要相关的和突出的目标，并有机会通过复盘进行反思实践（INACSL Standards Committee，2016）。接受这些新型的沉浸式教学技术和模式的教育者要注意，随着环境仿真度和心理仿真度的提高，确保心理安全和提供体验结束后的复盘指导可能会变得越来越困难（Bauman，2007；Steinwachs，1992；Thiagarajan，1992）。

参考文献

Bauman, E. B. (2007). *High fidelity simulation in healthcare*. [Doctoral dissertation]. University of Wisconsin–Madison. Retrieved from Dissertations & Theses@ CIC Institutions database.

Bauman, E. B. (2012). *Game-based teaching and simulation in nursing and health care*. Springer Publishing Company.

Bauman, E. B. (2016). Games, virtual environments, mobile applications and a futurist's crystal ball. *Clinical Simulation in Nursing*, *12*(4), 109–114. http://doi.org/10.1016/j.ecns.2016.02.002

Bauman, E. B., Adams, R. A., Pederson, D., Vaughan, G., Klompmaker, D., Wiens, A., Beall, M., Ruesch, J., Rosu, E., Schilder, K., & Squire, K. (2014). Building a better donkey: A game-based layered learning approach to veterinary medical education. *GLS 10 Conference Proceedings*, 372–375.

Bauman, E. B., & Games, I. A. (2011). Contemporary theory for immersive worlds: Addressing engagement, culture, and diversity. In A. Cheney & R. L. Sanders (Eds.), *Teaching and learning in 3D immersive worlds: Pedagogical models and constructivist approaches* (pp. 248–270). IGI Global. https://doi.org/10.4018/978-1-60960-517-9.ch014

Bauman, E. B., Gilbert, G. E., & Vaughan, G. (2017). Short-term gains in histology knowledge: A veterinary gaming application. *Peer J Preprints*, *5*, e3421v1. https://doi.org/10.7287/peerj.preprints.3421v1

Becnel, K. (2019). *Emerging technologies in virtual learning environments*. IGI Global. https://doi.org/10.4018/978-1-5225-7987-8

Consalvo, M. (2003). Zelda 64 and video game fans: A walkthrough of games, intertextuality, and narrative. *Television & New Media*, *4*(3), 321–334. https://doi.org/10.1177/1527476403253993

Dede, C., Grotzer, T. A., Kamarainen, A., & Metcalf, S. (2017). EcoXPT: Designing for deeper learning through experimentation in an immersive virtual ecosystem. *Educational Technology & Society*, *20*(4), 166–178. Retrieved June 18, 2020, from www.jstor.org/stable/26229215

Deterding, S. (2015). The lens of intrinsic skill atoms: A method for gameful design. *Human–Computer Interaction*, *30*(3–4), 294–335. https://doi.org/10.1080/07370024.2014.993471

Deterding, S., Dixon, D., Khaled, R., & Nacke, L. (2011, September). From game design elements to gamefulness: defining gamification. In *Proceedings of the 15th International Academic MindTrek Conference: Envisioning Future Media Environments* (pp. 9–15). ACM https://doi.org/10.1145/2181037.2181040

Dunn, W., Dong, Y., Zendejas, B., Ruparel, R., & Farley, D. (2017). Simulation, mastery learning and healthcare. *American Journal of the Medical Sciences*, *353*(2), 158–165. https://doi.org/10.1016/j.amjms.2016.12.012

Felszeghy, S., Pasonen-Seppänen, S., Koskela, A., Nieminen, P., Härkönen, K., Paldanius, K. M. A., Gabbouj, S., Ketola, K., Hiltunen, M., Lundin, M., Haapaniemi, T., Sointu, E., Bauman, E. B., Gilbert, G. E., Morton, D., & Mahonen, A. (2019). Using online game-based platforms to improve student performance and engagement in histology teaching. *BMC Medical Education*, *19*(1), 273. https://doi.org/10.1186/s12909-019-1701-0

Foronda, C. L., Fernandez-Burgos, M., Nadeau, C., Kelley, C. N., & Henry, M. N. (2020). Virtual simulation in nursing education: A systematic review spanning 1996 to 2018. *Simulation in Healthcare*, *15*(1), 46–54. https://doi.org/10.1097/SIH.0000000000000411

Gaba, D. M. (2004). The future vision of simulation in healthcare. *BMJ Quality & Safety*, *13*(suppl 1), i2-i10. https://dx.doi.org/10.1136/qshc.2004.009878

Games, A. I., & Bauman, E. B. (2011). Virtual worlds: an environment for cultural sensitivity education in the health sciences. *International Journal of Web Based Communities*, *7*(2), 189–205. https://doi.org/10.1504/IJWBC.2011.039510

Gee, J. P. (2003). *What videogames have to teach us about learning and literacy*. Palgrave-McMillan.

Gee, J. P. (2004). Learning by design: Games as learning machines. *Interactive Educational Multimedia*, (8), 15–23. https://doi.org/10.2304/elea.2005.2.1.5

Gilbert, G. E., & Bauman, E. B. (2020). New terms for the educator's digital lexicon. *EdArXiv*. https://doi.org/10.35542/osf.io/fdtym

Guardiola, E., & Natkin, S. (2005, January). *Game Theory and video game, a new approach of game theory to analyze and conceive game systems*. In *CGAMES'05, International Conference on Computer Games* (pp. 166–170). https://hal.archives-ouvertes.fr/hal-01125066

Hanson, J., Andersen, P., & Dunn, P. K. (2019). Effectiveness of three-dimensional visualisation on undergraduate nursing and midwifery students' knowledge and achievement in pharmacology: A mixed methods study. *Nurse Education Today*, *81*, 19–25. https://doi.org/10.1016/j.nedt.2019.06.008

Hauze, S. W., Hoyt, H. H., Frazee, J. P., Greiner, P. A., & Marshall, J. M. (2019). Enhancing nursing education through affordable and realistic holographic mixed reality: The virtual standardized patient for clinical simulation. In P. Rea P. (Ed.), *Biomedical Visualisation. Advances in Experimental Medicine and Biology* (Vol. 1120, pp. 1–13). Springer. https://doi.org/10.1007/978-3-030-06070-1_1

INACSL Standards Committee. (2016). INACSL Standards of Best Practice: SimulationSM. *Volume 12*(S). S5–S50.

Johnson, J. (2019). Jumping into the world of virtual and augmented reality. *Knowledge Quest*, *47*(4), 22–27. https://eric.ed.gov/?id=EJ1207783

Küçük, S., Kapakin, S., & Göktas, Y. (2016). Learning anatomy via mobile augmented reality: Effects on achievement and cognitive load. *Anatomical Sciences Education*, *9*(5), 411–421. https://doi.org/10.1002/ase.1603

Lineberry, M., Yudkowsky, R., Park, Y. S., Cook, D., Ritter, E.M., & Knox, A. (2019). Assessment in mastery learning settings. In R. Yudkowsky, Y. S. Park, & S. M. Downing (Eds.), *Assessment in health professions education* (2nd ed., pp. 272–273). Routledge. https://doi.org/10.4324/9781315166902-18

Lopreiato, J. O. (2016). *Healthcare Simulation Dictionary*. Agency for Healthcare Research and Quality. AHRQ Publication No. 16(17)-0043. https://www.ahrq.gov/sites/default/files/publications/files/sim-dictionary.pdf

McGaghie, W. C., Issenberg, S. B., Cohen, E. R., Barsuk, J. H., & Wayne, D. B. (2011). Medical education featuring mastery learning with deliberate practice can lead to better health for individuals and populations. *Academic Medicine*, *86*(11), E8–E9 https://doi.org/10.1097/ACM.0b013e3182308d37

Padilha, J. M., Machado, P. P., Ribeiro, A., Ramos, J., & Costa, P. (2019). Clinical virtual simulation in nursing education: Randomized controlled trial. *Journal of Medical Internet Research*, *21*(3), e11529. https://doi.org/10.2196/11529

Pottle, J. (2019). Virtual reality and the transformation of medical education. *Future Healthcare Journal*, *6*(3), 181–185. https://doi.org/10.7861/fhj.2019-0036

Poundstone, W. (2006). *Game Theory*. In K. Salen & E. Zimmerman, E. (Eds.), *The game design reader: A rules of play anthology* (pp. 383–408). MIT Press.

Prensky, M. R. (2001a). Digital natives, digital immigrants Part 1. *On the Horizon*, *9*(5), 1–6. https://doi.org/10.1108/10748120110424816

Prensky, M. R. (2001b). Digital natives, digital immigrants Part 2: Do they really think differently? *On the Horizon*, *9*(6), 1–6. https://doi.org/10.1108/10748120110424843

Reeves, T. C. (2006). How do you know they are learning? The importance of alignment in higher education. *International Journal of Learning Technology*, *2*(4), 294–309. https://doi.org/10.1504/ijlt.2006.011336

Reigeluth, C. M. (2012). Instructional theory and technology for the new paradigm of education. RED, Revista de Educación a Distancia., Número 32(30 de septiembre de 2012), Consultado el (dd/mm/aaa) en https://doi.org/10.6018/red/50/1b

Samosorn, A. B., Gilbert, G. E., Bauman, E. B., Khine, J., & McGonigle, D. (2020). Teaching airway insertion skills to nursing faculty and students using virtual reality: A pilot study. *Clinical Simulation in Nursing*, *39*, 18–26. https://doi.org/10.1016/j.ecns.2019.10.004

Sicart, M. (2008). Defining game mechanics. *Game Studies*, *8*(2). http://gamestudies.org/0802/articles/sicart

Steinwachs, B. (1992). How to facilitate a debriefing. *Simulation and Gaming*, *23*(2), 186–195. https://doi.org/10.1177/1046878192232006

Squire, K. (2006). From content to context: Videogames as designed experience. *Educational Researcher*, *35*(8), 19–29. https://doi.org/10.3102/0013189X035008019

Thiagarajan, S. (1992). Using games for debriefing. *Simulation and Gaming*, *23*(2), 161–173. https://doi.org/10.1177/1046878192232004

Turan, Z., Meral, E., & Sahin, I. F. (2018). The impact of mobile augmented reality in geography education: Achievements, cognitive loads and views of university students. *Journal of Geography in Higher Education*, *42*(3), 427–441. https://doi.org/10.1080/03098265.2018.1455174

Weng, C., Rathinasabapathi, A., Weng, A., & Zagita, C. (2018). Mixed reality in science education as a learning support: A revitalized science book. *Journal of Educational Computing Research*, *57*(3), 777–807. https://doi.org/10.1177/0735633118757017

第**12**章　总结和对未来的思考

Mary Anne Rizzolo，EdD，RN，FAAN，FSSH，ANEF

杨冰香　侯罗娅　译；尚少梅　陈泓伯　审校

自 2007 年第 1 版《护理模拟教育——从概念到评价》出版以来，我们已经取得了很大的进步！本书的第 1 版是第一部为护理教育者实施模拟教学编写的书籍。作者是一群勇于创新革新的护理教育者，他们利用三年的时间进行了一项多中心项目（Jeffries & Rizzolo，2007），该项目致力于研究模拟教学模式并改进护理教育中模拟教学所使用的知识体系，希望借此与读者分享他们在该项目中学到的东西。2012 年出版的第 2 版增加了 100 页内容，每一章后的参考文献列表也显著增加，涵盖了相较旧版章节增加后的内容、新编者和新章节的文献；另一方面，对于那些刚刚开启模拟教学之旅的人，或者那些希望通过阅读该领域专家在设计、实施和评价场景方面的知识来验证自己模拟实践的人来说，这本书又保持了作为基本教材所应关注的重点内容。

本版在基础内容外更进了一步。模拟教学基础设计和实施的章节让位于跨专业教育中模拟使用的章节，包括新型模式；增加新章节专门介绍模拟教学在开业护士教育和评估中的应用，另外还有一章专门用于介绍严肃游戏；其中几个章节重点介绍虚拟现实的新兴类型。INACSL 标准和 NLN Jeffries 模拟教学理论在前一版本时还没有完全形成，但目前这些内容已经可以为本书提供基础组织框架。

章节内容总结

第 1 章

本章是 Kardong-Edgren 博士用 NLN Jeffries 模拟教学理论组织关于模拟科学现状的报告，重点描述了在多家医院和学术机构中完成的创新性研究，涵盖了与理论结构相关的背景、设计、模拟经验以及结果等方面。她指出，需要进一步在尚未充分探索和应用虚拟现实（VR）、扩展现实（XR）等新技术领域进行新的研究，同时其他领域研究要不断拓展和重复。她敦促纳入那些应用于实际场景的已发表的研究结果，建议记录开发、配置、运行、复盘和评估模拟教学及其相关活动所需的实际工作情况，呼吁努力建立模拟教学成本效益模型，并鼓励扩展和重复那些有潜力推动科学发展的研究。她提示 NCSBN 提供的指南尚未被广泛应用（Alexander et al.，2015），并建议应该对遵循 INACSL 标准、符合 NCSBN 指南并获得国际医学模拟协会认证的学校与未执行这些标准的学校进行比较。

第 2 章

在第 2 章中，Jeffries 和 Rodgers 追溯了 NLN Jeffries 模拟框架到 NLN Jeffries 理论的历程，并总结归纳了应用该理论的研究情况。他们指出，护士尚未能意识到其每天的实践都在应用理论。通过综述多个研究，作者清晰地阐述了理论基础是如何通过提供一种系统的方法来检测理论框架对任何一个领域的成长和发展都具有指导和支持作用。他们呼吁可以在能够促进研究、教学、最佳实践以及理论本身发展的领域中采取具体行动。

第 3 章

第 3 章的重点是模拟课程的整合。Beroz 博士强调，要有意识地将模拟融入到课程。她回顾了 INACSL 的每一个标准，并详细介绍了它们如何全方位地考虑为模拟课程实施提供证据，以及提供有助于其运作和评价的工具。她也担心那些没有足够的师资培训、商业计划或管理支持的模拟整合课程的状况。

第 4 章

Dreifuerst、Bradley 和 Johnson 博士研究分析了复盘、复盘引导者培训、复盘引导者的角色、时间、后勤和方法的理论基础，这些分析也纳入视频辅助的复盘。其中一节介绍了复盘的经验和复盘引导者的评估，以及一系列促进该过程的工具。他们讨论了当模拟实践中存在学生表现差或引发极端情绪时所面临的挑战，所有的主题都包括研究发现和广泛的参考文献。还讨论了 NLN 和 INACSL 等国家组织努力促进在整个课程中以及教师与学生互动的环境中应用复盘原则。

第 5 章

第 5 章主要介绍模拟学习体验的框架。Díaz 和 Anderson 博士描述了各种形式的模拟教学前任务，如阅读、视频和小测验，这些都是为了让学生进行模拟学习体验做好准备，并指出很少有研究关注哪种方法可能是最好的。他们清晰地描述了预模拟和模拟前介绍的不同目的。预模拟活动旨在确保学生具备成功进行模拟学习的基础知识。而模拟前介绍的基本要素包括设置安全环境、列出目标及提供方向和信息，如患者报告和模拟学习体验的目标。本章对模拟本身、复盘及其目的做了简短的解释说明。

第6章

第6章的主题是模拟评价。Haerling博士指出首先我们要明确为什么要进行评价，并对评估概念进行了全面的回顾：评估和评价之间的区别；形成性、终结性和高利害评价；信度和效度；以及柯氏模式的等级。然后，她采用NLN Jeffries模拟教学理论中的每个概念，定义术语，并建议将这些机会、策略、工具和设备应用于测试模拟体验、设计和结局方面。她总结，对模拟的各个方面进行评估有助于建立模拟最佳实践的证据基础，最终将影响学生的模拟体验质量和患者的护理质量。

第7章

如果你曾经负责过建造或装修模拟中心工作，你就能体会到这项工作是多么艰巨。虽然每个机构都有不同的需求和资源，但Crystel Farina在第7章用一个综合性的问题列表切入，来指导您进行需求评估。她提示：我们对模拟中心的使命和愿景的设置和审查过程越早越好。对考虑流量、噪声和声音、存储、技术、模拟器和其他设备的空间要求提供实用指导，并谨慎考虑灵活性。还综述了购买并安装视听系统和软件以进行库存跟踪与日程安排的考虑。Farina女士还讨论了策略性的和商业性的计划、合作伙伴关系、组织领导模式、人员配备和未来的规划。

第8章

在本章中Palaganas和Mancini博士总结归纳了目前使用模拟进行跨专业教育（IPE）的文献。总结出一个很好的列表，将基于模拟的跨专业教育对促进良好教学结果的因素与从文献中提炼出的关键因素进行匹配，包括了模拟增强的跨专业教育的基本内容。作者还介绍了SimBIE框架，它为设计时全面考虑模拟跨专业教育提供指导，章节详细阐述了框架过程中的每一步骤，以及实施的说明和建议。在这一章的结尾，列出了实现跨专业教育面临的共同挑战，并给出了解决这些问题应考虑的内容和范例。

第9章

本书第一次用一整章来介绍模拟在开业护士教育中的应用。Slaven-Lee和Braungart博士关注开发胜任力导向的案例情景和客观模拟临床经历（objective simulated clinical experiences，OSCEs），其中结合了INACSL标准和美国APRN高级实践注册护士博士水平综合能力以及APRN的PACTSS能力评估模型。作者引导读者了解模型的应用，包括范例。

第10章

在第10章中，Durham和Alderman博士全面介绍了模拟如何促进安全、优质患者护理。他们提供了有丰富资源的组织（护士质量与安全教育、跨专业协作组织与国家跨专业实践和教育中心）的概述，可以用来了解模拟经验。然后，作者讨论了在模拟教学法中嵌入的独特原则，这些原则可以帮助教师教授技术性和非技术性技能，增强跨专业教育，改进系统的探索，并弥合学术界和实践之间的鸿沟。他们呼吁进行更多的研究来将模拟与安全、高质量患者护理关联起来。

第 11 章

为这本书增加了另一个新内容领域：虚拟模拟和基于游戏的学习。Bauman、Gilbert 及 Berg 讨论了数字游戏和虚拟现实环境如何促进刻意练习和掌握性学习的重要元素。他们强调了精心设计的游戏如何使学习变得更有趣，并描述了增加难度级别和持续表现测量的优势。作者最后总结指出，随着可能影响心理安全的身临其境游戏的出现，教育工作者要注意到可能伤害学生的潜在风险。

总结与思考

我在本书第 2 版的总结语中提到了几个新举措。INACSL 刚刚发布了一套标准，并开始进行更多的工作。国际医学模拟协会（SSH）最近启动了一项模拟中心的认证项目，并计划在当年为医疗保健模拟教育者提供首次认证。美国 NSBNS 的项目也在进行中，NLN 模拟用于高利害评价的项目（Rizzolo et al., 2015）才刚刚开始进行。在过去的 8 年里，我们取得了很大的进步！显然，模拟已经被公认为我们最强大的教学策略之一。

随着新书、会议、沉浸式学习和在线课程，包括 MOOCs 的出现，用于模拟师资发展的资源激增。致力于模拟的组织，如 INACSL 和 SSH 等，已经发展壮大并将它们的产品和服务推广给了其他成员。此外，NLN 等组织还发布了与模拟和复盘相关的愿景声明（NLN，2015a；NLN，2015b）。

看到模拟的艺术和科学发展到了模拟中心之外，并延伸到了教室、大厅、会议室——任何一个我们进行交流的地方，这多么令人兴奋啊（Forneris & Fey，2017）。看到支撑模拟的原理和基础理论在其他方面的应用是非常值得的。

在第 1 版中，我写道："今天我们使用的模拟人将来可能会发展成无线的。"到了第 2 版，这已经实现。我们看到"整个病房中充满了患者和其他医护人员"的虚拟现实医疗环境开始出现。虽然我预测的下一代模拟人"可以自己行走说话，能够模拟像改变肤色和感觉之类的更复杂的症状"还没有实现，但我认为我们很快就会看到这样的产品。与学习相关的认知科学的进步将帮助我们设计、选择和应用我们的教学 / 学习体验的最佳模式，因为研究帮助我们回答了像哪些 VR、XR 或混合现实比使用模拟人或标准化病人的传统模拟更好这样的问题。

当然，还有很多工作要做，也有很多问题仍然存在。教师是否会准备好证据来驾驭和塑造未来的学习环境，为学生创造有意义的学习和基于证据的经验？我们希望本书可以为教师提供一个方向，帮助他们在这条路上继续前进。随着我们的旅程继续，我们还有很精彩的道路要走！

参考文献

Alexander, M., Durham, C. F., Hooper, J. I., Jeffries, P. R., Goldman, N., Kardong-Edgren, S., Kesten, K. S., Spector, N., & Tagliareni, E. (2015). NCSBN simulation guidelines for prelicensure nursing programs. *Journal of Nursing Regulation*, 6(3), 39–43. https://doi.org/10.1016/S2155-8256(15)30783-3

Forneris, S. G., & Fey, M. (2017). *Critical conversations: The NLN guide to teaching thinking*. Wolters Kluwer Health.

Jeffries, P. R., & Rizzolo, M. A. (2007). *Designing and implementing models for the innovative use of simulation to teach nursing care of ill adults and children: A national, multi-site, multi-method study*. Retrieved from http://www.nln.org/docs/default-source/professional-development-programs/sirc/nln-laerdal-research-project-2003.pdf?sfvrsn=2

National League for Nursing. (2015a). *Vision Series: A vision for teaching with simulation*. Retrieved from http://www.nln.org/docs/default-source/about/nln-vision-series-(position-statements)/vision-statement-a-vision-for-teaching-with-simulation.pdf?sfvrsn=2

National League for Nursing. (2015b). *Vision Series: Debriefing across the curriculum*. Retrieved from http://www.nln.org/docs/default-source/about/nln-vision-series-(position-statements)/nln-vision-debriefing-across-the-curriculum.pdf?sfvrsn=0

Rizzolo, M. A., Kardong-Edgren, S., Oermann, M. H., & Jeffries, P. R. (2015). The National League for Nursing project to explore the use of simulation for high stakes–assessment: Process, outcomes, and recommendations. *Nursing Education Perspectives*, 36(5), 299–303. http://dx.doi.org/10.5480/15-1639

附录 缩略词对照表

缩略语	英文全称	中文全称
AACN	American Association of Colleges of Nursing	美国护理学院协会
AAN	American Academy of Nursing	美国护理科学院
ACE.S	advancing care excellence for seniors	老年卓越护理
ACNP-BC	acute care nurse practitioner-board certification	急症护理开业护士—协会认证
ANEF	Academy of Nursing Education Fellow	护理教育科学院院士
APRN	advanced practice registered nurse	高级实践护士
BSN	bachelor of science in nursing	护理学学士学位
CAE	Canadian Aviation Electronics	加拿大航空电子设备公司
CHSE-A	certified health care simulation educator advanced	高级医学模拟导师
CHSE	certified health care simulation educator	医学模拟导师
CNE	certified nurse educator	执业护理导师
CNL	clinical nurse leader	临床护理领导者
CPNP-PC	certified pediatric nurse practitioner - primary care	儿科开业护士—初级保健
DNP	doctor of nursing practice	临床型护理博士
EMS	emergency medical service	紧急医疗服务
FAAN	Fellow of American Academy of Nursing	美国护理科学院院士
FAANP	Fellow of the American Academy of Nurse Practitioners	美国开业护士学院院士
FAHA	Fellow of the American Heart Association	美国心脏协会委员
FNAP	Fellow in the National Academies of Practice	美国实践科学院院士
FNP-BC	family nurse practitioner-board certification	家庭护理开业护士—协会认证
FSSH	Fellow Society for Simulation in Healthcare	国际医学模拟学会会员
GNSH	global network for simulation in healthcare	模拟医学全球网络
HPS	human patient simulator	高仿真模拟人
INACSL	International Nursing Association for Clinical Simulation and Learning	国际护理临床模拟教学协会
MSPH	master of science in public health	公共卫生学硕士
NCQA	National Committee for Quality Assurance	美国质量认证委员会
NCSBN	National Council of State Boards of Nursing	美国国家护理委员会

缩略语	英文全称	中文全称
NE-BC	nurse executive board certification	行政护士—协会认证
NONPF	National Organization of Nurse Practitioner Faculties	美国开业护士教师机构
PhD(c)	PhD candidate	在读博士
PStat®	accredited professional statistician	认证的专业统计师
QSEN	quality and safety education for nurses	护士质量和安全教育
RN	registered nurse	注册护士
SSH	Society for Simulation in Healthcare	国际医学模拟学会
STTI	Sigma Theta Tau International	国际护理荣誉学会